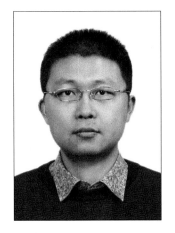

  邹宏恒,江苏省原子医学研究所附属江原医院超声科主任,副主任医师。主要从事甲状腺疾病超声诊断、介入性超声和超声造影的临床应用和科研工作。主持江苏省卫生厅科研项目等课题2项,2次获江苏省卫生厅新技术引进奖,以第一作者身份发表科研论文10余篇,并在美国及欧洲超声年会发表论文2篇,参编专著2部。

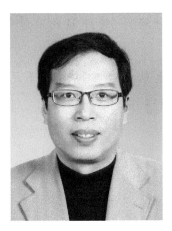

  包建东,江苏省原子医学研究所副所长、江苏省江原医院院长、无锡市甲状腺病研究所所长,主任医师、硕士生导师。中华医学会核医学分会临床核素治疗组委员、江苏省医学会内分泌分会委员、无锡市内分泌学会副主任委员、亚大甲状腺学会会员。

近年来,超声医学飞速发展,其逐步成为临床各科在诊断和治疗工作中的一个重要手段。这期间新概念、新理论层出不穷,新技术不断被开发和应用,在甲状腺疾病诊断方面尤为突出,超声已经成为临床医师诊断甲状腺疾病的主要影像手段。

本书详尽介绍了甲状腺及颈部常见疾病的超声表现。全书共13章,20余万字,附图1000多幅。书中详细描述了甲状腺及颈部疾病的超声检查学方法,同时从病因、流行病学、临床表现、实验室检查、病理等方面介绍了各种甲状腺相关疾病,重点介绍了各种疾病的典型超声表现、诊断和鉴别诊断方法。此外,著者结合临床实践经验,对一些甲状腺少见病、疑难病进行了详细阐述。对与甲状腺疾病诊断相关的新技术,例如介入性超声、超声弹性成像技术和超声声学造影技术等,进行了客观阐述,并将著者的实际工作经验提供给读者分享。

本书病例典型,且均经组织或细胞病理学证实,插图丰富,主要适用于各级超声医师,同时对内分泌科、普外科及其他相关专业医师也有较大参考价值。

由于水平有限,内容上难免存在疏漏和不足,诚挚地希望同行专家和广大读者不吝赐教,斧正批评。

2014 年元月

目　录

第 1 章

概 述

甲状腺史话

文艺复兴时期,科学家们发现了甲状腺,Vesalius 于 1543 年证实这一腺体的存在。甲状腺最初被称为 "喉腺",1656 年,Thomas Wharton 将其命名为 thyroid。Thyroid 一词与希腊语有关,词根 thyr- 在希腊语中是盾牌的意思,其本意是指该腺体邻近的甲状软骨外形酷似古希腊人使用的盾牌。

人类历史上对甲状腺最早的描述出现在公元前 2700 多年的中国,那时的人们已经会运用燃烧的海绵和海藻治疗肿大的甲状腺。公元前 7 世纪的《山海经》中就出现了有关"瘿"的记载。公元 340 年左右,我国晋代的葛洪在其著作《肘后救卒方》中提及海藻及昆布治疗瘿病一事。公元 652 年,我国名医孙思邈在《千金方》中记载了将昆布、海藻干粉和羊的甲状腺捣碎用来治疗甲状腺肿,并谈及用针灸治疗瘿瘤。公元 1406 年,明代《普济方》的方剂中也有治疗瘿瘤的方案。公元 1475 年,学者 Wang Hei 描述了甲状腺的解剖,并且建议使用甲状腺干粉治疗甲状腺肿。公元 1500年,达·芬奇(Leonardo da Vinci)在研究人体解剖时,绘制了第一张甲状腺图片(图 1-1)。

早期,人们对甲状腺的生理功能并不了解。有人认为它是一种填充物,能避免颈部凹陷而使其更加美观。也有人认为它是一种润滑喉咙的外分泌腺,或者是和胸腺一样的淋

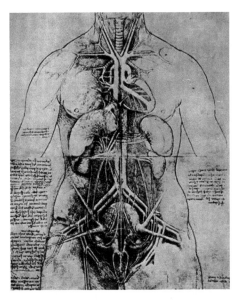

图 1-1 达·芬奇绘制的人体解剖图。(Leonardo Da Vinci:The Mechanics of Man.Martin Clayton, Ronaldphilo Getty Publications,2010)

巴腺体。进入 19 世纪,还有人认为甲状腺是一种血液缓冲器,可以减轻激动时大量血流对脑部的冲击作用。

对甲状腺的科学认识始于 19 世纪。1812年,法国科学院院士 Gay Lussac 从海草灰中分离出一种物质,将其命名为碘,同时发现其能使肿大的甲状腺消退。1833 年,Broussin Gault 描述了碘盐能预防和治疗甲状腺肿大。1836 年,英国学者 T.W.King 发现切除甲状腺后的动物会出现类似人类黏液性水肿的某些症状,由此提出了甲状腺可能分泌某种物质

的观点。他详细地描述了甲状腺滤泡,并对甲状腺的血管和淋巴进行了观察。同年,法国病理学家 Cruveilhier 明确了甲状腺是无管腔腺体,但存在囊泡。1870 年,英国人 Fagge 认为甲状腺功能的丧失是引发散发性和先天性克汀病的原因。直到 1891 年,Emile Gley 在动物实验中发现,所有的抽搐致死现象都与切除一些和甲状腺联系紧密的小腺体有关,人们才认识到甲状旁腺的重要性。1893 年 Frederick Muller 指出,羊的甲状腺浸剂经过处理后进行皮下注射,可以治愈黏液性水肿患者。1896 年,Bauman 阐述了碘与各种甲状腺功能异常的关系,证明碘是人体不可缺少的成分,并且大量存在于甲状腺中。至此,人类才开始真正揭示甲状腺功能的本质。

1786 年,Perry 最早提及了甲状腺功能亢进的临床表现。1802 年,Giuseppe Flajani 曾多次描述伴有突眼的甲状腺功能亢进症,此后 Robert James Graves 在 1835 年对此病进行了详尽的描述。而 Von Basedow 在 1840 年提出了包括甲状腺肿大、突眼和心悸的"Merseburg 三联症",并且采用含碘丰富的矿泉水对其进行治疗。在此后的几十年中,Moebius、Stellwag 和 Von Graefe 等相继对甲状腺功能亢进的眼征做过详细的描述。1886 年,Victor Horsley 提出"过度活跃的、高分泌的甲状腺"是甲状腺功能亢进症的基础。

1880 年,德国医生 Ludwig Rehn 进行了第一台甲状腺手术。同年,瑞士医生 Kocher 描述了因甲状腺切除产生的甲状腺功能减退症状,起先他以为这些症状是由于气道阻塞引起的。直到 1888 年,他才意识到真正的病因是甲状腺功能减退。Kocher 先后进行了4000 多例甲状腺切除手术,还提出保留甲状旁腺和喉返神经的技巧,把甲状腺切除术的死亡率降至 4.5%。1909 年 Kocher 被授予诺贝尔医学奖。

1912 年,日本医生桥本策第一次对淋巴细胞浸润性甲状腺肿进行了报道,这类疾病现在被认为是引起甲状腺功能减退的最常见原因。为了纪念他,人们以其名字命名该疾病。1952 年有学者合成了比甲状腺素更具有生物效能的三碘甲状腺原氨酸,使甲状腺疾病的治疗进入一个崭新的领域。

甲状腺超声简史

甲状腺位置表浅,加之其特殊的结构和血供,非常适合进行超声检查。20 世纪 60 年代后期首次出现甲状腺超声的报道,近年来随着超声技术的不断发展,甲状腺超声的研究日趋增多。

1826 年,Jean Colladon 通过实验揭示声波在液体中的传播速度大于在空气中的速度,并且他估算出声波在水中的传播速度大约为 1435m/s,这与实际速度相差无几。1880 年,Pierre Curie 和 Jacques Curie 发现了压电效应,根据该原理,使用压电传感器既能产生听觉范围内的声波,也能产生超过听阈的超声波。1954 年压电晶体诞生。第一台超声诊断设备出现于 1942 年,Karl Dussik 用其定位脑室结构,尽管其研究成果后来被认为是不可信的,但是此举对推动超声研究的深入开展意义深远。之后 George Ludwig 用超声检测动物体内的异物,并使用脉冲声波研究胆石症。

20 世纪 50 年代,A 型超声诞生。当时认为,如果图像出现单一像素,就意味着物体存在同一反射界面。人们以波幅的高低代表界面反射信号的强弱,A 超可以用来检测脑部肿瘤、脑中隔偏移、眼球内部异物等。同时还有学者用其观察胃恶性肿瘤以及测量乳腺结节。50 年代后期,二维 B 型超声开始研制。1956 年,儿科医生 Robert Rushmer 和技术人员合作研发一种设备,用于检测狗的心血管系统,在此基础上研制出了便携多普勒诊断设备。Ian Donald 的团队研发出了鉴别腹腔肿块囊实性的超声仪器,用其诊断出一例盆腔囊肿，最后经手术证实。他的论文发表于1958 年的《柳叶刀》杂志，成为诊断超声的一大成功案例。

其实，超声在治疗领域的应用要早于诊断领域，在 20 世纪 20 年代，高强度超声就已经被应用于神经外科。伊利诺大学的研究人员曾将超声用于消融帕金森患者的基底神经节。超声还被广泛用于康复医学，其产生的高热量可以治疗一些类风湿关节炎患者。

20 世纪 60 年代后期，超声开始被应用于甲状腺检查。Fujimoto 对甲状腺异常患者进行了研究，并对甲状腺触诊异常的超声图形进行分类。第一类称为囊肿型，内部结构缺少回声，声波通过病变时几乎无声衰减；第二类称为散在斑点型，图像显示少量回声，无明显衰减；第三类认为是恶性型，病变内部存在强反射，并伴有强烈的声衰减；第四类无回声型，没有回声却伴有强烈声衰减。184 例患者中，65% 的恶性肿瘤表现为第三型，25% 的甲状腺乳头状癌表现为第二型，遗憾的是 25% 的良性肿瘤也表现为第三型。因此当其试图建立评判甲状腺恶性肿瘤的标准时，发现上述结果并无特异性。

1974 年，Ernest 发表了《甲状腺恶性肿瘤的灰阶声学表现》一文。他以"低振幅、散在杂乱的回声"描述甲状腺癌，用现在的术语表述这种特点就是"低回声、内部不均匀"。48 例患者术后病理证实，6 例恶性肿瘤患者的诊断准确率为 100%，但他未对良性结节的特点进行描述。此后很多针对甲状腺的超声研究逐步开展，但是一些超声的特点缺乏特异性，存在着重叠现象，例如，有人把甲状腺实性结节周围的低回声暗带称为"晕环征"。起初认为其只会出现在良性病灶，但是 Propper 发现10 例甲状腺结节患者中，2 例恶性结节周边也存在"晕环征"。

上世纪 80 和 90 年代，很多学者对甲状腺肿块的良恶性鉴别进行了深入研究。日本学者和贺井最早就亚急性甲状腺炎及甲状腺癌的超声特点进行了报道。还有学者分别对肿块的形态、纵横径之比、回声和结构以及内部存在的微钙化灶进行了详细研究，对甲状腺恶性肿瘤的超声征象归纳总结，极大提高了甲状腺恶性肿瘤的诊断准确率。

80 年代彩色多普勒超声迅速发展，此项技术可以用来检测血管内的血流。一些血流参数不仅用于甲状腺肿瘤的良恶性鉴别，也可用来诊断一些非结节性甲状腺疾病。1988年，Ralls 观察到甲状腺功能亢进患者腺体血流信号丰富，并以"火海征"命名。1992 年，Lagalla 尝试用多普勒超声鉴别甲状腺结节的良恶性，他认为缺乏血流信号的结节是良性的，表现为周边血流信号的结节多数为良性，而结节内部出现杂乱血流信号的多数为恶性肿瘤。1995 年，Vitti 认为通过测定甲状腺动脉收缩期最高峰值，可以鉴别同样表现为"火海征"的甲状腺功能亢进患者和桥本甲状腺炎患者。此后，Castagnone 以及 Bogazzi等诸多学者就甲状腺动脉血流参数与甲状腺激素的相关性进行了系统研究。

进入 21 世纪，有关不同病理类型甲状腺恶性肿瘤的研究也深入展开。典型乳头状癌的声像特点鲜明，术前超声诊断准确率已超过 70%。一些学者开始对特殊类型乳头状癌进行研究，李泉水通过分析 85 例微小癌结节，认为低回声、实性、形态欠规则、边缘模糊无包膜、圆形或类圆形(纵横径比≥1)、微钙化、内部血供丰富(边缘无血流包绕)、高阻力血流频谱是甲状腺微小癌主要的超声显像特征，只要具备其中 4 项指标，就应考虑甲状腺恶性肿瘤。岳林先对弥漫硬化型乳头状癌的研究认为，病灶内密集的砂砾状钙化是特征性表现，颈部转移的淋巴结有助于提高诊断率，这与韩国学者 Kim 的结论大致相同。

对于甲状腺滤泡状癌，国内学者研究认为其肿瘤体积往往大于乳头状癌，外形呈卵圆形，回声以等回声或稍低回声多见，内部微钙化少见，周边出现不规则低回声暗带，有较高的诊断特异性。2009 年,Sillery 对 50 例滤泡状癌分析研究,部分结果与前述大致相同,同时他认为年龄和性别是滤泡状癌的风险因素。Miyakawa 和 Trimboli 分别就滤泡性肿瘤的彩色多普勒血流分布特点进行了研究,前者认为滤泡状癌多以周边血流信号为主,后者认为血流形态学研究对鉴别滤泡性肿瘤的良恶性无意义。

韩国学者 Lee 和 Kim 分别就甲状腺髓样癌的超声特点进行了描述,他们认为髓样癌和乳头状癌除了肿瘤体积和内部结构有显著差异外,很多超声特点类似。Kim 还认为髓样癌形态更趋向于椭圆形。

最近超声技术的发展集中在三维超声、静脉内声学造影以及超声弹性成像等方面。

静脉内声学造影剂由微泡组成,其通过反射声波增强声学信号。声学造影主要用来显示血管池,而非实质组织,对于肝脏占位性病变的诊断已经获取可靠经验,但是尚未有文献证实对甲状腺疾病的诊断优势。Appetecchia 通过研究注射造影剂后甲状腺结节的血流动力改变认为,甲状腺恶性肿瘤早于甲状腺实质显影。但 Bartolotta 分析认为恶性肿瘤的增强模式与结节大小相关,小于 10mm 的恶性肿瘤造影后主要表现为少血供,直径超过 20mm 的恶性肿瘤表现为弥漫性强化,他认为甲状腺癌不具有特异性的灰阶超声造影征象。其后国内学者观察到甲状腺恶性肿瘤的显像模式为"快进快出",以高增强为主。通过对定量参数的研究,Calliada 认为恶性肿瘤的达峰时间早于其他类型的结节病变。Spiezia 的研究结果认为,除了恶性肿瘤的显影时间提前外,造影剂清除时间也有延迟。这是因为造影剂通过扩张血管或血管盲端时,造影剂微泡的流动受限所致。

弹性成像是用超声评估结节在外力下的可压缩性,其对乳腺恶性肿瘤的预测价值较高。最近一些研究认为其对甲状腺结节的诊断同样有效。2005 年,Lyshcik 尝试分析弹性成像对鉴别甲状腺肿瘤性质的价值,他认为通过脱机分析软件计算,应变率指数大于 4 可以作为独立预判指标。2007 年,Fukunari 利用弹性成像对甲状腺肿瘤进行研究,他将显像模式分为 4 类,并发现不同类型的甲状腺肿瘤均有一定的弹性显像模式。2009 年,Rago 认为弹性成像对结节性甲状腺肿以及甲状腺囊肿或囊腺瘤的诊断价值不大。2010 年,Bekir 通过 ROC 曲线分析认为,应变率指数计算是常规超声技术的有效补充,有助于提高诊断率。

近年来,介入超声的发展也日新月异。1972 年,Goldberg 和 Holm 分别报道了超声引导下细针穿刺抽吸细胞学检查,结果表明超声引导下的操作极大提高了精准性,使诊断的敏感性和特异性大大增强,因取材不当导致的假阴性率下降了 50%。2003 年,Screaton 曾使用超声引导下粗针穿刺进行细胞学检查。2008 年,Khoo 通过对比研究认为,细针穿刺不仅减轻了患者的痛苦,而且诊断准确率也更高。除了运用于诊断,超声引导下治疗也已被广泛开展。除了超声引导下注射无水酒精治疗甲状腺囊腺瘤和超声引导下注射糖皮质激素治疗亚急性甲状腺炎外,还有学者报道了对人和动物甲状腺进行超声引导下激光消融和射频消融的研究。

在对甲状腺超声不断探索的 40 多年中,超声图像质量有了很大改善。另外,彩色多普勒超声、组织谐波成像、静脉内声学造影等一系列技术革新进一步提升了其临床应用价值。超声的临床常规使用已经成为临床医师获取诊疗信息的重要手段。

参考文献

1. History, Etiology and Mental Prognosis in Hypothyroidism. Acta Paediatrica, 50:11–17.doi:10.1111/j.1651-2227.1961.tb06937.x
2. George H. Sakorafas. Historical evolution of thyroid

surgery: from the ancient times to the dawn of the 21st century. World Journal of Surgery,34:1793–1804.

3. Dussik KT. On the possibility of using ultrasound waves as a diagnostic aid. Z Neurol Psychiatr, 1942,174:153–168.

4. Ludwig GD, Struthers FW. Detecting gallstones with ultrasonic echoes. Electronics,1950,23:172–178.

5. Donald I, MacVicar J, Brown TG. Investigation of abdominal masses by pulsed ultrasound. Lancet, 1958,1:187–189.

6. Orenstein BW. Ultrasound history. Radiol Today, 2008,9:28–30.

7. Fujimoto Y,Oka A,Omoto R,et al. Ultrasound scanning of the thyroid gland as a new diagnostic approach. Ultrasonics,1967, 5:177–180.

8. Holm HH, Kristensen JK, Rasmussen SN, et al. Ultrasound as a guide in percutaneous puncture technique. Ultrasonics, 1972,2:83–86.

9. Hill CR. Medical ultrasonics: an historical review. Br J Radiol,1973,46:899–905.

10. Mazzaferri EL, Santos ET, Rofagha KS. Solitary thyroid nodule:diagnosis and management. Med Clin North Am,1988, 72:1177–1211.

11. Schlible W, Leopold GR, Woo VL, et al. High-resolution real-time ultrasonography of thyroid nodules. Radiology, 1979,133:413–417.

12. Kerr L. High resolution thyroid ultrasound: the value of colour Doppler. Ultrasound Q,1994,12:21–23.

13. Hagag P, Strauss S, Weiss M, et al. Role of ultrasound-guided fine-needle aspiration biopsy in evaluation of nonpalpable thyroid nodules.Thyroid, 1998,8:989–995.

14. Rago T, Vitti P, Chiovato L,et al. Role of conventional ultrasonography and color flow-Doppler sonography in predicting malignancy in "cold" thyroid nodules. Eur J Endocrinol,1998,138:41–46.

15. Lagalla R, Caruso G, Novara V,et al. Flowmetric analysis of thyroid diseases: integration with qualitative color-Doppler imaging. Radiol Med,1993,85:606–610.

16. Ralls PW, Mayekawa DS, Lee KP,et al.Color-flow Doppler sonography in Graves disease:"thyroid inferno".AJR Am J Roentgenol,1998,150:781–784.

17. Castagnone D, Rivolta R, Rescalli S,et al.Color Doppler sonography in Graves'disease: value in assessing activity of disease and predicting outcome. AJR Am J Roentgenol,1996,166: 203–207.

18. Bogazzi F, Bartalena L, Brogioni S,et al.Color flow Doppler sonography rapidly differentiates type I and type II amiodarone-induced thyrotoxicosis.Thyroid, 1997,7:541–545.

19. Vitti P, Rago T, Mazzeo S, et al.Thyroid blood flow evaluation by color-flow Doppler sonography distinguishes Graves' disease from Hashimoto's thyroiditis.J Endocrinol Invest,1995,18:857–861.

20. Bogazzi F, Bartalena L, Brogioni S,et al.Thyroid vascularity and blood flow are not dependent on serum thyroid hormone levels: studies in vivo by color flow doppler sonography. Eur J Endocrinol, 1999,140:452–456.

21. 李泉水,张家庭,邹霞,等.甲状腺微小癌超声显像特征的研究.中国超声医学杂志,2009,25(10):940–943.

22. 岳林先,马懿,邓立强,等.弥漫硬化型甲状腺乳头状癌的声像图表现.中华超声影像学杂志,2009,18(9):783–785.

23. 邬宏恂,王隽.甲状腺滤泡状癌声像图分析.临床超声医学杂志,2007,9(9):535–538.

24. Kim HS, Han BK, Shin JH,et al. Papillary Thyroid Carcinoma of a Diffuse Sclerosing Variant: Ultrasonographic Monitoring from a Normal Thyroid Gland to Mass Formation. Korean J Radiol, 2010,11:579–582.

25. Sillery JC, Reading CC, Charboneau JW,et al. Thyroid follicular carcinoma: sonographic features of 50 cases. AJR, 2010, 194:44–54.

26. Choi YJ, Yun JS, Kim DH. Clinical and ultrasound features of cytology diagnosed follicular neoplasm. Endocr J,2009,56:383–389.

27. Fukunari N, Nagahama M, Sugino K, et al. Clinical evaluation of color doppler imaging for the differential diagnosis of thyroid follicular lesions. World J Surg, 2004, 28:1261–1265.

28. Miyakawa M, Onoda N, Etoh M, et al. Diagnosis of thyroid follicular carcinoma by the vascular pattern and velocimetric parameters using high resolution

pulsed and power Doppler ultrasonography. Endocr J, 2005, 52:207–212.

29. Wagner I, David CS, Julio CC, et al. Use of color Doppler ultrasonography for the prediction of malignancy in follicular thyroid neoplasms. J Ultrasound Med,2010,29:419–425.

30. Lee SH, Shin JH, Han BK,et al. Medullary thyroid carcinoma: comparison with papillary thyroid carcinoma and application of current sonographic criteria. AJR,2010,194:1090–1094.

31. Kim SH, Kim BS, Jung SL,et al. Ultrasonographic findings of medullary thyroid carcinoma: a comparison with papillary thyroid carcinoma. Korean J Radiol,2009,10:101–105.

32. Appetecchia M, Bacaro D, Brigida R, et al. Second generation ultrasonographic contrast agents in the diagnosis of neoplastic thyroid nodules. J Exp Clin Cancer Res,2006,25:325–330.

33. Bartolotta TV, Midiri M, Galia M, et al. Qualitative and quantitative evaluation of solitary thyroid nodules with contrast-enhanced ultrasound: initial results. Eur Radiol, 2006,16:2234–2241.

34. Spiezia S, Farina R, Cerbone G, et al. Analysis of color doppler signal intensity variation after levovist injection: a new approach to the diagnosis of thyroid nodules. J Ultrasound Med,2001,20:223–231.

35. Calliada F, Pallavicini D, Pasamonti M , et al. Topical role and future perspectives of sonographic contrast agents in the differential diagnosis of solid thyroid lesions. Rays,2000, 25:191–197.

36. Bekir C, Cevdet A, Birol K,et al. Diagnostic value of elastosonographical determined strain index in the differential diagnosis of benign and malignant thyroid nodules. Endocr J,2011,39:89–98.

37. Rago T, Santini F, Scutari M,et al. Elastography: new developments in ultrasound for predicting malignancy in thyroid nodules. J Clin Endocrinol Metab,2007,92:2917–2922.

38. Lyshchik A, Higashi T, Asato R, et al,Thyroid gland tumor diagnosis at US elastography.Radiology,2005, 237:202–211.

39. Rago T, Vitti P. Potential value of elastography in the diagnosis of malignancy in thyroid nodules. Q J Nucl Med Mol Imaging,2009,53:455–464.

40. Nobuhiro F. More accurate and sensitive diagnosis for thyroid tumors with elastography-detection and differential diagnosis of thyroid cancers. Medix suppl,2007,16–19.

第 2 章

甲状腺临床基础

甲状腺组织胚胎学

　　脊椎动物的甲状腺具有双重胚胎起源，包含了两个内分泌腺体的功能。数量最多的是甲状腺滤泡细胞，起源于原咽底部增厚的胚胎内胚层，这是人类第一个可辨认的内分泌结构(图 2-1)。这个增厚区，就是所谓的中位牙基，位于第一和第二腮弓之间，与新分化的心肌层毗邻。牙基分别在人类胚胎的 16 或 17 天呈可见的芽状。此芽状伴随着远端细胞迅速增殖，在腹侧扩增为憩室，但仍通过甲状

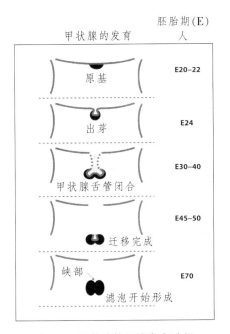

图 2-1　甲状腺的胚胎发育过程。

（图中文字）

甲状腺的发育　　　　　　胚胎期(E)
　　　　　　　　　　　　　　人

原基　　　　　　　　　　　E20~22

出芽　　　　　　　　　　　E24

甲状腺舌管闭合　　　　　　E30~40

迁移完成　　　　　　　　　E45~50

峡部　　　　　　　　　　　E70
滤泡开始形成

舌管的管状茎突与咽底部相连。甲状腺滤泡细胞祖细胞继续在远端增殖，而后在侧面增殖，导致特征性的峡部连接两叶结构的形成。由于与胚胎心脏联系紧密，可以认为甲状腺是由于心脏的牵拉而下降。这种尾部的迁移伴随着甲状舌管的迅速延长，最终成为碎片并退化。这种迁移发生于人类胚胎期 24~32 天。

　　在人类胚胎期 40~50 天，甲状腺到达其最终位置。这个时候，源于神经嵴的祖细胞向腹侧迁移，整合到最后面的(后腮的)咽囊。甲状腺连接两侧原基通过后腮体相连，因此，C 细胞成为甲状腺的成分。这些侧面的原基来源于第四对咽囊的内胚层和退化的第五对咽囊的外胚层。在成熟的甲状腺中，C 细胞可单个或呈小簇存在，在整个甲状腺中的比重最小约占 10%。它们主要集中在腺叶的中心部位，但整个腺体中都能见到。

　　大约在人类胚胎期第 50 天，中甲状腺原基和侧甲状腺原基相连完成，此时甲状腺表现出它明确的外形以及连接两个侧叶的峡部。舌根部的盲孔是原咽底部腺体起源的残余。中甲状腺原基和侧甲状腺原基的发育和迁移同时伴有头颈部其他结构的发育与迁移，如甲状旁腺和胸腺。

　　人类甲状腺形态发生的大多数重要事件出现在妊娠期开始 60 天。正因为这个原因，大多数甲状腺发育异常是由于这个阶段形态形成错误，导致来源于中间原基细胞的移位。

异位甲状腺组织因甲状腺迁移异常引起。因此，异位甲状腺细胞可见于整个甲状腺发育时迁移的区域，如舌下、高位颈部、纵隔，甚至在心内。在前面三种情况下，心脏与中原基的相互作用在发育过程中比正常的过程提早消除，后一种情况是甲状腺组织在心内皮中分化。最终，甲状舌管可能不退化，形成瘘管并持续存在。这个瘘管中可能存在一些甲状腺滤泡细胞，并可能发生甲状腺癌。

甲状腺解剖学

甲状腺的位置和形态

甲状腺呈蝴蝶形或"H"形，分左右两个侧叶，中间以峡部相连，附着在喉及气管起始部的两侧。侧叶呈锥体形，尖端向上，上端至甲状软骨中部，下端至第5~6气管软骨环，有时可下达至胸骨后面。甲状腺峡部位于第2~4气管软骨环的前面，宽约2cm。峡部有时向上伸出一锥体叶，可与舌骨相连，锥体叶如向下生长并肿大，即形成胸骨后甲状腺肿。甲状腺由两层被膜包绕，外层为甲状腺外科被膜，内层为甲状腺固有被膜，紧贴腺体，很薄。两层被膜之间有疏松结缔组织。甲状腺借外层被膜固定于气管和环状软骨上，还借两叶上极内侧的悬韧带吊于环状软骨上，因此吞咽时，甲状腺随之上下移动。甲状腺两叶背面，两层被膜之间，一般有4个甲状旁腺，两个上甲状旁腺的位置较固定，位于甲状腺背面上1/3与中1/3交界处。两个下甲状旁腺的位置较不固定，多位于甲状腺背面下极上方一横指处。

甲状腺的血管

甲状腺的血液供应非常丰富。据估计，全身血液每小时可在甲状腺通过一次，甲状腺由甲状腺上动脉和甲状腺下动脉供给营养。两侧的甲状腺上动脉源于颈外动脉在颈部的第一个分支，此动脉偶见发自颈内动脉和颈总动脉。此动脉沿喉侧下行到近甲状腺侧叶上极时分为三支，分别行走至侧叶的前面、后面和峡部，与对侧的同名动脉分支相吻合。甲状腺下动脉源自锁骨下动脉的甲状颈干，有时直接发自锁骨下动脉，沿前斜角肌内缘上行，随后弯向内侧，呈弓形横过颈总动脉鞘的后方，至甲状腺侧叶后缘的中、下部交界处分为上、下两支。上支上行，并与甲状腺上动脉的后支吻合；下支走向侧叶的下极。

甲状腺上下动脉之间，甲状腺上下动脉分支与咽喉部、气管、食管的动脉分支之间，存在广泛吻合、交通，故手术时，虽将甲状腺上下动脉全部结扎，一般不会发生或残留甲状腺缺血、坏死。

甲状腺内有丰富的静脉网，它们在腺体的前面形成静脉丛，然后汇集成甲状腺上、中、下静脉。甲状腺上静脉伴行甲状腺上动脉，导入颈内静脉，或在颈总动脉分叉水平注入面总静脉。甲状腺中静脉有时缺如，有时很粗，横过颈总动脉的前方，导入颈内静脉；甲状腺下静脉数目较多，在气管前导入无名静脉。

甲状腺的静脉还和喉、气管以及邻近肌肉的静脉相通。

甲状腺淋巴液汇合流入沿颈内静脉排列的颈深淋巴结、气管旁淋巴结和前纵隔淋巴结。

甲状腺的神经

支配甲状腺的神经有两种：交感神经纤维和副交感神经纤维。交感神经纤维来自颈上和颈中交感神经节，纤维在甲状腺上、下动脉周围形成神经网，随血管进入腺体，这些纤维主要是调节血管收缩。有效纤维虽然终止于滤泡的周围和滤泡细胞，但它们可能并不直接调节腺体分泌。副交感神经纤维来自迷走神经，经喉返神经及喉上神经如腺体。腺内神经反复分支在滤泡周围形成网状结构。

喉返神经支配声带运动，来自迷走神经，行走在甲状腺背面气管、食管之间的沟内，并多在甲状腺下动脉的分支间穿过，支配声带运动。喉上神经亦起自迷走神经，分内、外两支，内支为感觉支，经甲状舌骨膜进入喉内，分布在喉的黏膜上；外支为运动支，与甲状腺上动脉贴近，下行分布至环甲肌，使声带紧张。

甲状腺生理学

甲状腺是人体内最大的内分泌腺体，为10~25g。甲状腺的主要作用是合成、储存和分泌甲状腺激素和由甲状腺滤泡旁细胞（又称C细胞）分泌降钙素。通过甲状腺激素和降钙素发挥生理作用。

对代谢的影响

产热效应

甲状腺激素可提高绝大多数组织的耗氧率，增加产热量。因此，甲状腺功能亢进(简称甲亢)时，产热量增加，基础代谢率升高，导致患者喜凉怕热，极易出汗；而甲状腺功能减退(简称甲减)时，产热量减少，基础代谢率降低，患者喜热畏寒。

对蛋白质、糖和脂肪代谢的影响

(1)蛋白质代谢：在正常情况下甲状腺激素主要是促进蛋白质合成，特别是使骨、骨骼肌、肝等蛋白质合成明显增加，这对幼年时的生长、发育具有重要意义。然而甲亢时，蛋白质，特别是骨骼肌的蛋白质大量分解，因而患者消瘦无力。甲减时，蛋白质合成减少，肌肉收缩无力。

(2)糖代谢：甲状腺激素促进小肠黏膜对糖的吸收，增强糖原分解，抑制糖原合成，并能增强肾上腺素、胰高血糖素、皮质醇和生长激素的升糖作用，因此，甲状腺激素有升高血糖的趋势；但是，由于甲状腺激素还可加强外周组织对糖的利用，也有降低血糖的作用。甲亢时血糖常升高，有时出现尿糖。

(3)脂肪代谢：甲状腺激素促进脂肪酸氧化，增强儿茶酚胺与胰高血糖素对脂肪的分解作用。T4与T3既促进胆固醇的合成，又可通过肝加速胆固醇的降解，而且分解的速度超过合成。所以，甲亢患者血中胆固醇含量常低于正常标准。

对生长、发育的影响

甲状腺激素具有促进组织分化、生长与发育成熟的作用。甲状腺激素是维持正常生长发育不可缺少的激素，特别是对骨和脑的发育尤为重要。先天性甲减的患者，假如不能得到及时有效的治疗，往往表现为以智力迟钝、身体矮小为特征的呆小症。这些患者应在出生后两个月以内给予甲状腺激素的补充治疗。

对神经系统的影响

甲状腺激素不但影响中枢神经系统的发育，对已分化成熟的神经系统活动也有作用。甲亢时，中枢神经系统的兴奋性增高，主要表现为注意力不易集中、喜怒失常、烦躁不安、失眠以及肌肉纤颤等。相反，甲减时，中枢神经系统兴奋性降低，出现记忆力减退、说话和行动迟缓、淡漠及嗜睡状态。

降钙素的生理作用

主要生理功能是降低血钙的水平。主要是通过直接抑制破骨细胞对骨的吸收，使骨骼释放钙减少，同时促进骨骼吸收血浆中的钙；抑制肾小管对钙和磷的重吸收，使尿中钙和磷的排泄增加；可抑制肠道转运钙从而使血钙降低。降钙素通常对于调节人体血液中钙离子的恒定并没有很显著的重要性。

参考文献

1. Stone JA, Figueroa RE. Embryology and anatomy of the neck. Neuroimaging Clin N Am,2000,10:55-73.
2. Hoyes AD, Kershaw DR. Anatomy and development of the thyroid gland. Ear Nose Throat J,1985,64: 318-333.
3. 白耀.甲状腺病学——基础与临床.北京:科学技术文献出版社,2003,14-40.
4. Braverman LE, Cooper DS. Werner & Ingbar's The Thyroid: A Fundamental and Clinical Text (Tenth Edition). Philadelphia: Lippincott Williams & Wilkins, 2013:10-11.

第 3 章

甲状腺超声检查学

超声仪器调节

超声图像的优良程度决定了超声诊断的质量,清晰的超声画面是诊断的基础。目前厂家都会在中高档超声诊断设备预设一些常用的检查条件,以满足不同部位检查的需要。因此,检查常规条件患者时,进入预设选项后,一般不需要再做过多设置,只要进行操作面板的微调即可。但是如果遇到特殊条件患者,常规设置下图像的显示效果可能不佳,就需要重新调节设备,以获取更好的画面质量。只有充分了解设备的性能,并学会精细调节,才能发挥其最佳效能,帮助医师做出正确诊断。

本节将从二维灰阶调节和彩色多普勒调节两方面,大致介绍常用的功能设置。

二维灰阶调节

深度

部分患者甲状腺或者病灶异常肿大,偶尔也会遇到受检者颈部软组织较厚的情况,此时预设置的深度就无法满足检查需要。适当调节深度,既能满足超声医师对病灶整体观察的需要,也不会造成细节的遗漏。超声检查时应将被观察对象置于画面中央,甲状腺检查的合适深度为3~4cm(图3-1)。如果病灶比较浅表或者病灶较小,可以适当降低深度,放大画面并使病灶下移至画面中央便于观察。如果病灶较大,应增加深度,这样才能完全显示病灶,不遗漏任何观察要点。

增益

每位受检者颈部结构及组成不同,因此超声图像明暗不一。例如,甲状腺有炎症累及的时候,回声降低,如果想观察炎症内部病灶时就应加大增益。而甲状腺囊性病变后方常伴有回声增强效应,如果想观察其后方病灶时就应降低增益。原则上,增益应大致接近或等于被观察对象,增益过高或者过低会影响观察对象的显示,以致遗漏诊断要素(图3-2)。

时间增益补偿

超声波在人体内传播,随着距离增大,能量会越来越小。因此同样的反射体得到的回波信号也将随距离的增加而减小,这样就不能真实反映反射体的性质。为了使深度不同但性质相同的界面反射回来的信号在显示屏上有相同的反映,工程师利用时间增益补偿电路来自动控制回波放大器增益。时间增益补偿(TGC)功能的原理就是利用与声能在人体中衰减的规律相反的增益放大器,抵消由声能衰减造成的幅度下降。这项技术的实质是提供一个随接收距离变化的增益,近距离用小增益,远距离用大增益。

例如,甲状腺囊性病变后方回声多数增强,影响超声医师对其后方病灶的观察。通过

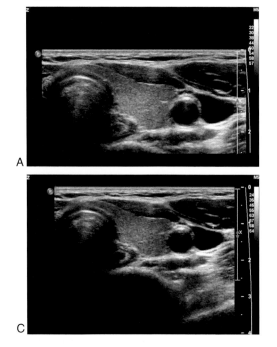

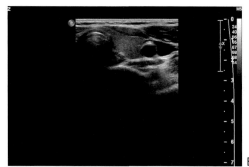

图 3-1 深度设置。(A) 深度太浅。(B)深度太深 。
(C) 深度适中。

降低增益有助于改善画面质量，但是过度降低增益也会影响对囊性病变本身的观察。此时只需要调节同等深度的 TGC 调节钮，就能使整幅画面明亮度一致，便于超声医师观察

(图 3-3)。

焦点

通过聚焦能使聚焦区的声束变细，进而

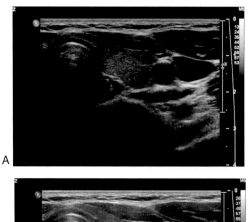

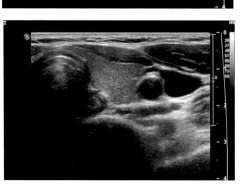

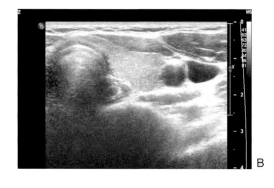

图 3-2 增益设置。(A) 增益太低。(B) 增益太高。
(C)增益适中。

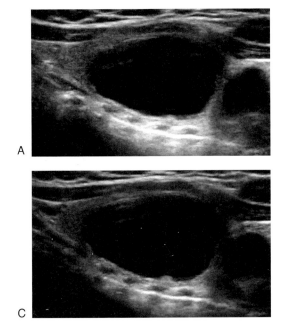

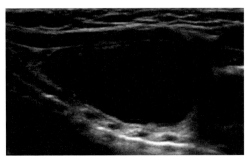

图 3-3　时间增益补偿设置。(A) 甲状腺囊性病变后方回声增强。(B) 单纯调低增益,影响对病灶本身的观察。(C) 调节时间增益补偿后,画面明亮度协调。

改善超声图像的横向和侧向分辨力。甲状腺检查预设置多点聚焦,并且随深度的变化,焦点位置也会动态变化。但是如果焦点设置过多会降低帧频,画面流畅度下降,影响超声医师的观察。这时可以选用单焦点聚焦。但应强调的是,使用单焦点聚焦时,焦点位置应根据病灶位置适当调节,以获取最佳画面质量(图 3-4)。

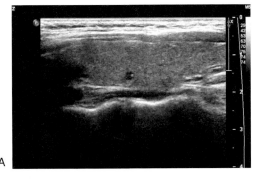

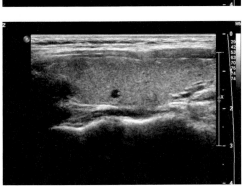

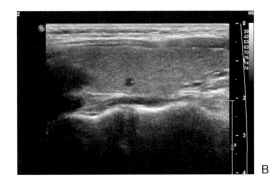

图 3-4　焦点设置。(A) 焦点设置过浅。(B) 焦点设置过深。(C) 焦点设置适中。

局部放大

局部放大功能是用来观察组织器官内部细微结构变化的有效手段。既能放大感兴趣区，又不影响画面像素，也不会导致画面失真。例如，针对病灶内部的微小强回声，采用局部放大，可以了解微小强回声到底是微钙化灶还是局部钙化的纤维分隔，对肿瘤的良恶性鉴别极为重要（图 3-5）。

动态范围

动态范围指放大器能放大最低信号至最高信号电压的范围。最低信号指噪声之上的信号，最高信号指放大器不被饱和的信号。一般动态范围值用 dB 表示，超声输入信号范围在 100~120dB，其中传播衰减引起的输入信号变化为 60~80dB，人体组织反射引起的输入信号变化为 40~50dB。超声压缩和

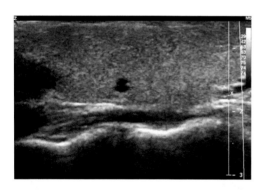

图 3-5　局部放大功能。采用局部放大后，病灶内部的细小纤维分隔清晰可见。

删除无效的信号，并且使较大动态范围的有用信号也以恰当的比例压缩，获得清晰的声像图。

组织谐波成像

声波在人体内传播过程中除了发射的频率（基础频率）外，还产生另一类与发射频率成整数倍的谐振频率。常规超声采用传统基波成像方法，探头接收频率与发射频率相同。组织谐波成像（THI）是利用超宽频探头，接收组织通过非线性产生的高频信号及组织细胞的谐波信号，对多频移信号进行实时平均处理，增强较深部组织的回声信号，改善图像质量，提高信噪比（图 3-6）。但是谐波的衰减系数要比基波大，在测量深度上会受到一定限制。

像素优化技术

该项技术源于磁共振技术，利用复合算法对超声图像混乱排列的像素几何集合体进行实时分析，使其排列方式更为有序，更适合于细微组织质地和界面的规律，从而减少斑点和噪音，增强边框，保持影像的分辨率和完整性，使细微组织质地和界面更清晰（图 3-7）。

实时空间复合成像技术

该技术采用多角度声束偏转扫描方法接收声波，实时融合，减少斑点和混杂信号，改进镜面反射体的连续性，减少角度相关性。同

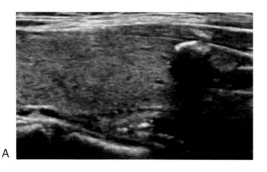

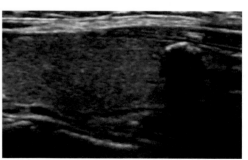

图 3-6　组织谐波成像。(A)未使用组织谐波成像。(B)使用组织谐波成像。

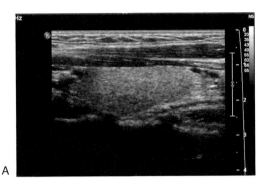
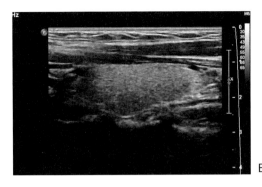

图 3-7　像素优化技术。(A)未使用像素优化技术。(B)使用像素优化技术。

时改进扫描的深度，从而更好地抑制伪像信号，提高分辨率以及病灶边界的显示率，获取卓越而清晰的图像(图 3-8)。

全景成像

一般常规实时超声只能为临床提供视野很小的超声扫描图像，其成像距离或宽度受到探头尺寸的制约。因此，也限制了超声对人体许多部位和器官病变进行类似 CT 和 MRI 那样较大范围的断层扫描观察，不利于临床医师对图像的理解，更无法进行不同影像诊断手段的对比研究。全景成像技术，是通过探头的移动获取一系列二维切面图像，然后利用计算机重建的方法，把这一系列二维图像拼接为一幅连续的切面图像。

全景成像有利于全面、一体地显示较大病灶，使测量更加精准。并且全景成像能更直观地体现病灶与周围组织之间的相对空间关系(图 3-9 和图 3-10)。

iScan 智能扫描优化技术

此项技术可以自动完成增益、TGC、压缩曲线和多普勒等操作的调节，采用单键优化代替了大量的复杂面板操作，进一步提高了成像一致性，简化了二维和多普勒操作。

彩色多普勒调节

取样框

彩色取样框也称感兴趣区，不宜设置过大。取样框设置过大，彩色血流敏感性降低，无法显示正常或异常的血流信号。同时帧频降低，导致画面拖沓，影响观察。正确的方法是，当观察整个甲状腺腺体血流时，可以把取样框设置为等同甲状腺组织大小，以便了解甲状腺整体血供情况。当观察腺体局部血供

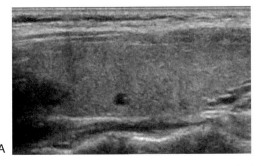
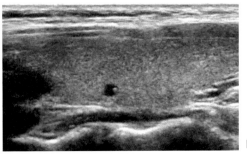

图 3-8　实时空间复合成像技术。(A)未使用实时空间复合成像技术。(B)使用实时空间复合成像技术。

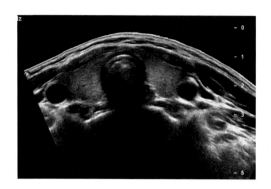

图 3-9　正常甲状腺全景成像。

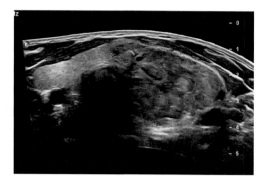

图 3-10　结节性甲状腺肿全景成像。

或者甲状腺肿瘤血供时，应使取样框大小尽量匹配病灶范围，减小取样框的面积，采用移动检查的方法，需要观察哪个区域就把取样框移动到哪里(图 3-11)。

取样框的角度是可以偏转的。在观察甲状腺血管时，偏转取样框，使其对角线尽量与血管走行平行，减小声束与血管的夹角，将有利于血流的显示(图 3-12)。

多普勒增益

多普勒增益的选择直接影响到多普勒质量，增益过高或过低均会影响血流速度测量的准确性。彩色增益过高会产生彩色溢出，背景出现彩色噪音信号。相反，彩色增益过低，一些流速较低的血管充盈不佳，甚至不显示血流信号 (图 3-13)。进入脉冲多普勒检查

时，增益过低，会失去有诊断价值的频谱信号。增益过高，也会出现噪音信号，频谱曲线下方的声窗减小甚至消失，影响血流参数的测定结果(图 3-14)。合适的增益应当调节至背景噪音刚刚消失，再开大又重新出现的临界状态。

速度量程

彩色多普勒检查中，速度量程的设置极为重要。量程是血流速度可显示的范围，在彩色多普勒显像时，量程设置过高，低速血流就不能显示；量程设置过低，会出现彩色混叠，需要和狭窄所导致的镶嵌血流进行鉴别。因此，量程应设置在与被检查血流速度相适应的数值区间，甲状腺等浅表器官的血流速度偏低，彩色量程不宜设置过高。不同超声仪器

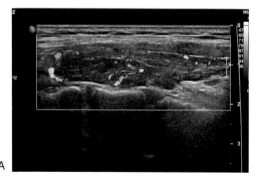

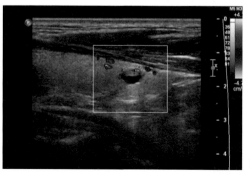

图 3-11　彩色取样框大小设置。(A)彩色取样框设置较大，便于观察甲状腺整体血流分布。(B)依据病灶大小设置彩色取样框。

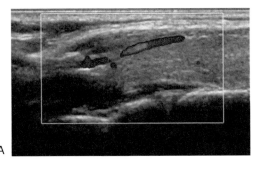

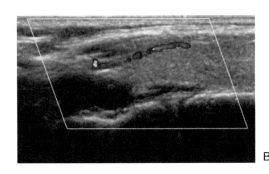

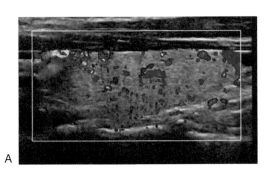

图 3-12 彩色取样框偏转设置。(A)彩色取样框未偏转。(B)彩色取样框左偏转。(C)彩色取样框右偏转。

的设置可能各有不同，一般应把标尺设置在 5~7.5cm/s，不应超过 10cm/s(图 3-15)。

壁滤波

壁滤波的主要功能是消除动脉管壁运动所造成的低速信号。如果壁滤波设置过大，容易将有价值的低速血流信号滤掉；反之，过分降低壁滤波，则容易产生噪音信号，干扰图像。最佳的选择应该是既不显示非血流信号，又不失去有价值的低速血流信号，以获取全部

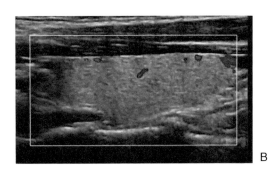

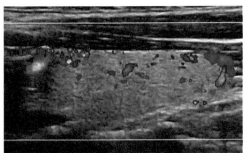

图 3-13 彩色增益设置。(A)彩色增益过高。(B)彩色增益过低。(C)彩色增益适中。

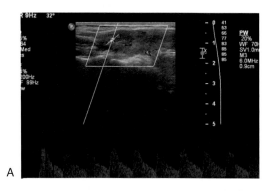

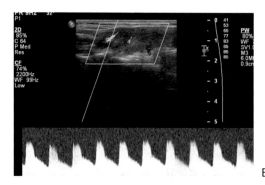

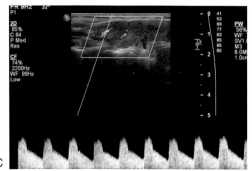

图 3-14 频谱增益设置。(A)频谱增益过低。(B)频谱增益过高。(C)频谱增益适中。

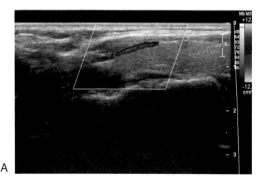

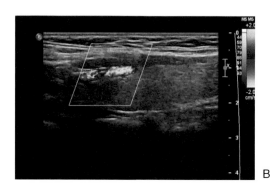

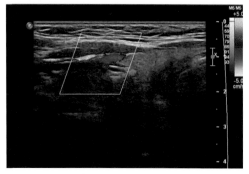

图 3-15 标尺设置。(A)标尺设置过高,彩色血流充盈不佳。(B)标尺设置过低,彩色血流发生混叠。(C)标尺设置适中,彩色血流显示最佳。

有诊断意义的血流信息。

多普勒取样角度

多普勒取样角度是测量血流与多普勒声束之间的角度。一般正常动脉，多普勒角度校正以血管壁为参考，调至与血管壁平行即可。当血管异常扭曲或狭窄时，由于非对称性，狭窄处血流的方向往往与血管壁并不平行。此时，角度校正应以最窄处的血流束长轴为参考，而并非以血管壁作为参考对象。

彩色和频谱多普勒血流成像有角度依赖性。声束与血流方向夹角为90°时，彩色多普勒无血流信号显示，即使大血管如主动脉也不例外。频谱多普勒测速时若夹角为0°，频移最高；若夹角为60°，频移则下降50%。当夹角大于60°时，角度误差1°所造成的速度误差明显增大，几乎不可能测量到准确速度（图3-16）。因此，调整取样线与血流方向夹角，对于血流速度测定极其重要。采集多普勒频谱时，多普勒取样角度必须≤60°。从理论上讲，多普勒取样角度的校正一般都存在一定的误差，多普勒取样角度最好能保持≤30°，这种情况下测量速度的重复性好。

取样容积

多普勒频谱所显示的血流信息来自一个特定的立体空间范围，称为取样容积。取样容积是三维立体的，但我们实际操作中只能调节一维，其他二维取决于声束的宽度和形状。脉冲多普勒是通过时间来选择性接收相应深度的多普勒信号，称为多普勒距离选通，也就是取样容积。

取样容积的放置很重要。我们应当在彩色多普勒的状态下决定取样容积的位置，因为在灰阶下放置取样容积具有盲目性，不能准确地放置在血流速度最快的地方。只有在彩色多普勒显示下，才能准确地将取样容积放置在高亮血流处。

超声检查时，通过调节取样门宽度来调节取样容积大小。动脉管壁到中轴的血流速度呈现从零到最高值的梯度分布，如果取样容积过大，则取样容积内包括了各类流速的红细胞，速度差异大，在多普勒频谱上表现出频带增宽，可能会导致错误判断。因此，较小的取样容积才能敏感地采集到最高流速。但是如果取样容积过小，由于大血管内流速存在差异（靠近管壁的流速较低而血管中央的流速较高），所检测到的血流信号代表性较差（图3-17）。

在甲状腺血流参数测定中，一般取样容积设置在1.0mm。由于甲状腺血管并不粗大，并且腺体或肿瘤的供给血管内径较小，取样容积不一定设置为血管内径的1/3或1/2，可以调至0.5~0.8mm。

基线

基线调节不当，容易产生翻转（图3-18）。

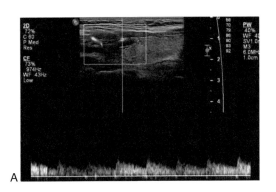
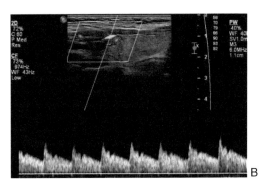

图 3-16　多普勒取样角度设置。（A）多普勒取样角度设置大于60°。（B）多普勒取样角度设置小于60°。

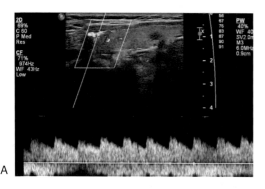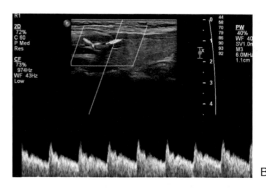

图 3-17　取样容积设置。(A)取样容积设置过大。(B)取样容积设置适中。

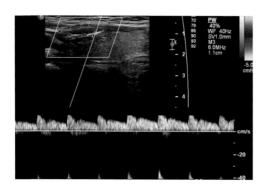

图 3-18　基线设置不当。

当血流速度超过脉冲重复频率，就会影响频谱的显示，通过调节基线，可以增加最高流速，以便于频谱完整显示。

脉冲重复频率

使用脉冲多普勒测量血流的速度受脉冲重复频率(PRF)的限制。为了准确显示流速(频移)的大小和方向,PRF 必须大于频移 2 倍,即频移<1/2 PRF。1/2PRF 也称为 Nyquist 频率极限。频移超过极限,就会产生血流方向表达错误,称为混叠(图 3-19)。

有时混叠的产生并非代表存在真正的高速血流，脉冲重复频率设置过低也会导致此种现象产生。因此检测高速血流时,必须正确使用适当的脉冲重复频率。其次,应当使用适当频率的探头，测量甲状腺等浅表器官的低速血流时可以采用高频探头，而如果测量心脏、大血管等高速血流时应换用低频探头。

甲状腺超声常见伪像

超声伪像是指超声显示图像与其所对应

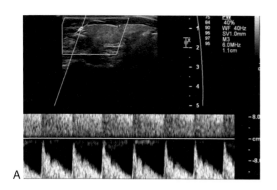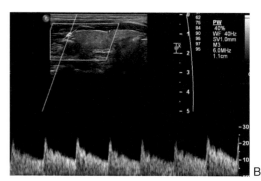

图 3-19　脉冲重复频率设置。(A)脉冲重复频率设置过低。(B)脉冲重复频率设置适中。

的真实解剖之间的差异,也称为伪差。

超声波在组织中传播会发生衰减、反射、折射、扩散等现象。超声成像是以物理假设为前提的,如果这些条件无法满足,就会造成显示图像与实际组织的不一致,从而形成伪像。这部分伪像不代表被测物体的结构特征,并且是不能够消除的,但是如果能识别形成的规律,就能使这些伪像协助诊断,减少误诊和漏诊发生率。

还有一部分伪像是因为仪器设备的性能不佳或者操作者使用不当造成的。通过技术革新或者性能改进,以及仪器的规范化操作可以减少这部分伪像的发生。

甲状腺超声诊断中常见的伪像分类如下。

混响伪像

声束在介质中传导,遇到反射较强的界面,声束会在两个界面之间来回反复传播,形成多次反射伪像。当声束垂直照射到平整的大界面,一部分反射声束未被探头接收,返回后再次射向界面,接着又反射回探头,就这样形成声束在探头和界面之间来回反射,声像图出现多条等距离回声,但其回声强度逐渐减少,称为混响伪像。

较大的甲状腺囊性肿块会出现混响伪像(图 3-20)。声像图表现,在较大无回声区前壁下方隐约显示大界面上方重复的图形。混响伪像可能会干扰超声对囊性肿块前壁结构的观察,操作者可以改变探头的扫查方向,避免声束垂直入射界面以减少混响的产生。也可以通过适当加压探头,减轻混响干扰。

振铃伪像

振铃伪像是另一种多次反射伪像。当声波通过体积较小的反射体时,界面前后声阻抗相差悬殊,声波接近全反射,不能通过第二介质,声波就在探头和界面之间来回振荡,形成多次反射,此种现象称为振铃伪像。

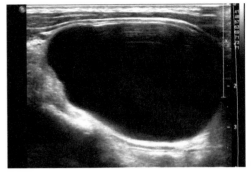

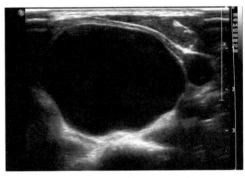

图 3-20　甲状腺囊腺瘤前壁混响。(A)二维灰阶纵断面显像。(B)二维灰阶横断面显像。

甲状腺胶质滤泡增生以及囊腺瘤内部胶质凝聚形成微小强回声,其后方多伴有彗星尾征,这就是一种振铃伪像(图 3-21)。

振铃伪像对于鉴别甲状腺内高回声或强回声是真正的微钙化还是胶质凝聚抑或是钙化的管壁有一定的意义,如果产生彗星尾征,多数高回声或强回声可能不是钙化或者微钙化(图 3-22)。

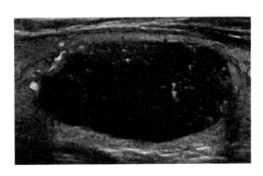

图 3-21　甲状腺囊腺瘤。腺瘤内部胶质凝聚产生彗星尾征。

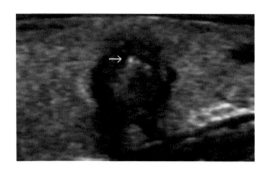

图3-22 甲状腺乳头状癌。结节内部微钙化灶,呈点状强回声,无彗星尾征。

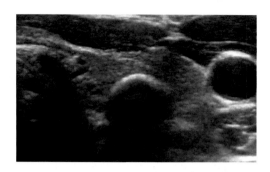

图3-23 甲状腺钙化灶。

声影

在声波前进过程中,如果存在强反射或者声衰减很大的物质,其后方出现声能无法达到的现象,该区域内检测不到声波,表现为强回声后方条状声衰减区,称为声影(图3-23)。

除了甲状腺钙化会出现声影外,甲状腺术后瘢痕也会伴有声影(图3-24)。瘢痕对手术部位以及手术方式的判定有帮助。

侧边声影

当声波传导过程中遇到两种声阻抗不等的介质,并且大小远大于声波波长时,超声波将发生部分反射。界面反射是超声诊断的基础,当入射声波与界面垂直时,入射角等于零,反射声波沿原路返回。如果入射声波不与界面垂直,反射声波沿着与入射角相等的方向发生反射,不能被探头接收,出现侧边声影,也称边缘失落。这种伪像一般出现在球形结构或器官的两侧,如囊肿或具有光滑包膜的肿瘤(图3-25)。

后壁增强效应

声束在传播中,遇到小界面散射,遇到大界面反射。传播发生的扩散以及软组织对声能的吸收,都会造成声能的衰减,图像由浅至深逐渐变暗。为了解决声衰减对成像造成的影响,超声仪器设置深度增益补偿使图像深浅显示一致。当声束通过声衰减较小的区域时,其后方因为深度增益补偿机械的补偿导致回声增强,称为后壁增强效应。

后壁增强效应多出现在囊性肿块,一部分腺瘤也会出现此征象,一般认为是良性结节的标志(图3-26)。

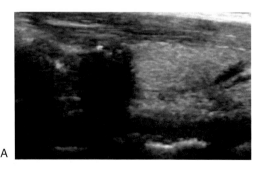

图3-24 甲状腺右叶术后改变。(A)右叶上极瘢痕,后方产生声影。(B)箭头所示为瘢痕范围。RT,右叶甲状腺。

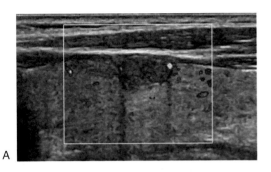
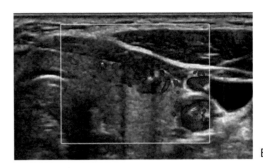

图 3-25　侧边声影。(A)彩色多普勒纵断面显像。(B)彩色多普勒横断面显像。

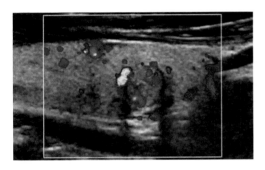

图 3-26　甲状腺腺瘤。结节后方回声增强。

声束厚度伪像

超声断面显示的图像是断层容积中一定厚度范围内信息的叠加，其厚度等于探头声束的宽度。当声束宽度较大，病灶直径小于声束宽度时，病灶回声与周围组织回声重叠，产生声束厚度伪像，又称部分容积效应。

识别部分容积效应可以侧向移动或者十字转动探头，改变观察的方向或角度，从而真正界定病灶的结构。

多普勒超声伪像

彩色多普勒超声伪像一般有以下几类：

1.应该有血流的部位无血流显示或血流信号稀少。

多普勒超声发生衰减会使较大病灶的深部血流信号难以显示。超声频率越高，组织衰减越严重。因此，表浅部位的血流易于显示，较深部位的血流信号较少甚至无法显

示(图 3-27)。我们可以通过以下方法加以改善：①选用低频探头；②降低多普勒超声频率；③适当调节聚焦；④利用声学造影剂，检验是否真正无血供或少血供。

另外彩色增益设置较低，频谱滤波设置过高也会导致上述现象的发生。

2.有血流的部位显示过多血流信号。

发生该现象是因为多普勒增益过高或者使用声学造影剂。多普勒增益过高或脉冲重复频率(PRF)设置过低，常引起彩色血流信号从血管腔内"外溢"的伪像。还有不少仪器"彩色"键具有彩色优先功能以提高彩色血流信号的敏感性，可以显示二维灰阶超声看不到的微细血管内部血流。尽管敏感，但是其空间分辨力较差，使得任何细小的动静脉血管在彩色或能量多普勒显示时，都失真地变成粗大的彩色血流，造成彩

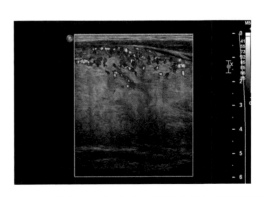

图 3-27　血流信号衰减。甲状腺结节较大，深部组织血流信号显示不佳。

色外溢伪像。

3.应该无血流的部位出现血流信号。

出现此种情况多源于未能正确调节仪器,如多普勒增益过高或者频谱滤波设置过低。

心脏以及大血管搏动或者呼吸运动也能造成闪烁伪像的出现(图3-28)。另外,受检者发音导致的组织震颤也会引发伪像(图3-29)。

另外一类血流伪像能帮助超声医师进行诊断,即快闪伪像(twinkling artifact)。彩色多普勒快闪伪像多见于结晶或者钙化后方,此类伪像对于判别强回声的性质可能有一定帮助。

4.血流信号的方向和速度表示有误。

彩色混叠,测量高速血流时PRF设置过低或者采用过高频率探头会产生混叠现象(图3-30)。

甲状腺超声检查过程及内容

体位

受检者采取合适的体位,充分暴露受检区域,可以减少超声扫查"死角",降低漏诊概率。受检者通常仰卧位,颈后部放置厚度恰当、柔软适中的垫枕,使颈部处于适度过伸位。但是颈部的过度仰伸会增加颈前弧度,影响全景成像操作的顺滑性,因此进行全景成像检查时可嘱咐受检者适当压低下巴。

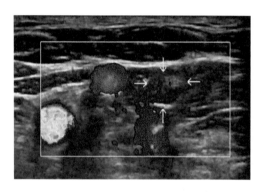

图3-28　血流伪像。受颈血管搏动影响,淋巴结及其周围组织出现异常血流信号。

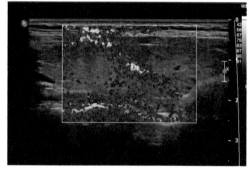

图3-29　血流伪像。受检者检查时发音导致异常血流信号出现。

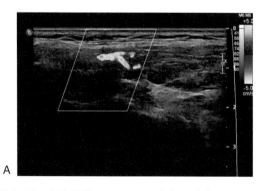

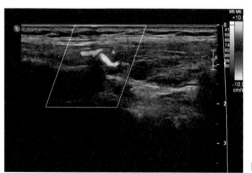

图3-30　血流混叠。(A)Graves患者上动脉因PRF设置较低产生混叠。(B)重新设置PRF,甲状腺上动脉血流显示良好。

如果受检者颈项短小，检查视野暴露不充分，会影响甲状腺及病灶观察。如遇上述情况可嘱咐受检者头偏向对侧，敞开视野，便于观察。同时，在转动头部的过程中，还有利于观察甲状腺或病灶与周围肌群的相互关系。

探头选择

甲状腺超声检查一般使用高频线阵探头，探头频率 7.5~12MHz。探头频率越高，分辨率也越高，图像质量就越佳。如果受检者颈部软组织较厚，或者甲状腺肿块巨大，可以考虑使用低频线阵探头或者 3.5MHz 凸阵探头。降低探头频率可以增加穿透力，深部组织的观察效果会更好。胸骨后甲状腺肿或者接近上纵隔的甲状腺肿块，普通线阵探头无法有效观察病灶，可改用腔内探头，其灵活的大角度扫查可以弥补高频线阵探头的不足。

常见断面及径线测量方法

常见断面包括：横断面及纵断面

横断面即垂直身体长轴和冠状面的水平切面。横断面扫查自甲状软骨水平以下，探及甲状腺上极，轻轻滑动下拉至甲状腺下极。此方法扫查可以显示一侧叶甲状腺及峡部情况，然后检查对侧叶。如需检查甲状腺下方颈部情况，以及当甲状腺或病灶延伸至胸骨后时，应继续拉动探头至胸骨上窝，做扇形扫动，全面观察甲状腺或病灶。

纵断面即平行身体长轴且垂直冠状面的矢状切面。探头在显示颈血管长轴的情况下，由外向内滑动；或者探头置于颈前正中线，由内向外滑动，直至甲状腺腺体组织消失（图3-31）。

根据病灶位置平行移动探头可以产生若干横断面以及纵断面。超声医师分别于横断面及纵断面扫查甲状腺或病灶。对于可疑病灶区，除利用上述两个断面扫查外，还可通过旋转探头（十字交叉法）全面观察。此外，应当注意的是，甲状腺超声检查不仅仅是对甲状腺腺体的扫查，甲状旁腺区、颈部引流区淋巴结以及任何异常的颈部肿块都是观察的内容。

甲状腺测量

甲状腺腺体或病灶的测量一般包含 3 条径线：上下径、前后径和左右径。上下径是在目测最大纵断面时冻结图像，从腺体的最前

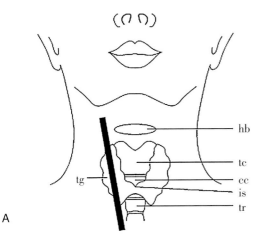
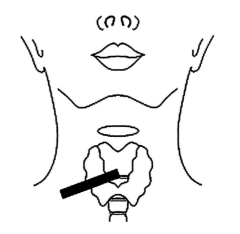

图 3-31　甲状腺常见断面。(A)纵断面。tg,甲状腺;hb,舌骨;tc,甲状软骨;cc,环状软骨;is,甲状腺峡部;tr,气管。(B)横断面。

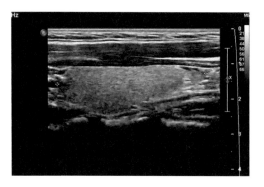

图 3-32　甲状腺上下径测量。测量标尺++之间为甲状腺上下径。

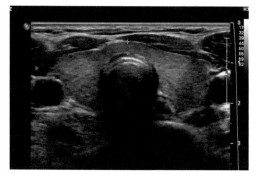

图 3-34　甲状腺峡部厚度测量。测量标尺++之间为峡部厚度。

端至最尾端的最大径线（图 3-32）。左右径是在横断面由上而下滑行扫查时，目测最大切面冻结图像，沿气管侧壁假想一条垂线，从此线至甲状腺最外侧缘之间的距离。前后径是在相同的横断面，从甲状腺前包膜线到后包膜线的最大径线（图 3-33）。

　　峡部测量时，应将探头轻置于颈前正中，横断面扫查，寻找最大厚径，冻结图像，测量峡部厚度（图 3-34）。

　　体积的估算一般参考以下公式：体积=长径×厚径×宽径×π/6。除非甲状腺峡部有肿块，一般峡部体积不计入总体积。

病灶的测量

　　病灶一般取最大长轴面冻结图像，测量

其上下径及前后径。最大短轴面冻结图像后测量其左右径。对于外周包绕暗带的病灶，测量应包含暗带（图 3-35）。

超声检查内容

二维灰阶检查

甲状腺形态与包膜

　　正常甲状腺形态规则，包膜清晰光滑。极少数人因颈浅肌群形态异常，压迫导致甲状腺形态异常（图 3-36）。甲状腺单发结节向包膜外突起，局部形态不规则（图 3-37 和图 3-38）。结节性甲状腺肿患者腺体增大，形态饱满或不规则。桥本甲状腺炎患者形态饱满，前后径增大，部分患者包膜凹凸不平呈锯齿状

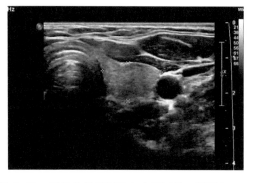

图 3-33　甲状腺前后径及左右径测量。测量标尺++之间为甲状腺左右径，xx之间为前后径。

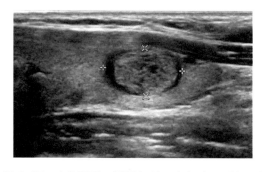

图 3-35　病灶测量。测量标尺++之间为上下径，测量标尺xx之间为前后径。测量由暗带最外缘至对侧暗带最外缘。

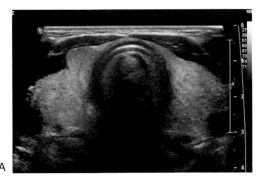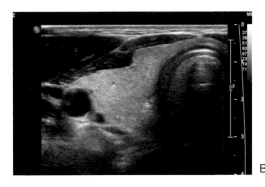

图 3-36 甲状腺形态异常。(A)甲状腺右侧叶形态异常。(B)颈浅肌群局部膨大压迫右侧叶甲状腺,导致其形态异常。

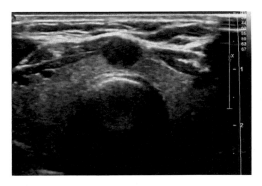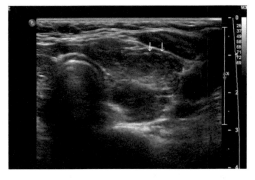

图 3-37 甲状腺峡部乳头状癌。峡部低回声结节向前包膜突起,导致局部形态不规则。

图 3-39 桥本甲状腺炎。甲状腺腺体形态饱满,表面不光滑,呈波浪或锯齿状。

(图 3-39)。

甲状腺内部回声

正常甲状腺回声致密均匀,高于颈浅肌群回声(图 3-40)。甲状腺炎症患者腺体回声减低,不均匀,部分呈斑片状改变。桥本甲状腺炎患者内部纤维化会导致腺体回声增粗增

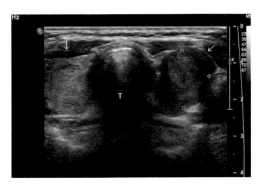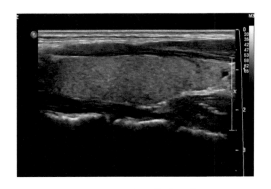

图 3-38 甲状腺乳头状癌。甲状腺左叶结节向前包膜突起,并压迫颈浅肌群形变,箭头所示左右肌群形态不同。T,气管。

图 3-40 正常甲状腺回声。

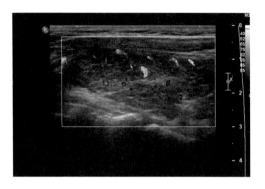

图 3-41　桥本甲状腺炎。甲状腺实质回声减低,与颈前肌群回声相似,内部呈网格样改变。

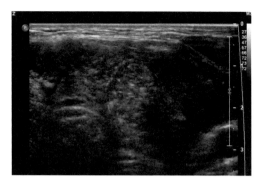

图 3-42　弥漫硬化性乳头状癌。腺体内部见多发细小强回声,呈暴风雪样改变。

强,并见增强细小条索分隔呈网状(图 3-41)。弥漫硬化性乳头状癌患者内部回声可弥散性或局限性增粗增强,见多发细小强回声,呈"暴风雪征"(图 3-42)。

甲状腺或病灶与周围组织相互关系

正常情况下甲状腺与周围软组织分界清晰,挤压探头,两者产生相对运动。恶性肿瘤向颈部软组织浸润性生长时,病灶与周围组织分界辨识不清晰(图 3-43)。急性化脓性甲状腺炎或者亚急性甲状腺炎患者,病灶累及包膜时,甲状腺包膜线常模糊不清(图 3-44)。

彩色多普勒检查

彩色血流分布情况

观察甲状腺腺体血流时,应强调整体性。

彩色取样框设置与甲状腺腺体匹配,通过横切及纵切以及旋转扫查,多角度、多方位观察甲状腺血供。当甲状腺血流丰富,上动脉流速超过 2m/s 时,部分粗大血管常有混叠现象,此时应适当调节标尺,以确保正确观察血管(图 3-45)。部分甲状腺功能减退或者亚临床甲状腺功能减退患者,甲状腺实质部分血供减少,甲状腺上动脉内径减小,血管充盈不佳,甚至不显示。此时可以适度加大彩色增益,让取样框内血流溢出,显示甲状腺上动脉走向后,将彩色增益调至正常水平,再测量血流参数。

甲状腺肿瘤应观察其周围及内部的血供情况,但是肿瘤周边的血管可能受甲状腺实质挤压,因此诊断价值不大,主要应测量实质肿瘤内部或囊实混合型肿瘤实质部分

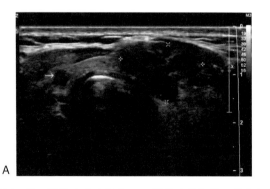

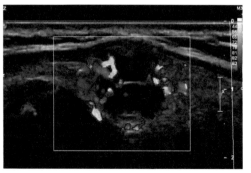

图 3-43　甲状腺乳头状癌。(A)甲状腺峡部偏左乳头状癌,结节突破包膜,向颈浅肌群浸润生长。箭头所示为另一病灶。(B)结节向前挤压颈浅肌群,血流丰富。

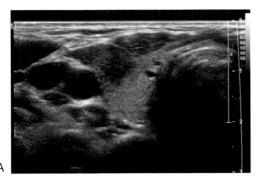 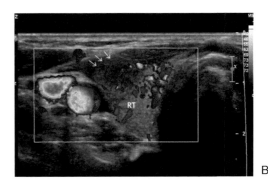

图 3-44　亚急性甲状腺炎。(A)甲状腺右侧叶炎症。(B)箭头所示甲状腺包膜与颈浅肌群分界不清晰。RT,右叶甲状腺。

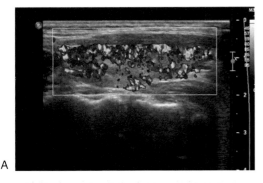 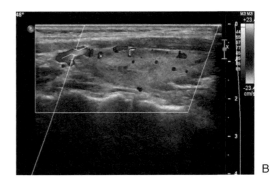

图 3-45　甲状腺功能亢进。(A)甲状腺功能亢进患者血流丰富,呈火海样改变,无法辨识血流方向。(B)调高彩色多普勒速度量程后,清晰显示高速血流信号的血流方向,有利于提高测量的准确性。(C)调高彩色多普勒速度量程后,测量腺内流速。

的血流参数。

多普勒测定

　　甲状腺血管流速测定时,声束角的调节极其重要,一定要保持声束与血管平行。如果仅仅通过调节声束角无法达到目的,还可以调节取样框的偏转,力争使声束与血管夹角小于60°(图 3-46)。忽视声束角的调节,可能导致血流速度测量不准确,其次测量重复性差。

　　血管收缩期最高流速以及舒张期末期流速对肿瘤的良恶性鉴别意义不大,而阻力指数对血流无角度依赖性,因此在测量肿瘤阻力指数时不必刻意调节取样容积的偏转角度(图 3-47)。

其他注意事项

　　1.测量血流参数的过程中受检者应保持平静呼吸。

　　受检者急促的呼吸会引起彩色多普勒伪

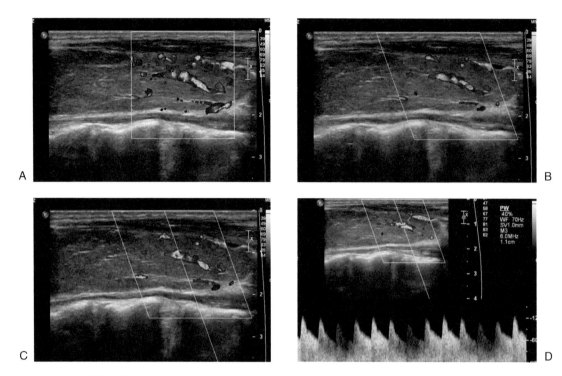

图 3-46　甲状腺多普勒测定。(A)血流方向与声束方向夹角大于 60°。(B)首先偏转彩色取样框。(C)进入脉冲多普勒。(D)调节取样线与血管走行平行。

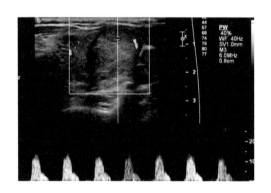

图 3-47　甲状腺结节阻力指数测定。

像,并且影响血流参数的测量。此时可嘱咐受检者静息后再行检查。

2.探头挤压将导致测量误差。

超声测量时,探头应轻置于皮肤,而不应挤压甲状腺腺体及血管,否则会造成各类测量误差。挤压后二维灰阶测量,甲状腺前后径会小于正常测量值,而上下径和左右径会大于正常测量值(图 3-48 和图 3-49)。其次,彩

色多普勒显像甲状腺细小血管,尤其是甲状腺小静脉会受压形变而无法显示。频谱测量时, 位于浅表的肿瘤或者囊实混合型肿瘤的阻力指数会偏高。

3.甲状腺下极区域容易发生误诊。

一些受检者甲状腺下动脉进入甲状腺下极腺体时,并不分出细小分支,其主干在腺体内行走时会将正常腺体组织分隔成圆形类结节样结构,偶尔甲状腺固有包膜也会将腺体分隔成结节样, 从而误诊为甲状腺结节 (图 3-50)。另外,一些位于该区域的甲状腺肿瘤向外侧或者向后包膜突出生长,与甲状旁腺肿瘤难以鉴别(图 3-51)。此外,部分甲状腺峡部或者椎状叶肿瘤也很难与甲状舌骨肿瘤鉴别。

嘱咐受检者做吞咽动作,有助于判断该区域解剖结构的来源。受检者吞咽后,来源自甲状腺外的结构如甲状旁腺肿瘤、中央区淋巴结等与甲状腺常产生相对运动。如果受检者做伸舌运动,来源自甲状舌骨的肿瘤常向

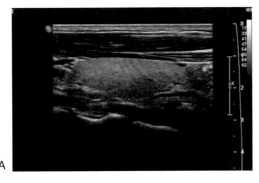
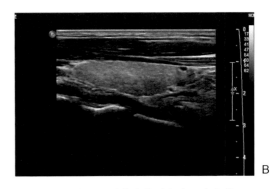

图 3-48 探头挤压对测量的影响。(A)探头未挤压。(B)探头挤压后甲状腺前后径小于真实值。

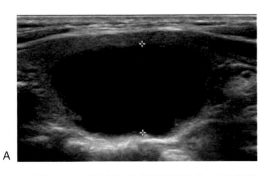
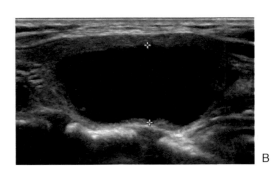

图 3-49 探头挤压对测量的影响。(A)探头未挤压。(B)探头挤压后病灶前后径小于真实值。

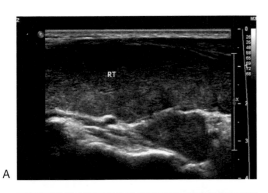
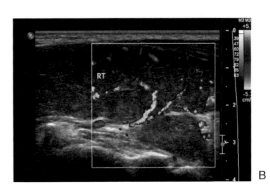
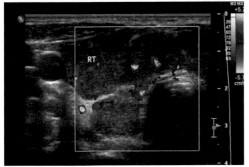

图 3-50 容易误诊为甲状腺结节的正常腺体。(A) 甲状腺正常腺体被固有包膜分隔成结节状。(B)彩色多普勒纵断面显示。(C)彩色多普勒横断面显示。RT,右叶甲状腺。

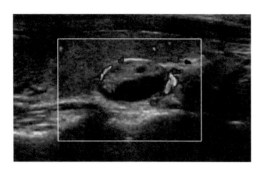

图 3-51　容易误诊为甲状腺旁腺肿瘤的甲状腺结节。甲状腺中下极近后包膜的腺瘤疑似甲状旁腺肿瘤,吞咽运动后结节与甲状腺无相对运动。

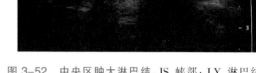

图 3-52　中央区肿大淋巴结。IS,峡部；LY,淋巴结。

颏下运动。

　　4.起源自峡部的低回声乳头状癌与淋巴结的鉴别诊断。

　　自身免疫性甲状腺疾病患者常有中央区淋巴结反应增生性肿大,主要见于甲状腺下极下方以及峡部周围(图 3-52)。而一些起源自峡部的乳头状癌很容易被误诊为肿大的淋巴结。

　　乳头状癌的结节形态规则,边界基本清晰,内部呈低回声,并且回声比较均匀,与淋巴结声像图极为相似。但是仔细观察可以发现,结节周边存在正常的峡部腺体组织,并且内部不存在清晰的门部结构。彩色多普勒显示多数结节内部血供不丰富,以点或短条状血流为主,不具备炎性淋巴结所特有的血流分布形态。另外,弹性成像也有助于峡部低回声乳头状癌的鉴别诊断(图 3-53)。

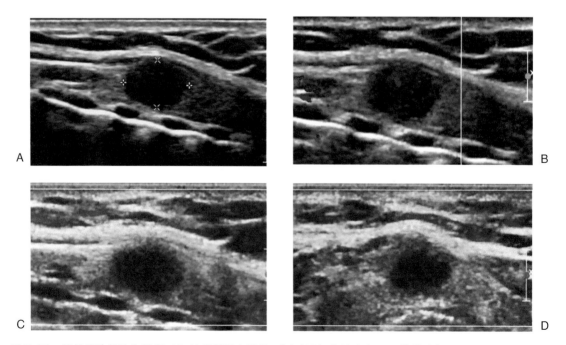

图 3-53　甲状腺峡部乳头状癌。(A)峡部低回声结节,形态规则,边界清晰。(B)结节内部见少量点状血流。(C,D)弹性成像显示结节质地偏硬。

此外，吞咽或者饮水试验可以鉴别食管憩室。部分食管憩室患者的憩室腔向外突出挤压甲状腺实质，可能误诊为甲状腺肿瘤。受检者通过吞咽或者饮水，可以观察到气体或者液体进入腔室，从而证实该病灶为食管憩室而非甲状腺肿瘤。

参考文献

1. 张爱宏,雷小莹,彭阿华,等.超声成像中伪差的实验观察.中国医学影像技术,1987,12(32):7-8.

2. Mitchell DG, Bums P, Needlemen L. Color Doppler artifact in anechoic regions.J Ultrasound Med,1990,9:255-260.

3. Myron AP, James AZ, Katbleen AS. Spectral and Color Doppler artifacts.Radiographics,1992,12:35-44.

4. 王新房,李治安.彩色多普勒诊断学.北京:人民卫生出版社,1993,54-58.

5. 张爱宏.频谱及彩色多普勒超声中的伪像.上海医学影像,1995,4(3):123-124.

6. Kenneth JW, Taylor PN, Peter NW. Clinical applications of Doppler utrasound.Second edition. New York: Raven Press,1995,99-108.

7. Sandra L, Hagen AS. Textbook of Diagnostic ultrasonography.4th edition, Mosby.1995,462-463.

8. Antonelli A, Miccoli P, Ferdeghini M, et al. Role of neck ultrasonography in the follow up of patients operated on for thyroid cancer. Thyroid,1995,5:25-28.

9. Jeffrey RB, Ralls PW. Color and Power Doppler sonography.A teaching file.Lippincott Raven, New York:Philadelphia,1998,12-17.

10. 徐智章.现代腹部超声诊断学.北京:科学出版社,1999,18-93.

11. Brander AE, Viikinkoski VP, Nickels JI, et al. Importance of thyroid abnormalities detected at US screening: a 5-year follow-up. Radiology, 2000,215:801-806.

12. 徐智章. 血管内超声造影技术. 中国医学影像技术,2001,17(9):811-812.

13. 陆兆龄,陈常佩.新型超声对比造影剂和成像方法在心脏以外领域的应用. 中国医学影像技术,2001,17(9):866-869.

第 4 章

甲状腺正常超声表现

甲状腺超声正常解剖

甲状腺解剖包含甲状腺的位置、大小、形态结构、内部回声、血管分布以及毗邻关系等一系列要素。要正确地辨认颈部的病理异常，首先要熟悉颈部的正常解剖及超声表现。

甲状腺所处位置

甲状腺位于颈前区，分左、右两侧叶，由中央峡部相连(图 4-1)。水平位观察呈蝶状横跨气管前方，有 10%~30% 的人群在峡部上方存在锥状叶，其位于正中线或者略向左偏，向舌骨延伸，由胎儿初期甲状舌管转变而来。由于其前后径较小，显示概率较低，常常在儿童期可以探及，随着年龄增长而逐渐萎缩。

甲状腺周围毗邻组织

颈部软组织及肌肉

颈部由浅至深依次为：皮肤、皮下脂肪、颈浅肌群。颈浅肌群，又称为带状肌，主要包括胸骨舌骨肌、胸骨甲状肌以及肩胛舌骨肌(图 4-2 和图 4-3)。甲状腺前外侧为胸锁乳突肌(图 4-4)，后方紧贴颈长肌(图 4-5)。这些肌肉外面包裹高回声肌筋膜，分隔清晰。内部肌肉组织呈低回声，远低于甲状腺腺体回声。

颈部血管

甲状腺周围颈部主要血管包括颈总动脉及颈内静脉，位于甲状腺外侧。横断面扫查时，甲状腺外侧可见两枚无回声管腔，为

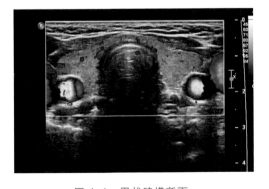

图 4-1　甲状腺横断面。

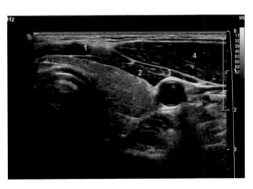

图 4-2　颈浅肌群构成(横断面)。(1)胸骨舌骨肌；(2)胸骨甲状肌；(3)肩胛舌骨肌；(4)胸锁乳突肌。

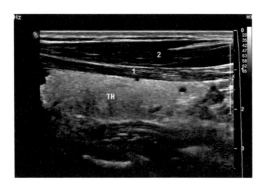

图 4-3　颈浅肌群构成(纵断面)。(1)胸骨甲状肌；(2)胸锁乳突肌。TH,甲状腺。

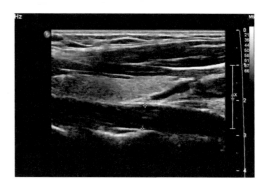

图 4-5　颈长肌。测量标记++之间为颈长肌前后径。

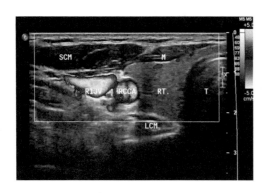

图 4-4　右侧胸锁乳突肌与周围结构相互关系。SCM,胸锁乳突肌；M,颈浅肌群；RIJV,右侧颈内静脉；RCCA,右侧颈总动脉；RT,右叶甲状腺；T,气管；LCM,颈长肌。

两者短轴切面。多数受检者内侧为颈总动脉,管腔壁结构明显,回声高亮,搏动性强,探头挤压血管不易塌陷。外侧为颈内静脉,管腔壁菲薄,不易辨识,搏动性弱,探头轻按血管便可塌陷(图 4-6 至图 4-8)。部分受检者颈内静脉血流缓慢,腔内呈云雾状改变,回声偏高,横断面扫查时应注意与淋巴结鉴别(图 4-9)。

气管

峡部横跨后方为气管。横断面扫查时,气管内的气体会在气管壁后方形成多重反射,应当避免误认为气管内肿块回声。纵断面扫查时,环状软骨的低回声与软骨间隙结缔组织的高回声交替出现(图 4-10)。

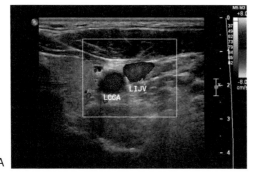

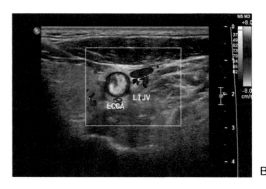

图 4-6　颈部血管。(A)左侧颈总动脉及颈内静脉。(B)外侧颈内静脉受压管腔塌陷。LCCA,左侧颈总动脉；LIJV,左侧颈内静脉。

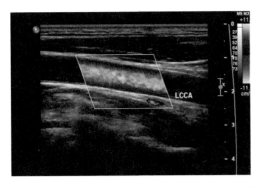

图 4-7　颈总动脉长轴断面。内膜清晰,血流速度较高,彩色多普勒显示血流明亮。LCCA,左侧颈总动脉。

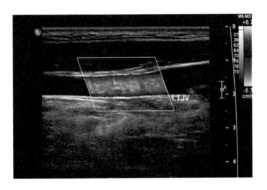

图 4-8　颈内静脉长轴断面。管壁菲薄,轻压形变,受压部分管腔狭窄。LIJV,左侧颈内静脉。

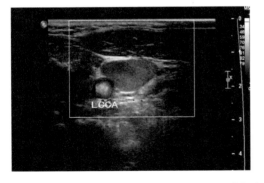

图 4-9　颈内静脉。颈内静脉血流缓慢,呈云雾状改变。LCCA,左侧颈总动脉。

食管

　　食管一般位于左叶甲状腺后内侧,紧贴气管侧壁。部分变异者,食管结构会出现在右

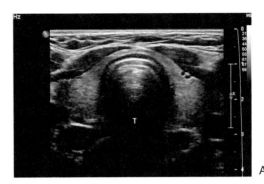

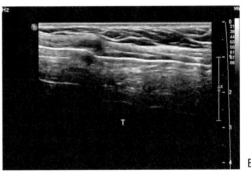

图 4-10　气管。(A)横断面。(B)纵断面。T,气管。

侧对应位置(图 4-11)。横断面扫查时,食管为同心圆靶状结构;纵断面扫查时,食管为低回声结构,内部见数条平行高回声线状结构。当受检者吞咽时, 可观察到食管的蠕动以及水过气现象(图 4-12)。

甲状旁腺

　　甲状旁腺位于甲状腺双侧叶背侧, 一般

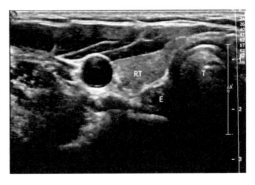

图 4-11　右位食管。T,气管;E,食管;RT,右叶甲状腺。

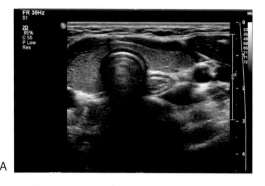

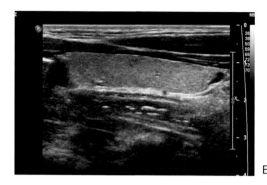

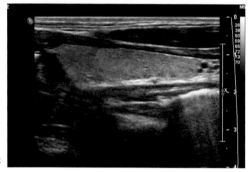

图 4-12 食管。(A)横断面。(B)纵断面。(C)吞咽后，图像右侧强回声为气体反射。

左右各两枚。正常情况下，甲状旁腺不易显示，如能显示，一般为低回声。较小的甲状旁腺要与淋巴结鉴别诊断。较大的甲状旁腺增生或者甲状旁腺腺瘤要与外生性甲状腺肿瘤鉴别(图 4-13)。

有一部分正常的甲状旁腺由于脂肪浸润，超声表现为高回声(图 4-14)。原有的高回声包膜难以辨认，与周围颈部软组织分界欠清晰。

神经

迷走神经位于颈动脉鞘内，颈总动脉和颈内静脉中间后方。外周包绕高亮回声神经包膜(图 4-15)。

喉返神经支配声带以下喉黏膜感觉，控制声带运动，并且支配喉部肌肉。左侧喉返神经多位于气管食管沟内，右侧喉返神经内侧为气管壁，外上侧为甲状腺右侧叶，外下侧为颈长肌。

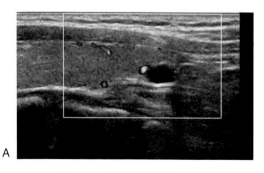

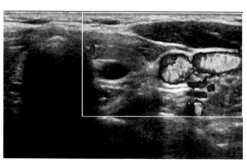

图 4-13 甲状旁腺增生。(A)彩色多普勒纵断面显像。(B)彩色多普勒横断面显像。

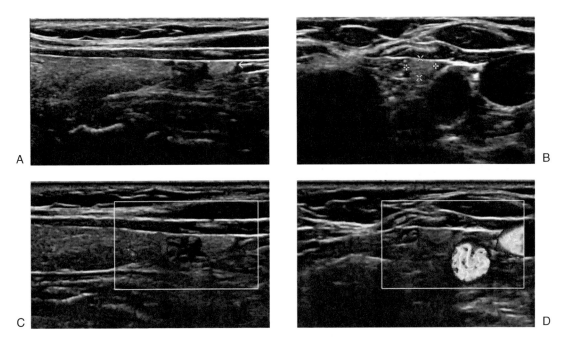

图 4-14　甲状旁腺。(A)二维灰阶纵断面显像,腺体呈高回声。(B)二维灰阶横断面显像,测量标记之间为腺体。(C)彩色多普勒纵断面显像,腺体未见血流分布。(D)彩色多普勒横断面显像。

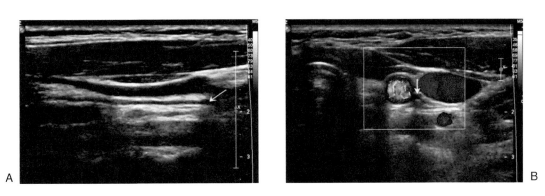

图 4-15　颈部迷走神经。(A)二维灰阶长轴显像。(B)彩色多普勒短轴显像。

甲状腺二维灰阶超声表现

甲状腺形态与包膜

　　横断面扫查时,甲状腺形态如同"耳机"状,两侧叶类似收听装置,峡部类似连接装置。左右侧叶的形态类似等边三角形,三条边分别为前包膜、后包膜和内侧缘(图 4-16)。

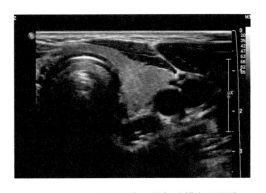

图 4-16　甲状腺左侧叶二维灰阶横断面显像。

前包膜大致与体表平行，后包膜与前包膜夹角大于60°，小于90°。侧叶的内侧缘与气管壁紧贴。峡部为连接双侧叶的带状结构。

纵断面扫查时，甲状腺形态类似椭圆形或橄榄状，前后包膜略呈弧形，在上下极汇合（图4-17）。峡部纵断面类似梭形（图4-18）。

甲状腺包膜清晰，回声高亮，辨识容易。嘱咐受检者做吞咽动作，甲状腺与周围组织发生相对运动。

甲状腺实质回声

正常甲状腺回声致密均匀。如果以同侧正常涎腺回声作为参考，甲状腺回声应与其相似（图4-19）。如果以颈浅肌群回声作为参考，甲状腺回声应高于肌肉回声，如果接近或者低于肌肉回声，则认为甲状腺回声减低（图4-20）。

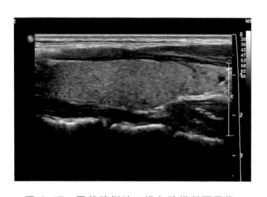

图4-17 甲状腺侧叶二维灰阶纵断面显像。

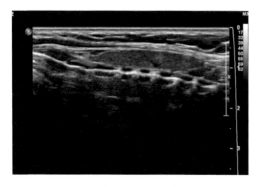

图4-18 峡部二维灰阶纵断面显像。

甲状腺彩色多普勒超声表现

甲状腺实质血流

有学者将甲状腺内血流进行量化分级，

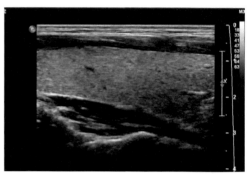

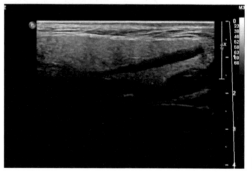

图4-19 正常甲状腺回声。(A)与颈浅肌群相比，甲状腺回声高于肌肉回声。(B)与同侧腮腺相比，甲状腺回声等于正常腮腺实质回声。

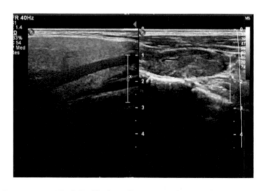

图4-20 异常甲状腺回声。甲状腺回声减低，接近颈浅肌群回声，低于同侧正常腮腺回声。

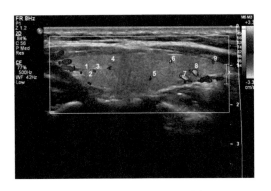

图 4-21　甲状腺血流定量分级。

并且认为正常单侧叶腺体不同血管断面应在 5~10 个,多于 10 个称为血供丰富,少于 5 个称为乏血供(图 4-21)。

按照甲状腺血流丰富程度,分级如下:第一级,血流稀少或者无血流分布。甲状腺实质仅有少量的点状或者短条状血流,多见于甲状腺功能减退患者。第二级,血流分布正常。彩色多普勒显示实质部分散在分布的短条状或条状血流。第三级,血流较丰富。甲状腺实质血流较正常血流丰富、粗大,呈条状或短条状分布,但是能观察到片状无血流覆盖的、间或存在的腺体组织。自身免疫性甲状腺疾病、亚急性甲状腺炎或者产后甲状腺炎可能会有此类表现。第四级,血流丰富。彩色多普勒显示满视野几乎完全为丰富粗大的条状或片状血流。这种表现多见于甲状腺功能亢进或者桥本甲状腺炎患者(图 4-22)。

很多情况下,甲状腺血流的显示与设备的彩色灵敏度以及调节有关。即使同一位受检者,在不同的设备,相同的设置情况下,也可能表现为不同的血流信号。因此,超声检查的质量控制以及超声医师的规范化操作对于受检者的诊断和对照研究极为重要。

甲状腺血管

甲状腺动脉管径较细,管壁回声较强。彩色多普勒条件设置良好的情况下,血管充盈

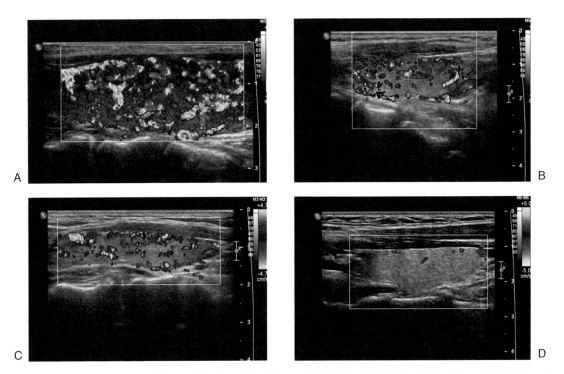

图 4-22　甲状腺血流。(A)甲状腺功能亢进患者血流丰富,呈火海样。(B)甲状腺血流较丰富。(C)甲状腺血流分布正常。(D)甲状腺血流不丰富。

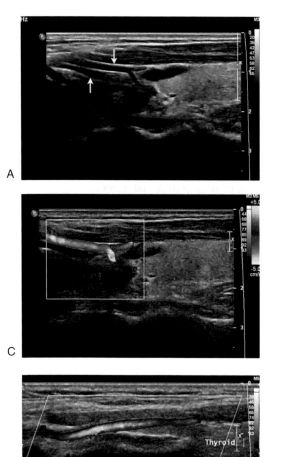

图 4-23　甲状腺上动脉。(A)甲状腺上动脉长轴二维灰阶显像,向下箭头为上动脉,向上箭头为伴行上静脉。(B)甲状腺上动脉短轴二维灰阶显像,竖箭头为上动脉,横箭头为伴行上静脉。(C)甲状腺上动脉长轴彩色多普勒显像,甲状腺上极分叉,红色为前支,蓝色为后支。(D)甲状腺上动脉短轴彩色多普勒显像,箭头所指为上动脉横断面,血流方向与颈总动脉相反。(E)甲状腺上动脉前支。LCCA,左侧颈总动脉;LIJV,左侧颈内静脉;LY,淋巴结。

良好。

　　甲状腺上动脉起自颈外动脉,于上极处分为前后两支,呈"Y"形紧贴前后包膜分布(图 4-23)。甲状腺下动脉自甲状颈干起源后上行,穿越颈总动脉后方,达到甲状腺中极后方,然后下行至甲状腺中下极。在此处下动脉分为上支和下支,上支供应甲状腺中下 1/3 腺体,下支供应气管、食管以及甲状旁腺等,上支显示较为清晰(图 4-24 至图 4-27)。

　　甲状腺静脉管径较动脉粗大,管壁菲薄,部分血管挤压容易塌陷。彩色多普勒显

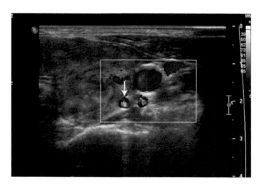

图 4-24　甲状腺下动脉短轴彩色多普勒显像。箭头所指为甲状腺下动脉,血流方向与颈总动脉相同。

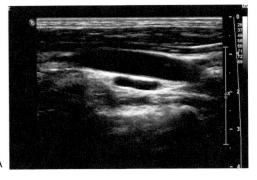
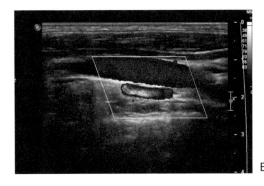

图 4-25 甲状腺下动脉(颈动脉后段)。(A)甲状腺下动脉长轴二维灰阶显像。(B)甲状腺下动脉长轴彩色多普勒显像。

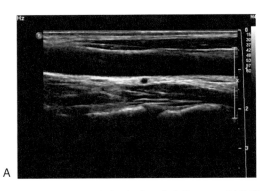
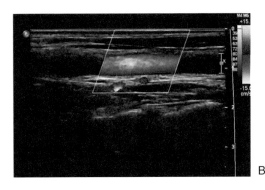

图 4-26 甲状腺下动脉(穿越颈动脉段)。(A)甲状腺下动脉短轴二维灰阶显像。(B)甲状腺下动脉短轴彩色多普勒显像。

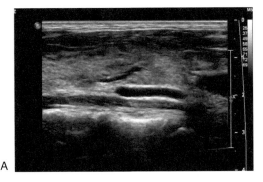
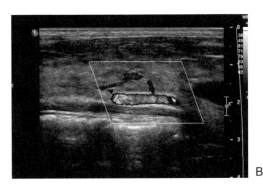

图 4-27 甲状腺下动脉(甲状腺后段)。(A)甲状腺下动脉长轴二维灰阶显像,沿甲状腺后方下行。(B)甲状腺下动脉长轴彩色多普勒显像。

示血流信号偏暗。甲状腺静脉可分为上、中、下三支。甲状腺上静脉和同名动脉伴行,正常情况均能显示(图 4-28)。甲状腺下静脉解剖位置比较固定,管径较粗,超声较易显示(图 4-29 至图 4-31)。多数甲状腺功能亢进患者及部分正常人群甲状腺中静脉可以显示。

脉冲多普勒测定甲状腺上动脉,其频谱

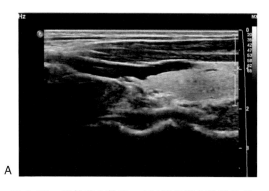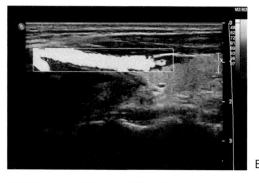

图 4-28 甲状腺上静脉。(A)甲状腺上静脉长轴二维灰阶显像。(B)甲状腺上静脉长轴能量多普勒显像。

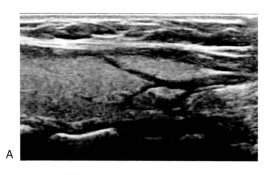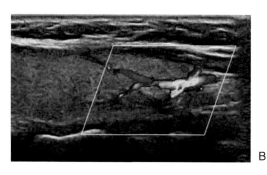

图 4-29 甲状腺下静脉。(A)甲状腺下静脉长轴二维灰阶显像。(B)甲状腺下静脉长轴彩色多普勒显像。

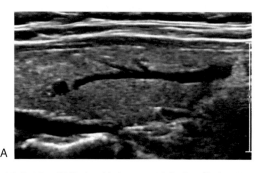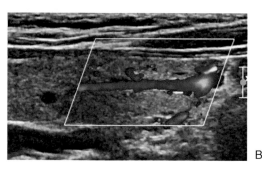

图 4-30 甲状腺下静脉。(A)甲状腺下静脉长轴二维灰阶显像。(B)甲状腺下静脉长轴彩色多普勒显像。

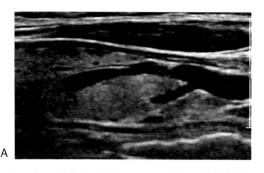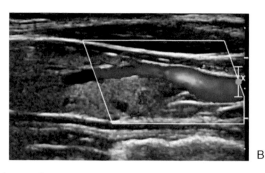

图 4-31 甲状腺下静脉。(A)甲状腺下静脉长轴二维灰阶显像。(B)甲状腺下静脉长轴彩色多普勒显像。

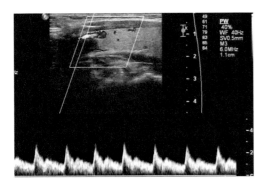

图 4-32　甲状腺上动脉频谱。

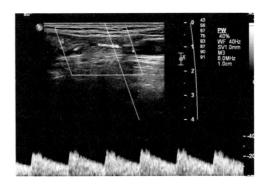

图 4-33　甲状腺下动脉频谱。

类似颈外动脉,呈三峰两谷型(图 4-32)。甲状腺下动脉呈单峰型,略有切迹。两者上升支陡直,下降支平缓(图 4-33)。

甲状腺测量值正常范围

甲状腺径线测量及体积计算的意义

甲状腺异常时,其径线和体积常发生变化。甲状腺径线及体积增大,可见于急性化脓性甲状腺炎、亚急性甲状腺炎急性发作期、桥本甲状腺炎、甲状腺功能亢进、甲状腺腺瘤囊变、结节性甲状腺肿、甲状腺淋巴瘤等疾病。甲状腺体积减小常见于亚急性甲状腺炎甲减期、桥本甲状腺炎甲减期、甲状腺功能减退等疾病。因此,甲状腺径线及体积的测量对临床诊断有一定参考意义。

动态观察测量值的变化有助于临床医师判断治疗疗效。例如,甲状腺功能亢进患者进行放射性 [131] 碘治疗 2~3 个月后,甲状腺体积逐渐减小,血清学指标逐渐降至正常。如果治疗无效,甲状腺体积并不减小,或者略有缩小后又反弹增大。

另外,超声测定甲状腺体积与 CT 测定甲状腺体积有良好的相关性。因此,超声测量甲状腺径线及体积可以作为临床治疗 Graves 病放射性 [131] 碘使用剂量的参考依据。

甲状腺测量值正常范围

很多研究对甲状腺正常值的报道各异,按照多数学者的参考值,我国成人甲状腺测量值正常范围如下:纵径为 45~60mm,前后径为 15~20mm,横径为 15~25mm,峡部厚为 2~6mm。左右侧叶体积有差异性,但差异无统计学意义。

甲状腺体积计算一般按照 $V=0.479\times$ 上下径 $\times$ 前后径 $\times$ 左右径,0.479(也有学者使用 0.524)是计算椭圆体的校正系数。如果峡部厚度不超过 10mm,一般不计入甲状腺体积。世界卫生组织曾给出正常甲状腺体积参考值,男性 7.7~25mL,女性 4.4~18mL。

新生儿甲状腺超声

目前新生儿先天性甲状腺功能减低在我国部分地区发病率较高。该病会严重影响患儿的体格及智力发育,我国已广泛开展对该疾病的筛查。

超声是一项诊断新生儿甲状腺疾病十分有效的技术。相对于放射性核素显像,其具有简单、快捷、无辐射、检查时间短等优点。新生儿甲状腺超声检查主要内容包含以下方面:

1.明确甲状腺解剖位置;

2.测量新生儿甲状腺径线,并计算体积;

3.观察甲状腺形态结构以及内部回声。

新生儿甲状腺解剖位置

正常新生儿甲状腺应与成人一样位于颈前区,气管两侧。如果甲状腺床区及颈部均未见正常腺体组织,应考虑先天性甲状腺缺如。在一项针对 1 112 748 例新生儿的筛查中,先天性甲状腺功能减退患儿 764 例,其中甲状腺先天缺如 9 例。双侧甲状腺缺如比较少见,单侧腺体缺如常见。如果在甲状腺床区以外的颈部区域发现甲状腺组织,则考虑异位甲状腺。

新生儿甲状腺测量

甲状腺大小因地域、年龄及性别不同而异。另外因为种族原因,国外统计资料与我国新生儿正常值可能有较大的差异。

国内学者按照 $V = 0.479 \times [(La \times Lb \times Lc) + (Ra \times Rb \times Rc)]$ 的公式计算了 100 例出生一个月内的新生儿甲状腺体积,结论如下:上下径为 10.0~21.0mm,左右径为 5.1~10.3mm,前后径为 4.2~8.7mm,单侧叶体积为 0.14~0.63mL,总体积为 0.64mL±0.21mL(不包含峡部)。

国外学者对出生一周的新生儿甲状腺大小进行研究,结论如下:上下径为 9~25mm,左右径为 5~14mm,前后径为 6~20mm,单侧叶体积为 0.3~1.7mL,总体积为 1.62mL±0.41mL(不包含峡部)。左、右叶体积差异无统计学意义。

也有研究结果显示,不同年龄段甲状腺体积如下:一个月以内的婴儿为 0.6 mL±0.2 mL,哺乳期幼儿为 1.1 mL±0.6 mL,学龄前儿童为 2.2 mL±1.3 mL,学龄期儿童为 3.0 mL±1.7 mL,青少年为 5.7 mL±3.1 mL。甲状腺体积随体表面积增加而增长,甲状腺体积的自然对数和体表面积的平方根成线性相关。

新生儿甲状腺形态及内部回声

新生儿甲状腺形态规则,包膜清晰。正常情况下,腺体中等回声,均匀致密。如果甲状腺先天性功能减低,部分患儿可以表现为回声减低,并且呈均匀性减低。

应用超声对正常新生儿进行测量,可以得出甲状腺各径线及体积的正常参考值,作为评价甲状腺发育状况的标准。同时对先天性甲状腺功能减低的患儿,可通过测量甲状腺径线及体积的变化来评估治疗的效果。

甲状腺常见先天性异常超声表现

先天性甲状腺缺如以及先天性甲状腺体积减小

先天性双侧甲状腺缺如成年人少见,多数患者在儿童期发病,因先天性甲状腺功能减低就诊而接受及时治疗。

单侧甲状腺缺如比较常见。患者甲状腺功能可以正常,而无任何不适,因其他原因接受超声检查时,偶然发现单侧甲状腺缺如,对侧甲状腺体积正常或轻度肿大。有统计发现,单侧甲状腺缺如多发生在左侧叶。

另外有一类先天性异常,双侧叶甲状腺均存在,只是单侧叶或双侧叶体积减小(图4-34)。同样,患者甲状腺功能可以处于正常范围。

异位甲状腺

异位甲状腺分 2 种类型:第一种为完全异位。甲状腺床无任何甲状腺组织,也称为迷走甲状腺。第二种除了具有异位甲状腺组织外,甲状腺床还有部分或大部分甲状腺组织,此类异位的甲状腺称为副甲状腺。

甲状腺组织在形成、发育的过程中起源自舌基底部,然后下落至喉水平以下,并且分为两叶,中间由峡部相连。如果甲状腺下降受阻就无法到达正常的生理解剖位置,并形成分叶。甲状腺全部不能正常下降而留于舌盲孔或颈上部时,就形成迷走甲状腺;甲状腺下

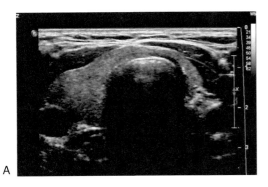
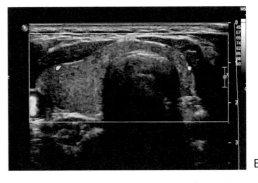

图 4-34　先天性甲状腺体积减小。(A)二维灰阶显像,左叶甲状腺体积减小。(B)彩色多普勒显像。

降不全而残留部分于舌盲孔或颈上部时,则为副甲状腺。

异位甲状腺好发于女性,男女之比为1:4。受内分泌影响,异位腺体多在青春期或妊娠期迅速肿大。超声检查发现,迷走甲状腺患者甲状腺床组织回声缺如,而在甲状软骨水平或颌下会探及类甲状腺回声团块,不分叶(图4-35 和图 4-36)。在副甲状腺患者除了可发现类甲状腺回声外,在甲状腺床还可探及正常组织回声,体积正常或偏小。对于此类患者,如果仅仅通过触诊,会误以为是颈部异常

肿块,如甲状舌骨囊肿或皮样囊肿等,而行手术切除,造成甲状腺功能减退。

同样,甲状腺组织可能向下落入上纵隔,形成胸骨后甲状腺。超声很难显示腺体全貌。如果就诊者过度仰伸颈部,并做吞咽动作,可能会显示甲状腺上极一部分。核素扫描能够证实上纵隔肿块为胸骨后甲状腺。

临床上,70%的异位甲状腺属迷走甲状腺,仅约30%为副甲状腺。除超声检查外,还应行甲状腺功能检查,包括甲状腺吸碘率,血清 T3、T4 测定等。

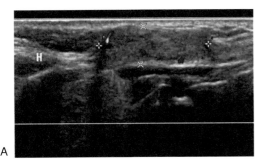
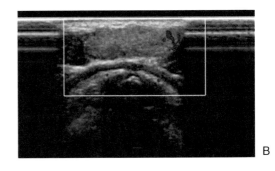
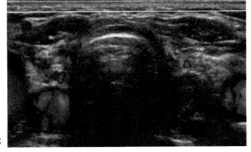

图 4-35　迷走甲状腺。(A)腺体纵断面,形态规则,边界清晰,内部回声欠均匀。彩色多普勒显示周边少量血流。H,舌骨。(B)腺体横断面。(C)甲状腺床区未见正常腺体组织。

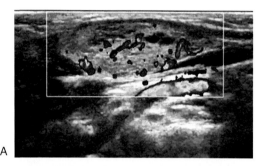
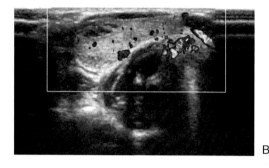
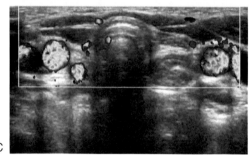

图 4-36 迷走甲状腺。(A)腺体纵断面,平甲状软骨水平,彩色多普勒显示短条状血流。(B)腺体横断面,中线偏右。(C)甲状腺床区未见正常腺体组织。

参考文献

1. AIUM Practice Guideline for the performance of thyroid and parathyroid ultrasound examination. J Ultrasound Med, 2003, 22:1126-1130.

2. 何钊群,赵亚平,张庆. Ultrasonography on thyroid volume of normative neonate. 中国医学影像技术, 2010, 26(2):396.

3. Perry RJ, Hollman AS, Wood AM, et al. Ultrasound of the thyroid gland in the newborn: normative data. Arch Dis Child Fetal Neonatal Ed, 2002, 87:209-211.

4. Baskin HJ, Duick DS, Levine RA, et al. Thyroid ultrasound and ultrasound-guided FNA. Second Edition. 2008, 45-61.

5. Kharchenko VP, Kotlyarov PM, Mogutov MS, et al. Ultrasound diagnostics of thyroid diseases. Berlin/Heidelberg:Springer, 2010, 47-56.

6. Sheth S. Role of ultrasonography in thyroid disease. Otolaryngol Clin N Am, 2010, 43:239-255.

7. Laszlo H, Steen K. Ultrasonography in the evaluation of cold thyroid nodules. Eur J Endocr, 1998, 138:30-31.

8. 陈肖肖,杨茹莱,施玉华,等. 浙江省 1999-2004 年新生儿先天性甲状腺功能低下症筛查分析. 浙江大学学报(医学版), 2005, 34(4):304-307.

第 5 章

甲状腺结节超声征象指标

超声不仅描述甲状腺结节的大小和位置，同时还需要对结节的超声征象做出详尽描述。过去的十多年间，很多研究归纳总结了甲状腺结节的各种超声征象，并就其诊断价值进行评估。但是时间跨度较大，在此期间超声技术得到飞速发展，一些研究当时使用的是 7.5MHz 高频探头，而现在更多使用的是 10MHz、12MHz 或更高频率的探头，结节内部的细微结构得以更好地显示。因此，结节的超声征象指标需要不断进行补充和修正，并且对其诊断价值也要重新进行评估。

二维灰阶超声征象指标

部位

甲状腺结节可以出现在任何部位，多数结节分布区域无特异性。较大的单发结节可以占据整个甲状腺，多发结节也可以弥散性分布于甲状腺任何区域。

有文献报道，甲状腺髓样癌起源于滤泡旁细胞，而滤泡旁细胞较多聚集于上极区域，因此髓样癌结节大多位于甲状腺上极。根据笔者资料统计，位于上极的甲状腺髓样癌占总数的 16.1%（5/31 例），与其他组织类型的恶性肿瘤相比，差异无统计学意义。

一部分微小乳头状癌常位于甲状腺中极气管侧包膜附近（图 5-1），或者位于甲状腺中下极近峡部区域（图 5-2）。结节体积较小，

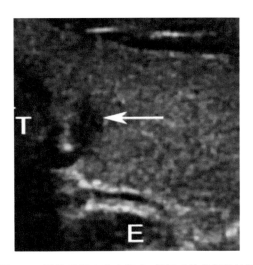

图 5-1　甲状腺微小乳头状癌。低回声结节紧贴气管侧包膜。T,气管;E,食管。

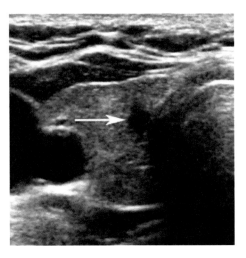

图 5-2　甲状腺微小乳头状癌。低回声结节位于右侧叶近峡部处,部分侵犯气管侧包膜。

并且边界不清晰,需要认真扫查避免漏诊。

大小

甲状腺结节的大小与其内部结构有关。结节内部发生出血囊变时,通常体积较大,形态饱满,甚至占据整个甲状腺(图5-3)。如果是实性结节,结节的大小往往和病程以及病理类型有关。病程较长的甲状腺良性结节或者恶性程度高、细胞增殖分裂快的甲状腺恶性结节体积较大,可以向甲状腺外膨胀性生长(图5-4)。笔者对甲状腺乳头状癌、滤泡性腺瘤和滤泡状癌的体积进行比较,发现乳头状癌的平均体积为4.9mL±0.5mL,滤泡性腺瘤为20.5mL±2.6mL,滤泡状癌为46.7mL±12.9mL,三者相比差异具有统计学意义(图5-5至图

5-7)。甲状腺淋巴瘤的体积也偏大。

动态观察结节的大小变化,对于甲状腺肿瘤的鉴别诊断有一定帮助。一部分甲状腺囊腺瘤发生退化,液化区域自行吸收,结节体积减小,回声降低,内部甚至机化出现高回声(图5-8)。

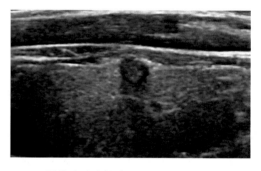

图5-5 甲状腺乳头状癌。微小乳头状癌,结节最大径线小于10mm。

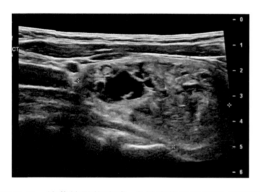

图5-3 结节性甲状腺肿。全景成像显示结节占满整个腺体,内部发生囊变。

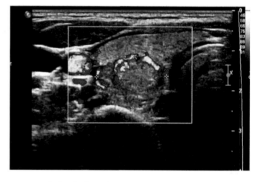

图5-6 甲状腺滤泡性腺瘤。彩色多普勒横断面显像,测量标记++之间为瘤体。

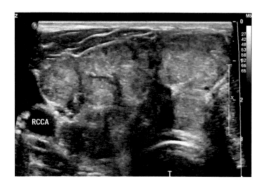

图5-4 甲状腺乳头状癌。结节占据整个右叶并向峡部延伸,内部呈团块样改变。RCCA,右侧颈总动脉;T,气管。

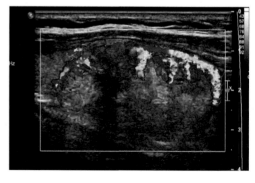

图5-7 甲状腺滤泡状癌。彩色多普勒纵断面显像,结节呈椭圆形,体积较大。

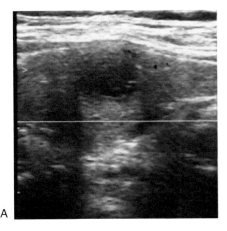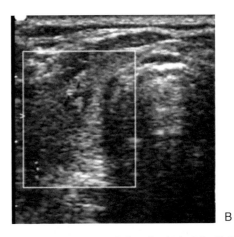

图 5-8　甲状腺囊腺瘤退化改变。(A)甲状腺囊腺瘤(右侧叶)。(B)7 个月后,腺瘤退化,囊液吸收,结节呈低回声,内部见不规则高回声。

这些结节二维灰阶表现与甲状腺乳头状癌十分相似,极易造成误诊。通过对比结节的结构和大小,就很容易确定低回声结节是囊腺瘤萎缩机化后改变。

回声

　　结节的回声是指结节和周围正常甲状腺组织相比的明亮度。决定结节回声的主要因素是其内部结构,不同类型的肿瘤因其病理构成不同导致物理界面有差异,最终反映到声像图不尽相同。如果以正常甲状腺组织回声作为参照,甲状腺结节的回声通常分为无回声、低回声、等回声及高回声(图 5-9)。甲状腺腺体回声偏低,多数情况下考虑是由于

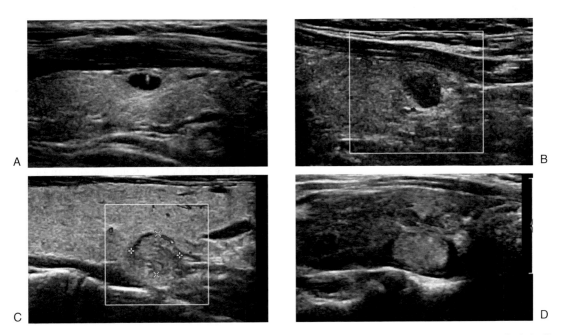

图 5-9　结节回声分类。(A)甲状腺滤泡囊肿,无回声。(B)甲状腺乳头状癌,低回声。(C)结节性甲状腺肿,等回声。(D)桥本甲状腺炎伴发结节,高回声。

炎症细胞浸润。如果甲状腺结节表现为低回声，首先应当考虑恶性肿瘤可能，其他还可能存在小滤泡结构或者炎症细胞浸润。

研究表明回声明显降低的结节中良性占5.6%，恶性占26.5%，而且以乳头状癌多见。原因在于乳头状癌肿瘤细胞核增大并且形态不规则，覆盖肿瘤性乳头，细胞核相互重叠，排列致密，加之间质纤维化后细胞成分减少，声波形成多界面反射的概率少，因此乳头状癌多表现为低回声（图5-10）。

尽管低回声和恶性肿瘤关系密切，但是有两个观点需要明确。其一，恶性肿瘤并非完全表现为低回声。滤泡性肿瘤，不管是滤泡性腺瘤或者滤泡状癌，形态学变化丰富，既包含分化良好的滤泡，也存在细胞成分丰富的实体性增殖，同时滤泡中富含大量胶质和微滤泡结构，彼此之间有较大声阻抗差，声束在肿瘤内部形成多界面反射，因而声像图表现为高回声或等回声（图5-11）。另外也有小部分乳头状癌结节因为纤维化成分少，以细胞结构为主，所以表现为等回声（图5-12）。其二，良性肿瘤也并非全部表现为等回声或高回声，一部分滤泡性腺瘤或者增生结节也可能表现为低回声。甲状腺梁状腺瘤类似甲状腺组织发生的早期阶段，也称为"胚胎型"腺瘤，肿瘤的构成以细胞为主，缺少胶质。而另外一些小滤泡性腺瘤，即"胎儿型"腺瘤，由小圆滤泡构成，胶质含量较其他组织类型少。上述类

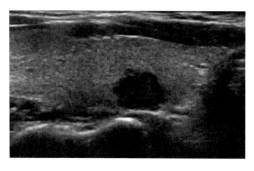

图5-10 甲状腺乳头状癌。低回声结节，与颈浅肌群回声相同。

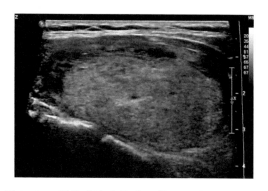

图5-11 甲状腺滤泡状癌。等回声结节外形呈椭圆形。

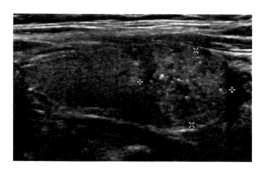

图5-12 甲状腺乳头状癌。等回声结节，内部见微小强回声，周边见低回声暗带。

型的滤泡性腺瘤由于界面反射少，超声也表现为低回声（图5-13）。

单纯以低回声作为恶性肿瘤的诊断标准，其阳性预测值较低，应当结合结节形态、边界以及是否存在微钙化等多项指标综合考虑分析。

甲状腺囊肿是一类少见疾病，单纯性的甲状腺囊肿更少，其内部应称为无回声（图5-14和图5-15）。一部分无回声结节内部出现微小强回声，后方伴有彗星尾征，彩色多普勒显像存在彩色闪烁伪像（图5-16）。具备这种声像特点的结节多被认为是充满胶质的良性结节，而彗星尾征及彩色闪烁伪像是由浓聚的胶质蛋白产生。有学者研究认为85%的胶质囊肿具备这种征象，其作为诊断良性结节的标准特异性高达100%。

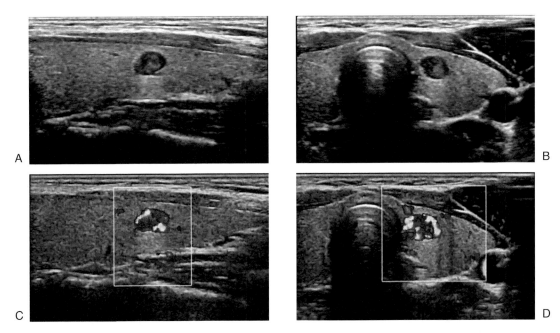

图 5-13　甲状腺滤泡性腺瘤。(A)二维灰阶纵断面显像,低回声结节形态规则,边界清晰。(B)二维灰阶横断面显像,结节回声与颈浅肌群回声相近。(C)彩色多普勒纵断面显像,内部血流信号丰富。(D)彩色多普勒横断面显像。

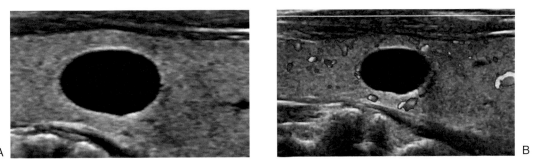

图 5-14　甲状腺囊肿。(A)二维灰阶纵断面显像,无回声结节,边界清晰,形态规则。(B)彩色多普勒纵断面显像,结节以周边血流为主。

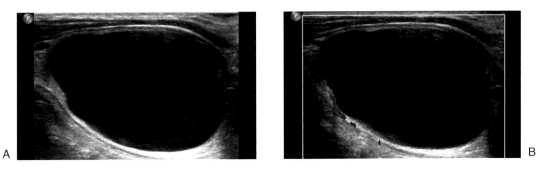

图 5-15　甲状腺囊肿。(A)二维灰阶纵断面显像。(B)彩色多普勒纵断面显像。

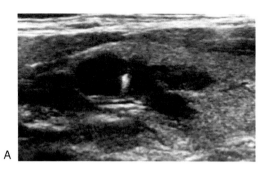
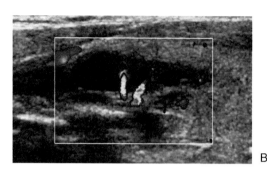

图 5-16　甲状腺增生结节。(A)二维灰阶纵断面显像,胶质凝聚依附于纤维分隔呈强回声,伴彗星尾征。(B)彩色多普勒纵断面显像,强回声后方伴有彩色闪烁伪像。

出现下列情况时,确定甲状腺结节回声比较困难。其一,甲状腺质地不均匀,例如甲状腺功能亢进或桥本甲状腺炎,腺体回声不均匀,呈弥漫性改变。失去正常参考标准,结节回声难以确定。有学者建议将结节回声与颈浅肌群回声进行对比参考,同样也将结节回声分为四级。但是由于颈浅肌群回声低于正常甲状腺组织回声,此时的低回声结节其回声将比以往更低。有研究表明,以此种方法定义的低回声作为诊断恶性肿瘤标准,特异性更高(94%)(图 5-17)。其二,当囊性部分超过 25% 时,结节回声也比较难以确定。如果囊性和实质部分境界清晰,很明显将以实质部分的回声作为结节的回声 (图 5-18)。如果囊性部分散于结节内部,与实质部分间隔分布,形成所谓"海绵样改变"或"蜂

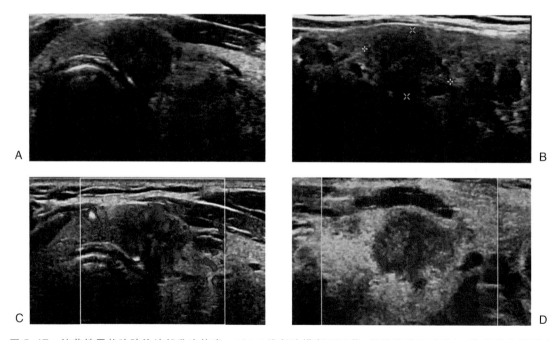

图 5-17　结节性甲状腺肿伴峡部乳头状癌。(A)二维灰阶横断面显像,甲状腺质地不均匀,弥散分布低回声结节,正常腺体较少。峡部乳头状癌回声与颈浅肌群回声相近。(B)二维灰阶纵断面显像,结节边界不清晰。(C)彩色多普勒横断面显像,峡部结节以周边血流为主。(D)弹性成像显示结节质地较硬。

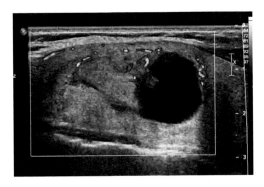

图 5-18　结节性甲状腺肿。结节囊性部分接近50%,实质部分与囊性部分境界清晰,结节定义为等回声。

窝样改变"时,结节回声也难以确定。但是研究表明具备这种改变的病灶多是良性增生性病变(图 5-19)。

结节的结构

　　按照结构,可以将结节分为囊性、实性和囊实混合性 3 类。完全囊性的结节是无回声的,其病理结果几乎全为良性结节或者胶质囊肿。一些囊性结节内部会出现微小强回声

伴彗星尾征的特征性表现,另外,一些囊性结节会被纤细的条索分隔成蜂窝样多房结构,这些征象都强烈提示结节为良性。Mayo 中心回顾分析了 360 例甲状腺癌超声征象,其中只有 2.5%的结节液化部分大于 50%,因此可以认为,内部液化的结节多数为良性。但是需要提醒的是,部分乳头状癌实质部分会出血或者退化囊变。结节表现为囊实混合性,实质部分形态不规则,呈乳头状突起,并且基底处较宽大。实质部分可能存在微钙化灶,有学者将此现象描述为"囊肿内部钙化结节征"。彩色多普勒显像可见条状血流由实质部分基底处通向乳头状突起,阻力指数较高(图 5-20)。这种囊性乳头状癌的发病率约为 3%,当混合性结节具备上述表现时,诊断医师应当提高警惕,可以在超声引导下对结节实质部分做细针穿刺抽吸检查,以明确诊断。

　　以往研究表明,结节内部无回声出现时,结节的恶性程度将会大大下降。但是很多学者尚未就混合性结节内部囊实部分存在的比例、实质部分存在的形态特点以及血流动力学指标等是否具有诊断意义达成共识。

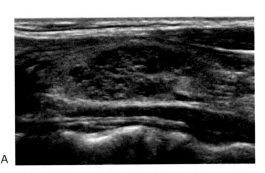

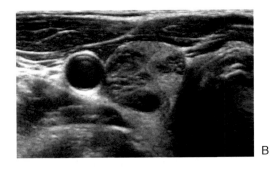

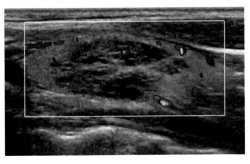

图 5-19　甲状腺增生结节。(A)二维灰阶纵断面显像,结节内部呈海绵样改变。(B)二维灰阶横断面显像。(C)彩色多普勒纵断面显像,结节周边及内部见少量短条状血流。

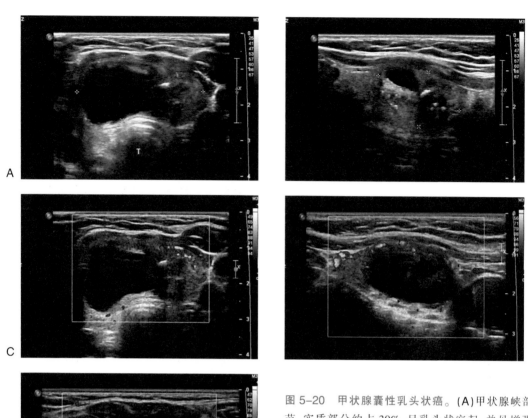

图5-20　甲状腺囊性乳头状癌。(A)甲状腺峡部结节,实质部分约占30%,呈乳头状突起,并见增强钙化灶。T,气管。(B)结节实质部分纵断面,见多发钙化灶。(C)彩色多普勒横断面显像,结节以周边血流为主。(D)彩色多普勒纵断面显像,短条状血流由外周通入实质部分。(E)横断面显像,测量标记++之间为颈部Ⅳ区转移淋巴结。LIJV,左侧颈内静脉;M,结节实质部分。

边界

　　边界是指结节与周围甲状腺组织的分界。研究表明,48.3%的甲状腺癌边界不清晰,具有同样表现的良性肿瘤只占8.2%。

　　探讨结节的边界首先要考虑结节与周围组织的回声对比。在正常的甲状腺背景下,即使是低回声或者稍低回声的结节,例如甲状腺增生结节或者甲状腺乳头状癌,边界都可能是清晰的(图5-21)。而等回声的良性结节,例如甲状腺滤泡性腺瘤,如果包膜(周边暗带)不明显,则结节边界不清晰。

此时可以运用彩色多普勒来帮助识别边界,结节周边的环状血流很容易勾勒出结节的边界(图5-22)。

　　如果甲状腺质地不均匀,例如弥漫性改变或者合并结节性甲状腺肿,在复杂的背景下,各种病理类型结节的边界都可能是不清晰的(图5-23)。

　　边界对甲状腺结节的鉴别诊断有一定价值。恶性肿瘤由于其特殊的生长方式,因此与周围甲状腺组织分界不清晰。良性肿瘤多数呈膨胀性生长,周围存在包膜,因此边界清晰光滑。但是结节性甲状腺肿作为良性病变,结

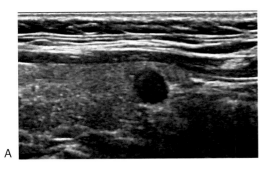
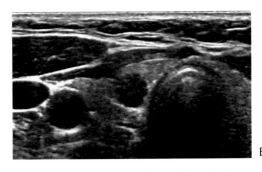

图 5-21　甲状腺乳头状癌。(A)二维灰阶纵断面显像,结节边界清晰。(B)二维灰阶横断面显像。

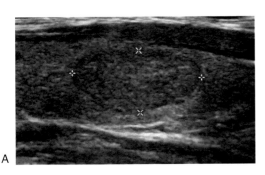
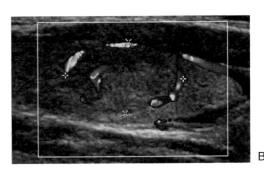

图 5-22　甲状腺滤泡性腺瘤。(A)二维灰阶纵断面显像,结节边界不清晰。(B)彩色多普勒纵断面显像,结节周边弧形血流有助于识别边界。

节周围因为没有包膜且融合生长,所以边界不清晰。有一些恶性肿瘤比较特殊,甲状腺滤泡状癌存在包膜,边界常常清晰。另外,从现有的资料分析,和乳头状癌相比,部分髓样癌结节的边界也比较清晰,其病理基础还有待进一步研究。

形态

　　结节根据形态可以分为规则形和不规则形。规则形又可以分为椭圆形或卵圆形、类圆形和站立形(图 5-24 至图 5-26)。以结节平行于甲状腺长轴的径线作为上下径,以结节垂

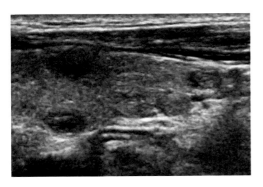

图 5-23　结节性甲状腺肿。结节边界不清晰。

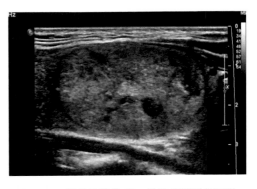

图 5-24　甲状腺滤泡瘤。结节外形呈椭圆形。

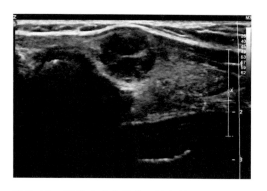

图 5-25 甲状腺乳头状癌。结节外形呈类圆形。

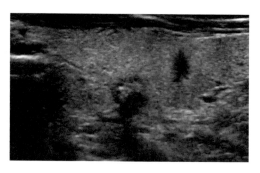

图 5-26 甲状腺乳头状癌。两个结节外形均呈站立形。

直于甲状腺长轴的径线作为前后径。结节上下径与前后径比值为 1.5~2,可称为椭圆形或卵圆形;比值接近 1,可称为类圆形;比值小于 1,称为站立形。不规则形可以分为分叶形和毛刺形。

多数良性结节表现为规则形,也有部分包膜型乳头状癌和滤泡状癌外形规则(图 5-27)。特别是滤泡状癌,结节多表现为卵圆形。

有学者报道将结节上下径与前后径比值小于 1 作为诊断恶性肿瘤的指标,有较高的特异性(91.4%),特别是微小乳头状癌(图 5-28)。Alexander 假想认为恶性肿瘤倾向于组织位面交叉生长来获取球面外形,以便于供氧最大化。因为在相同体积情况下,球形能使表面积最大化,这样肿瘤细胞能够接受较多的营养供应。笔者研究认为上下径与前后径比值小于 1 对乳头状癌有较高的预测价值,对于其他组织类型恶性肿瘤的诊断价值有待进一步研究。

多数恶性结节和部分结节性甲状腺肿表现为不规则形(图 5-29)。乳头状癌和未分化癌还可以呈现分叶形以及毛刺形突起样结构(图 5-30)。

周边暗带

周边暗带是包绕结节的环状回声缺失结构,一般认为暗带由以下几部分组成:周边挤压的血管;包膜处受压萎缩的甲状腺组织;周围组织炎性渗出或与周围甲状腺组织的粘连。

根据周边暗带的完整度可以分为完整性暗带和非完整性暗带(图 5-31 和图 5-32)。根据暗带的均匀性可以分为均匀性暗带和非均

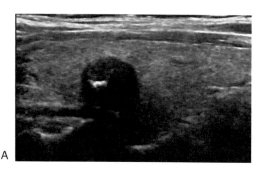

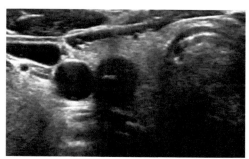

图 5-27 甲状腺乳头状癌。(A)二维灰阶纵断面显像,结节外形规则,呈椭圆形,内部见钙化灶。(B)二维灰阶横断面显像。

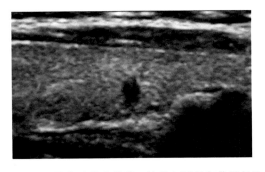

图 5-28　甲状腺乳头状癌。结节上下径与前后径比值=0.57。

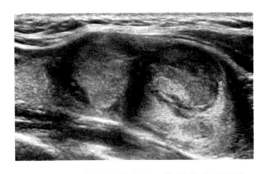

图 5-29　结节性甲状腺肿。结节外形不规则。

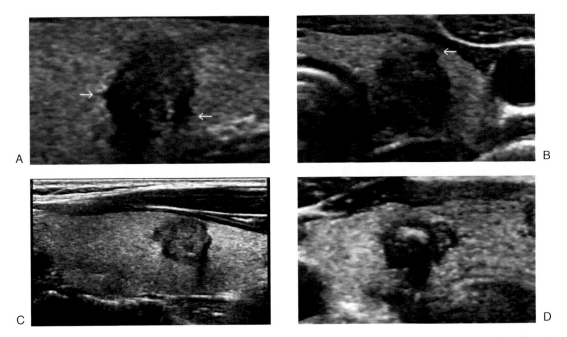

图 5-30　甲状腺乳头状癌。(A)二维灰阶纵断面,箭头所示为毛刺。(B)二维灰阶横断面,箭头所示为毛刺。(C)二维灰阶纵断面,结节呈分叶状。(D)二维灰阶横断面,结节呈分叶状。

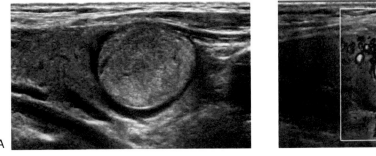

图 5-31　甲状腺腺瘤。(A)二维灰阶显像显示结节周边完整暗带。(B)能量多普勒显像显示暗带由完整血管环绕组成。

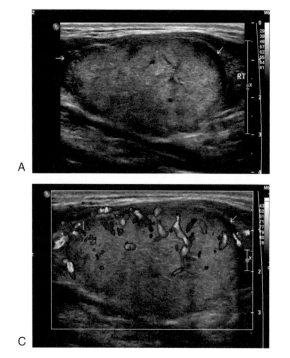

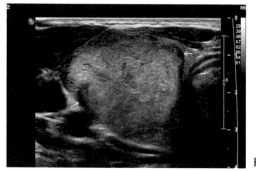

图 5-32 甲状腺滤泡癌。(A)二维灰阶纵断面显像,箭头所示为非完整性暗带。RT,右叶甲状腺。(B)二维灰阶横断面显像,暗带呈非完整性。(C)彩色多普勒纵断面显像,箭头所示暗带非血管组成。

匀性暗带(图 5-33 和图 5-34)。多数学者认为腺瘤暗带的产生是由于肿块与正常组织之间存在病理组织过渡层,如果过渡层内相邻

成分声阻抗差很小,超声就不会发生反射和散射,于是出现均匀纤薄的暗环。

病理显示滤泡状癌存在包膜,局部癌细

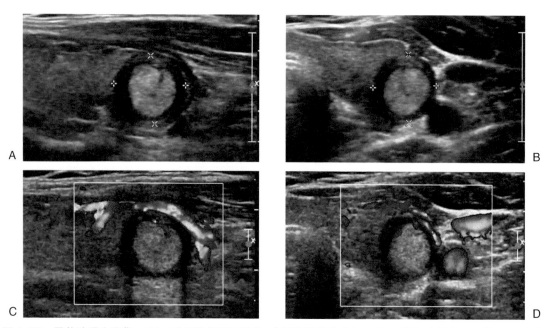

图 5-33 甲状腺增生结节。(A)二维灰阶纵断面显像,暗带宽窄基本均匀。(B)二维灰阶横断面显像。(C)彩色多普勒纵断面显像,暗带非血管组成。(D)彩色多普勒横断面显像。

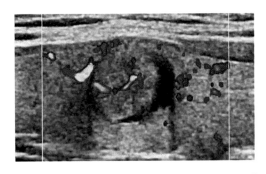

图 5-34　结节性甲状腺肿。彩色多普勒纵断面显像，暗带宽窄不等。

胞反复突破包膜，然后纤维组织覆盖，此过程重复进行，当癌细胞突入周围正常组织较深时，声像图出现厚度不一的暗环或局部暗带，甚至可呈毛刺样突起。乳头状癌虽然没有包膜，但其呈浸润性生长，向周围组织的侵犯会造成周围不规则暗带的产生。因此这两类恶性肿瘤会存在非完整性、非均匀性暗带，并且彩色多普勒显示暗带并非由血管组成(图 5-35)。此类暗带诊断恶性肿瘤的特异性极高，但是敏感性却很低。

钙化

　　形成钙化的原因可能有 3 方面，第一是由于血供不足，营养不良造成；第二是感染或者炎症后留下的痕迹；第三就是肿瘤发展过程中组织代谢的结果。30%的甲状腺结节会

出现钙化。

　　根据钙化的大小以及分布特点，可以将其分为以下几种：

　　1.微钙化，是指直径小于 2mm 的强回声，无声影。这些微钙化多是沙砾体的聚合。微钙化作为诊断甲状腺恶性肿瘤的指标特异性较高，超过 50%以上的乳头状癌结节内部可以发现微钙化(图 5-36 和图 5-37)。

　　2.粗糙钙化，是指直径大于 2mm，后方伴有声影的强回声斑块。良、恶性肿瘤均可呈现，多发生在纤维化或组织退化部位(图 5-38)。一般认为粗糙钙化在良性肿瘤出现的概率比较高，一旦这些粗糙钙化合并微钙化一起出现，应该注意肿瘤恶变的可能。另外需要鉴别的是，一些直径大于 2mm 的所谓"粗糙钙化"，其实是一些微钙化聚集而成的，强回声之间有清晰境界，此时这种钙化应当界定为微钙化(图 5-39 和图 5-40)。

　　3.周边钙化，又称蛋壳样钙化，是指位于肿瘤边缘的钙化，根据覆盖的范围，进一步分为弧形钙化或者环状钙化(图 5-41 至图 5-43)。多数学者认为此类钙化继发于组织坏死，以碎片状或者颗粒状沉积于纤维组织内，是良性的象征。也有学者认为周边完整的钙化带一旦中断，可能提示肿瘤由此向外突破浸润，应注意恶变可能。

　　另外有一种钙化形式是钙化灶。此类钙

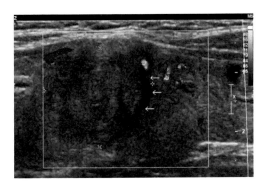

图 5-35　甲状腺乳头状癌。结节周边见宽窄不等暗带，非血管组成。

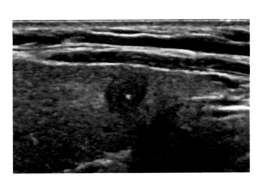

图 5-36　甲状腺乳头状癌。

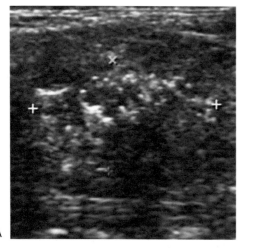
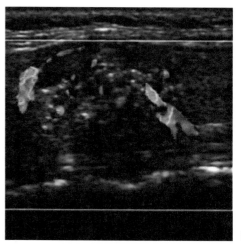

图 5-37 甲状腺乳头状癌。(A)二维灰阶显像,内部多发微钙化。(B)彩色多普勒显像。

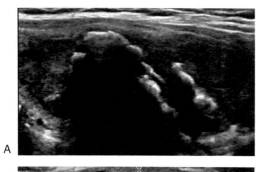
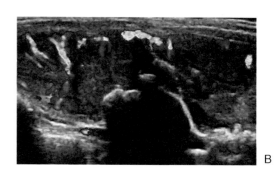

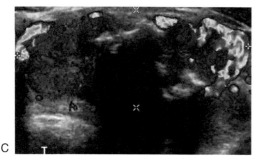

图 5-38 结节性甲状腺肿。(A)二维灰阶纵断面显像。(B)彩色多普勒纵断面显像。(C)彩色多普勒横断面显像。T,气管。

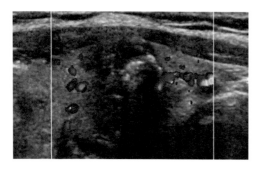
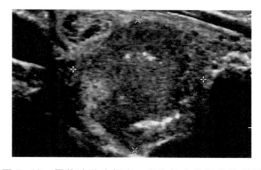

图 5-39 甲状腺乳头状癌。多发细小微钙化聚集成堆,外形酷似粗大钙化。

图 5-40 甲状腺乳头状癌。多发细小微钙化排列呈弧形钙化。

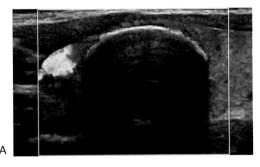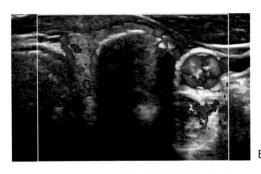

图 5-41　结节性甲状腺肿。(**A**)彩色多普勒纵断面显像,弧形钙化。(**B**)彩色多普勒横断面显像。

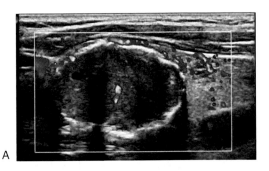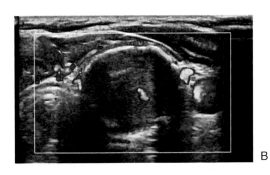

图 5-42　桥本甲状腺炎伴结节。(**A**)二维灰阶纵断面显像,环状钙化。(**B**)二维灰阶横断面显像。

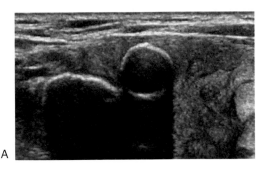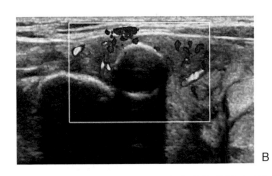

图 5-43　结节性甲状腺肿。(**A**)二维灰阶纵断面显像,环状钙化与弧形钙化并存。(**B**)彩色多普勒纵断面显像。

化不与甲状腺结节共同出现而独立存在,可见于均质甲状腺、甲状腺弥漫性病变或者结节性甲状腺肿等疾病(图 5-44)。此类钙化灶考虑是由于营养不良造成或是炎症产物,一般为良性征象。

　　钙化是甲状腺肿瘤鉴别诊断的重要指标,但是钙化可以出现在任何类型的甲状腺疾病中,因此辨别钙化的类型才有助于鉴别诊断。研究认为微钙化作为甲状腺恶性肿瘤诊断的独立风险因素,特异性并不是很高。只有出现在低回声实质结节内部的微钙化才有较高的诊断价值,如果合并出现结节形态不规则,周边有不规则暗带等征象,则诊断价值更高。

　　由于设备分辨率有差异,且诊断医师的认知能力不同,很多结节内部的微小强回声

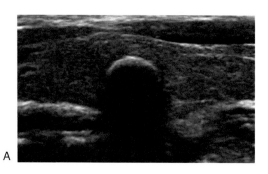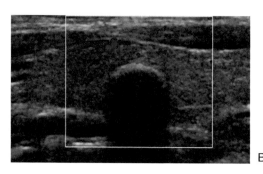

图 5-44 甲状腺钙化灶。(A)二维灰阶纵断面显像。(B)彩色多普勒纵断面显像。

被误判为微钙化。一类是胶质凝聚,这部分强回声多出现在囊实混合性结节内。强回声本体位于囊壁或者纤维分隔上,而其后方的彗星尾征则出现在无回声部分,这是良性征象。另一类是结节内部的管腔纤维钙化。局部的血管壁或者实质分隔有钙质成分堆积也表现为强回声,很容易与微钙化混淆。此时可以使用局部放大功能,放大图像,部分病例可以显示为"平行管征"(图5-45)。此外使用旋转扫查法或者十字交叉扫查法,可以发现强回声能够拉长,由此可以排除微钙化。

粗糙钙化多见于良性病变,并不代表甲状腺恶性肿瘤不出现粗糙钙化。在一部分乳头癌以及髓样癌结节内会出现粗糙钙化,甚至极少部分滤泡状癌也会出现粗糙钙化。最近也有甲状腺恶性肿瘤出现环状钙化的病理个例报道。因此,甲状腺恶性肿瘤可能存在

各种类型的钙化。

彩色多普勒超声征象指标

结节血流分布

根据血流显示的部位,一般将甲状腺结节的血流分布形式分为4类:(1)无血流分布;(2)血流主要分布在周边,内部无血流或极少量血流分布;(3)周边及内部均有血流分布;(4)只有内部血流分布,周边无血流分布或血流分布稀少(图5-46至图5-49)。

也有学者将结节血流丰富程度分为4级:一级血流丰富,结节周边血流呈环形;二级血流适度增加,结节内部见5~6个不同血管断面;三级乏血供,内部见2~3个不同血管断面;四级无血管分布(图5-50至图5-53)。

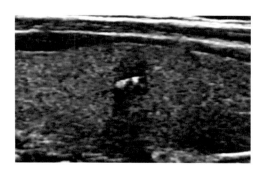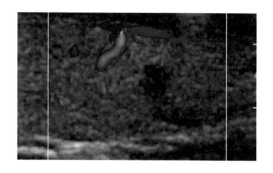

图 5-45 甲状腺退化结节(囊变机化萎缩)。结节内部见增强回声呈"平行管征"。

图 5-46 甲状腺乳头状癌。结节无血流分布。

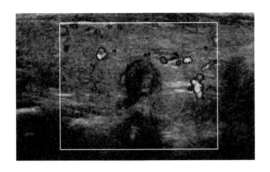

图 5-47　甲状腺乳头状癌。结节以周边血流为主。

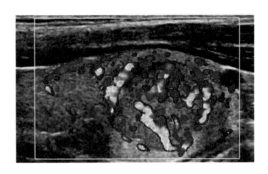

图 5-50　结节性甲状腺肿。结节血流丰富,周边呈环状。

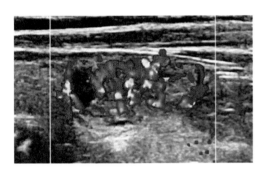

图 5-48　甲状腺乳头状癌。结节周边及内部均有血流分布。

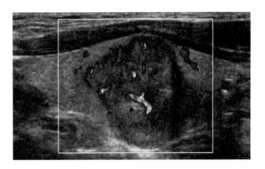

图 5-51　甲状腺乳头状癌。结节血流适度增加。

以往研究认为彩色多普勒在甲状腺结节的良恶性诊断中有较高的价值,很多研究对其预测价值进行了评估。有学者对 108 例核显像诊断为低功能甲状腺结节进行研究,最终结果经手术及 FNA 检查确认,彩色多普勒诊断 92 例为恶性,敏感性为 88.8%,特异性为 81.5%,阳性预测率为 83%,阴性预测率为 88%。

无血流分布的结节主要为增生性结节以及一部分微小乳头状癌。以往文献认为甲状腺恶性肿瘤血管分布比较丰富。作为甲状腺乳头状癌的特殊类型,微小癌通常是乏血供,甚至是无血供的。因此有学者认为甲状腺肿瘤的血流分布不仅仅与病理类型有关,同时也和肿瘤体积有关。另外结节血流显示也与

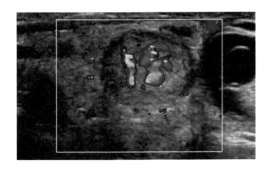

图 5-49　结节性甲状腺肿。结节以内部血流为主,周边血流稀少。

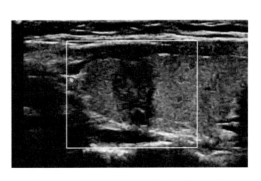

图 5-52　甲状腺乳头状癌。结节乏血供。

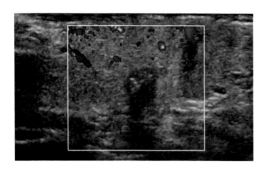

图 5-53 甲状腺乳头状癌。体积较大结节无血流分布。

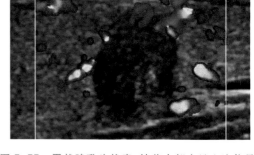

图 5-55 甲状腺乳头状癌。结节内部未见血流信号，以周边血流为主。

超声设备性能有关，高档超声设备往往对低流速的微小血管比较敏感，而这部分微小血管可能在低档设备就无法显示。

甲状腺囊肿以及大部分囊腺瘤结节表现为周边血流信号，内部实质部分血流分布少（图 5-54）。腺瘤萎缩机化结节和一部分甲状腺乳头状癌由于内部纤维化严重，也以周边血流信号为主，内部极少见血流分布（图 5-55）。

混合型血流分布可见于各型甲状腺结节。

以往文献均认为中央型血流分布有助于甲状腺恶性肿瘤的诊断，一项研究对 494 例直径为 8~15mm 的甲状腺结节彩色多普勒进行分析，74% 的恶性肿瘤呈现中央型血流分布，该研究认为此征象是诊断恶性肿瘤的独立风险因素。一些学者研究后认为，滤泡性肿瘤的血流分布形态可以成为

超声诊断滤泡性肿瘤为数不多的有效手段之一。日本学者将滤泡性肿瘤的结节血流分布分成 4 级：一级没有血流信号；二级只有周边血流信号，没有内部血流；三级中央低速血流；四级结节血流丰富。腺瘤样结节多呈现一、二级血流，没有四级血流分布。66% 的滤泡性腺瘤呈现一、二级血流，其余表现为三、四级血流。86.4% 的滤泡状癌显示三、四级血流，诊断敏感性为 86%，特异性为 85%，准确率为 81%。De Nicola 也做过类似研究，只不过他把血流分布形态分为 5 级，结果基本相同。另外有学者对上述数据进行 Bayes 分析，内部血流稀少的结节中，恶性肿瘤只占 3%。血管分布丰富的滤泡性肿瘤可能为恶性肿瘤的概率接近 50%（图 5-56）。

另外还有学者提出一种血流分布形

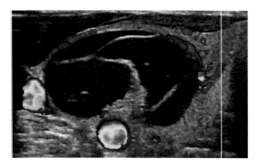

图 5-54 甲状腺囊腺瘤。周边血流为主，内部实质部分未见明显血流信号。

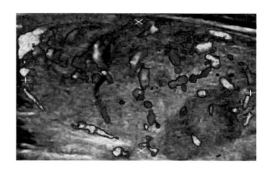

图 5-56 甲状腺滤泡状癌。结节血流呈混合型。

态,周边血管通过分支通入结节内部,并且认为此种分布形态对恶性肿瘤诊断有一定意义。

运用能量多普勒超声,将结节的血管分布形态分为 2 类:一类是中等血流均匀分布,血管内径基本正常(图 5-57);另一类血流丰富,无序分布,血管内径增粗(图 5-58),后者往往认为与恶性肿瘤有关。

血流参数

使用脉冲多普勒检查甲状腺结节,可以得到一系列血流参数,包括收缩期最高流速、舒张末期流速、阻力指数和搏动指数等,其中阻力指数(RI)对于甲状腺肿瘤的鉴别诊断意义较大。

一般认为结节内部血管的阻力指数大于0.70,提示恶性可能。结节周边血管不作为研究对象,主要是因为周边血流容易受正常组织挤压,引起假阳性,不具备参考意义。位于甲状腺浅表腺体的结节以及位于峡部的结节,测量时应注意不要挤压探头,否则很容易造成测量的假阳性。

一些恶性肿瘤的阻力指数达到 1.00,这主要是因为恶性肿瘤内部的新生血管或者动静脉瘘的管壁缺乏平滑肌层,弹性较差,舒张期不会出现正常血管所具备的舒张期低速血流(图 5-59)。

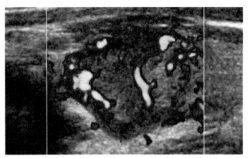

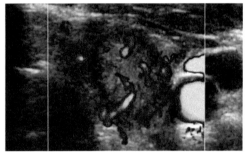

图 5-58 甲状腺乳头状癌。(A)能量多普勒纵断面显像,结节血流信号增多,分布杂乱。(B)横断面显像。

此外,有一些甲状腺良性结节,如非典型腺瘤,二维灰阶显示为等回声实质团块,彩色多普勒显示结节血管分布呈中央型(图 5-60),频谱测定阻力指数大于 0.80,这可能与结节内部血管扭曲有关(图 5-61)。笔者认为,结节血管阻力指数应与其他指标结合,才具有一定诊断价值。

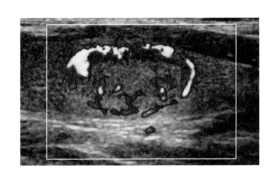

图 5-57 甲状腺增生结节。能量多普勒显示以周边血流为主。

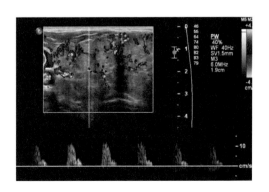

图 5-59 甲状腺乳头状癌。脉冲多普勒测定 RI=1.00。

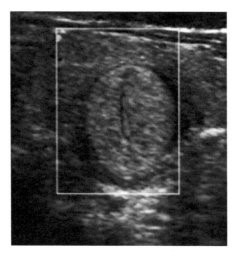

图 5-60　非典型腺瘤。彩色多普勒纵断面显像，等回声结节内部见条状血流。

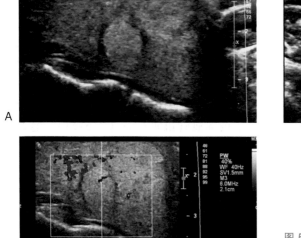

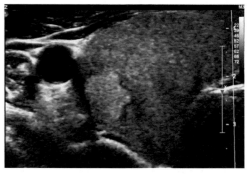

图 5-61　非典型腺瘤。(A)二维灰阶纵断面显像，等回声结节，形态不规则，边界不清晰，周边见不规则暗带。(B)二维灰阶横断面显像。(C)结节内部见短条状血流，脉冲多普勒测定阻力指数为 1.00。

参考文献

1. Wiyakawa M, Onoda N, Etoh M, et al. Diagnosis of thyroid follicular carcinoma by the vascular pattern and velocimetric parameters using high resolution piled and power ultrasonography. Endocrin J, 2005, 52:207–212.

2. Reading C, Charboneau J, Hay D, et al. Sonography of thyroid nodules : a "classic pattern" diagnostic approach. Ultrasound Q, 2005, 21:157–165.

3. Frates MC, Benson CB, Charboneau JW, et al. Management of thyroid nodules detected at US: society of radiologists in ultrasound consensus conference statement. Radiology , 2005, 237:794–800.

4. Rago T, Vitti P, Chiovato L, et al. Role of conventional ultrasonography and color flow-doppler sonography in predicting malignancy in 'cold' thyroid nodules. Eur J of Endocrinol , 1998, 138: 41–46.

5. Nariko O, Megumi M, Kazue O, et al. Ultrasonographic findings of papillary thyroid carcinoma with hashimoto's thyroiditis. Internal medicine, 2006, 11: 547–550.

6. Thieblemont C, Mayer A, Dumontet C, et al. Primary thyroid lymphoma is a heterogeneous disease. J Clin Endocrinol & Metab , 2002, 87:105–111.

7. Bogazzi F, Bartalena L, Brogioni S, et al. Thyroid vascularity and blood flow are not dependent on serum thyroid hormone levels: studies in vivo by color flow doppler sonography. Eur J Endocrinol, 1999, 140:452–456.

8. Jeh S K, Jung S L, Kim B S, et al. Evaluating the degree of conformity of papillary carcinoma and follicular carcinoma to the reported ultrasonographic findings of malignant thyroid tumor. Korean J Radiol, 2007, 8:192–197.

9. Ahuja A, Chick W, King W, et al. Clinical significance of the comet-tail artifact in thyroid ultrasound. J Clin Ultrasound , 1996, 24:129–133.

10. Hatabu H, Kasagi K, Yamamoto K, et al. Cystic papillary carcinoma of the thyroid gland: a new sonographic sign. Clin Radiol, 1991, 43:121–124.

11. Alexander EK, Marqusee E, Orcutt J, et al. Thyroid nodule shape and prediction of malignancy. Thyroid , 2004, 14:953–958.

12. Cerbone G, Spiezia S, Colao A, et al. Power Doppler improves the diagnostic accuracy of color Doppler ultrasonography in cold thyroid nodules: follow-up results. Horm Res, 1999, 52:19–24.

13. Kim EK, Park CS, Chung WY, et al. New sonographic criteria for recommending fine-needle aspiration biopsy of nonpalpable solid nodules of the thyroid. AJR Am J Roentgenol, 2002, 178:687–691.

14. Langer JE, Khan A, Nisenbaum HL, et al. Sonographic appearance of focal thyroiditis. AJR Am J Roentgenol, 2001, 176:751–754.

第 6 章

甲状腺炎症

甲状腺炎是一类因病毒或细菌感染、免疫、放射性损伤以及创伤等因素导致的以炎症为主要表现的甲状腺疾病总称。各类炎症病因不同,组织学特征也各异,临床表现及预后差异较大。

甲状腺炎可按照不同方法进行分类,如果按发病缓急可分为急性、亚急性及慢性甲状腺炎;如果按病因可分为感染性、自身免疫性及放射性甲状腺炎;如果按组织病理学可分为化脓性、肉芽肿性、淋巴细胞性及纤维性甲状腺炎。

急性化脓性甲状腺炎

急性化脓性甲状腺炎相对少见,女性发病率较高,大约是男性的 4 倍。

急性化脓性甲状腺炎大多是由于其他部位的感染(如皮肤脓肿、肺炎等)通过血液或淋巴结感染侵袭甲状腺所致。由于甲状腺单侧叶有独立的结缔组织包绕,因此炎症较少累及对侧。如果炎症广泛累及会破坏甲状腺组织,最终可能导致甲状腺功能减退。

病因

急性化脓性甲状腺炎的致病菌可以是金黄色葡萄球菌、溶血性链球菌及肺炎链球菌等,真菌或病毒感染比较少见。多数患者继发于口腔感染,如化脓性扁桃体炎等,或者由颈部软组织化脓性感染直接扩散导致。少部分患者继发于败血症或颈部开放性创伤。营养不良的婴儿、身体虚弱的老人、糖尿病患者或者免疫缺陷者是易感人群。

先天性梨状隐窝瘘管是引起儿童急性化脓性甲状腺炎的主要原因。在胚胎发育过程中,第三、四对咽囊通过管腔连接喉咽,此后逐渐退化,如果持续不闭就形成梨状隐窝瘘管。自第三对咽囊起源的瘘管开口于梨状隐窝底部,第四对咽囊起源的瘘管则开口于顶部。由于第四咽弓的不对称发育,瘘管以左侧多见。瘘管自梨状隐窝通过环甲肌向前、向下延伸至甲状腺周围间隙。梨状隐窝容易发生异物嵌顿,引发炎症,感染常累及甲状腺。

临床表现

急性化脓性甲状腺炎可发生于任何年龄,以女性多见。患者起病急,体温多高于39℃,有心悸、寒战。甲状腺肿大,表皮红热,触痛明显,甚至拒绝触摸,脓肿形成后会有波动感。颈部淋巴结肿大,吞咽时疼痛加剧。

如果炎症广泛累及腺体,滤泡破坏,大量甲状腺激素快速释放进入血液,可能引起短暂性甲状腺功能亢进。后期如果甲状腺发生不可逆破坏,将出现甲状腺功能减退症状。

甲状腺脓肿形成的包块可能压迫周围组织,如气管、食管或者神经等形成压迫症状。临床出现呼吸困难、进食困难、声音嘶哑、局部交感神经功能紊乱等表现。脓肿破溃后可以向周围脏器扩散，如气管、食管以及纵隔等，可引致颈内静脉血栓和气管穿孔等表现。感染经血液全身扩散，可造成脓毒症。

实验室检查

血常规检查，患者周围血白细胞总计数和中性粒细胞升高。红细胞沉降率(ESR)以及C反应蛋白(CRP)均增高。甲状腺功能表现各异，细菌感染的患者，甲状腺功能多数正常。真菌感染的患者，甲状腺功能多数偏低。甲状腺细胞破坏严重患者，可能出现功能亢进。如果穿刺抽吸患者颈部脓液进行细菌培养，革兰染色有助于确定感染细菌类型。

病理表现

镜下见显著中性粒细胞浸润，中性粒细胞数量取决于炎症程度及患者免疫功能。化脓菌引起的病例常见伴有微脓肿形成的坏死。

超声表现

大小和形态

发病早期，病灶多局限于单侧叶，如果治疗不及时，病灶可以累及对侧叶。病灶导致腺体充血肿胀，局部形态失常，甚至向表面突起，压迫颈部软组织。进入炎症中后期，随着水肿减轻，甲状腺体积可以恢复至正常。

回声和结构

炎症处于超急性期或急性期，尚未形成脓肿时，病灶多表现为低回声，形态不规则，边界不清晰。如果炎症严重，则整个单侧叶回声减低。

病程中后期，低回声或者无回声区的范围和结构都会发生变化。如果炎症加重，低回声区的范围会扩大，但是由于病灶与正常组织之间的过渡带水肿减轻，和急性期比较，病灶与正常组织之间的分界会变得更清晰（图6-1）。

伴随病程发展，低回声内部的结构也处在不断变化中。如果炎症进展，低回声内部会出现局灶性的极低回声，类似于颈浅肌群回声，其内可能存在细条状纤维结构，少数炎症内部见强回声气体反射（图6-2）。如果脓肿发生液化，无回声区内可见细小点状高回声随体位改变翻动。如果炎症得到控制，腺体的复旧以及纤维组织的增生会使低回声内出现不规则的等回声条索样结构并向低回声内延伸，两者相互呈犬牙状交错，难以辨识边界。少数患者还可能存在钙化球或钙化灶（图6-3）。

进入恢复期后，甲状腺内可见不规则低回声或者稍低回声，边界不清晰。部分患者甲状腺回声可以恢复至完全正常，多数腺体内存在斑驳样不规则低回声（图6-4）。

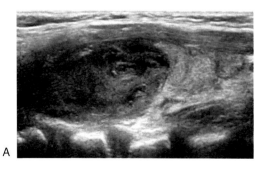
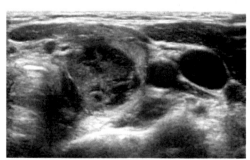

图6-1　急性化脓性甲状腺炎，男，10岁，发病第15天。(A)二维灰阶纵断面显像，左叶上极低回声，与正常组织分界较清晰。(B)二维灰阶横断面显像，低回声内部见不规则无回声。(待续)

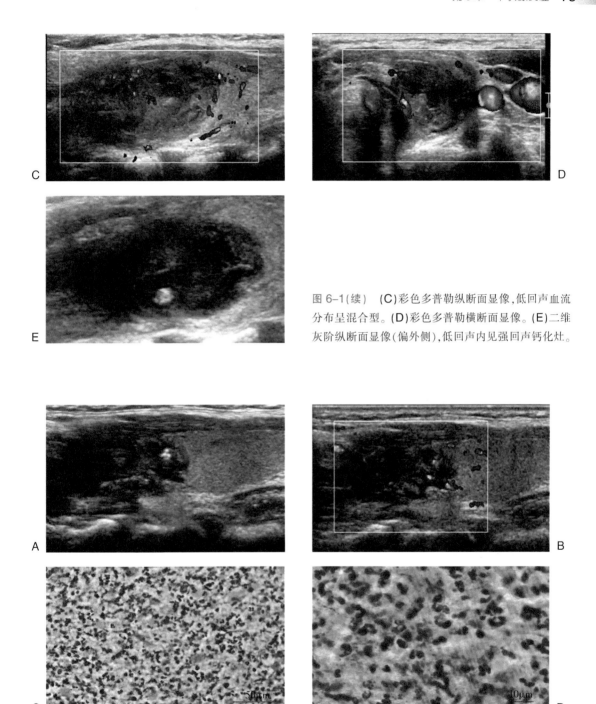

图 6-1(续)　(C)彩色多普勒纵断面显像,低回声血流分布呈混合型。(D)彩色多普勒横断面显像。(E)二维灰阶纵断面显像(偏外侧),低回声内见强回声钙化灶。

图 6-2　急性化脓性甲状腺炎。(A)二维灰阶纵断面显像,左叶上极低回声内见闪烁强回声。(B)彩色多普勒纵断面显像,低回声血流分布呈混合型。(C)低倍镜下见到显著急性炎症和坏死碎片,但缺乏滤泡细胞和胶质(涂片,HE 染色)。(D)高倍镜下表现。

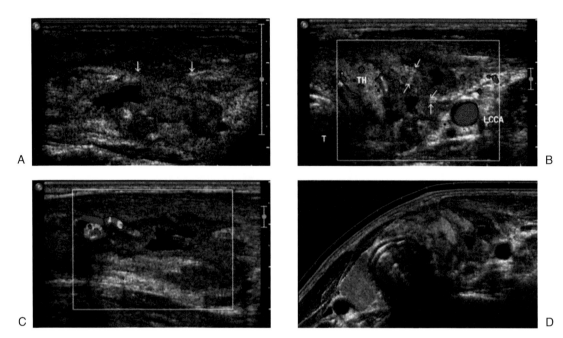

图 6-3 急性化脓性甲状腺炎。(A)二维灰阶纵断面显像,甲状腺内见不规则低回声及无回声,前包膜不完整,感染由破溃处延伸至颈部软组织,箭头所示甲状腺前包膜残端。(B)彩色多普勒横断面显像,感染由破溃处延伸至软组织,正常甲状腺组织血流增多。箭头所示甲状腺前包膜残端。T,气管;TH,甲状腺;LCCA,左侧颈总动脉。(C)彩色多普勒纵断面显像,炎症区域内部结构复杂,既存在液化还伴有钙化球。(D)宽景成像显示甲状腺化脓性炎症与周围组织关系,左侧颈总动脉向外移位。

与周围组织相互关系

炎症区域形态不规则,与正常甲状腺腺体分界不清,如病灶巨大,常压迫残余正常组织。

如脓肿破溃甲状腺包膜,病灶将侵犯至颈部软组织。由于结构疏松,炎症将很快蔓延至各层组织,导致皮下脂肪层以及颈浅肌群回声减低,分界不清晰,甚至无法辨认。扩散的病灶将压迫颈部气管、食管以及颈部血管等脏器组织,甚至使其发生移位。

彩色多普勒表现

脓肿未液化前,彩色多普勒显示低回声内血流稍丰富,这是由于炎症因子促使血管扩张导致。脓肿形成以及内部产生液化后,病灶以周边血流为主,仅仅在内部实质部分显示少量点或短条状血流,频谱以低阻动脉或静脉频谱为主,偶尔测及高阻力动脉频谱。

颈部淋巴结肿大

炎症常导致淋巴结肿大。淋巴结外形呈类圆形居多,边界清晰。门部结构多数存在,少数偏移或者消失。淋巴结实质回声不均匀,

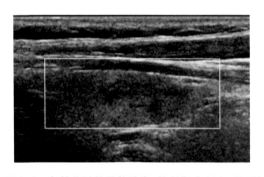

图 6-4 急性化脓性甲状腺炎。恢复期表现为不规则低回声,边界不清晰。

严重者可以出现无回声改变。彩色多普勒血流多数丰富，以中央型及混合型分布为主。

亚急性甲状腺炎

亚急性甲状腺炎,由 De Quervain 于 1904 年正式、详尽地对此病进行描述,又称为德奎尔甲状腺炎。此外按照不同的定义方式,亚急性甲状腺炎又可以称为病毒性甲状腺炎或肉芽肿性甲状腺炎。本病多起源自上呼吸道感染,以短暂疼痛的破坏性甲状腺组织损伤为特征。近年来发病率增高,临床表现也日趋复杂。本病容易复发,多数患者可痊愈。

病因及流行病学

病毒与多数亚急性甲状腺炎发病有关。在一些受炎症侵袭的甲状腺腺体内可以培养出腮腺炎病毒,另外部分患者的血液标本中也发现该病毒抗体。科萨奇病毒以及埃科病毒等也可能是本病的病原物。通过 HLA 研究发现亚急性甲状腺炎患者多具有病毒易感基因,故容易罹患此病。

也有学者认为本病属于自身免疫性疾病,但这一观点尚未被广泛接受。有文献报道 35%~40%的患者可检出抗甲状腺抗原抗体和抗微粒体抗体,虽然滴度不高,但是能说明在发病时存在暂时性的免疫系统功能异常。

亚急性甲状腺炎发病率为 0.16%~0.36%,好发年龄为 30~50 岁,女性多于男性,男女比为 1:5。以往文献认为本病有自限性,同时报道称本病有季节性发病倾向,还有地区性的集聚表现。

临床表现

患者多有上呼吸道感染症状,如咳嗽、流涕、咽部疼痛、肌肉疼痛。颈部甲状腺区骤发性疼痛,可向下颌角、耳后、枕后放射,严重者可向下颌角、耳后、枕后放射,严重者吞咽时疼痛加剧或头部活动受限。部分患者合并体温不同程度升高,起病 3~4 天到达高峰,最高温度一般不超过 40℃。少数症状不典型者仅表现为颈部酸胀不适或吞咽异物感。

甲状腺弥漫性或不对称性肿大,多数有结节感,触痛明显,无震颤及杂音。甲状腺区疼痛可由一侧向对侧转移。

部分患者在起病 7 天左右出现甲状腺功能亢进表现,包括心悸、多汗、怕热及手颤等。这些症状多是由于甲状腺滤泡上皮破坏,大量甲状腺激素释放进入血液,血清中 T3 和 T4 增高所致。如果滤泡上皮破坏,甲状腺摄碘能力下降,新的甲状腺激素无法合成,当原来储存的激素释放完毕,血液中的 T3、T4 就会低于正常,TSH 升高,患者则进入甲状腺功能减退期。如果治疗及时,甲状腺功能很快恢复正常,只有极少数患者最终发展为甲状腺功能减退。

文献统计 2%~4%的患者会出现复发,但是最近临床研究发现亚急性甲状腺炎复发率有增加趋势。

实验室检查

血液白细胞正常或偏高,血沉加快非常明显,C 反应蛋白(CRP)也会增高。

如果按照甲亢期、过渡期、甲减期和恢复期划分亚急性甲状腺炎病程,患者前两期放射性碘摄取率低于正常,甲亢期 T3、T4 明显增高,TSH 明显下降,过渡期 T3、T4 轻微增高,TSH 轻度下降。进入甲减期放射性碘摄取率会出现反跳。恢复阶段甲状腺功能在正常范围,放射性碘摄取率回落至正常或轻度增高。

病理表现

早期镜下表现为伴有上皮和胶质丧失的滤泡破坏,急、慢性炎症细胞充满残存的滤泡并蔓延至周围滤泡间。随着病程延续,形成上皮样和非上皮样巨噬细胞、多核巨细胞、淋巴细胞、浆细胞和程度不同的纤维化组成的慢性肉芽肿性炎症表现，境界清晰的肉芽肿或淋巴滤泡并不是亚急性肉芽肿性甲状腺炎的特征。疾病后期，纤维组织取代滤泡破坏的区域，修复性变化逐渐明显，随着时间推移，这些区域将复原为滤泡组织。如果炎症扩散，活动性炎症带和纤维化区域可以并存。

超声表现

大小和形态

患者腺体可呈对称性或非对称性肿大。非对称性肿大的腺体可达健侧腺体径线的1.5~2倍，多见前后径增大，形态饱满，这主要是由于甲状腺滤泡破坏，胶质释放，间质水肿导致（图6-5）。一些紧贴甲状腺前包膜的病灶会向浅表膨隆生长，造成甲状腺形态不规则，并挤压颈浅肌群。如病灶范围局限，则甲状腺体积正常，形态规则。

多数患者有效治疗1~2周后，甲状腺体积明显缩小。因此甲状腺体积变化可以作为临床治疗是否有效的评判依据。

回声、结构以及血流特点

有学者曾把亚急性甲状腺炎分为以下4型：急性发作型（54.8%）、缓慢进展型（28.2%）、临床甲亢型（14.6%）、假性结节增生型（2.4%）。如果按照甲状腺病程进展，可以将亚急性甲状腺炎分为4期：甲亢期、过渡期、甲减期、恢复期。

甲亢期可能持续2~6周，典型声像图可表现为以下2型。

1.局限性回声减少

腺体内散在片状低回声区，或类似无声区，形态不规则，边界欠清晰，无包膜或声晕，后方无增强效应，也无声衰减（图6-6和图6-7），其余甲状腺组织回声正常。

2.弥漫性回声减少

整个甲状腺腺体回声减少。偶尔可见小片状高回声组织镶嵌分布其中，呈"孤岛样"改变，这是少数未被炎症侵袭的正常组织（图6-8）。

临床以第一型表现多见，极少数患者初诊时超声就表现为第二型，这可能是由于炎症侵袭较为广泛的缘故。甲亢期由于大量滤泡上皮破坏，激素释放进入血液，导致临床出现甲状腺功能亢进症状。但是其超声表现却与甲亢截然不同，由于病变区炎症反应重，间质水肿明显，故血流分布常常稀少。彩色多普勒显像病灶内部多表现为乏血供或者少血供，病灶周围可见少量短条状彩色血流分布。由于病变区微小血管受水肿组织挤压，因此动脉频谱阻力指数却很高，部分甚至高达0.80以上（图6-9）。甲亢期的单发病灶，无论是二维声像表现还是彩色多普勒测定，都容易与甲状腺恶性肿瘤混淆，要结合病史仔细鉴别。

理论上4周后进入过渡期，此阶段超声表现多样化。如果临床误诊或治疗无效会导致炎症加剧，腺体内出现混合性低回声区，形态不规则，边界不清晰，内部见不规则实质回声及散在增强光点或条索，并与无回声区镶嵌分布。这是因为部分区域炎症改善，部分区域炎症持续甚至加重，因而回声不一，并且结构混乱（图6-10）。此时超声表现需要与化脓性甲状腺炎进行鉴别诊断，超声引导下FNA

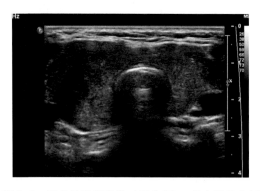

图6-5　亚急性甲状腺炎（甲亢期）。炎症累及右侧叶，右侧叶前后径增大、饱满。

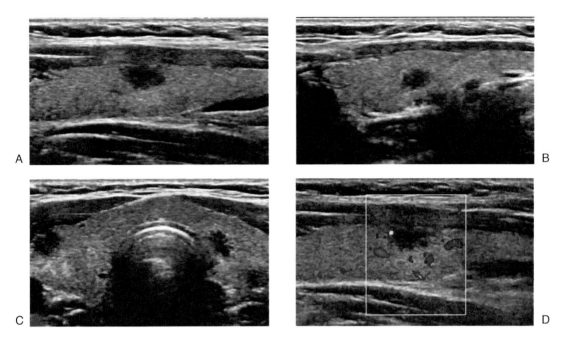

图 6-6　亚急性甲状腺炎(甲亢期,发病第 6 天)。(**A**)二维灰阶纵断面显像,右侧叶局限性病灶,边界模糊,未突破甲状腺前包膜。(**B**)二维灰阶纵断面显像,左侧叶局限性病灶。(**C**)二维灰阶横断面显像,左右叶各有一个病灶。(**D**)彩色多普勒纵断面显像,右侧叶病灶血流分布呈周边型。

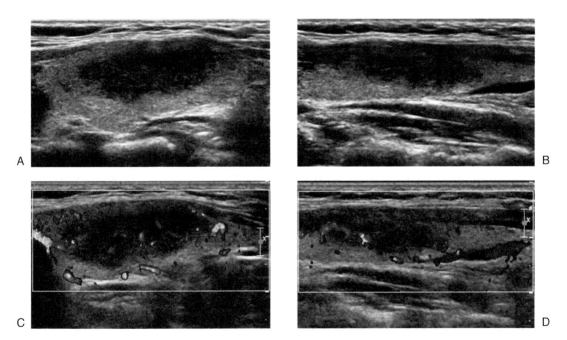

图 6-7　亚急性甲状腺炎(甲亢期,发病第 3 天)。(**A**)二维灰阶纵断面显像,左侧叶局限性病灶,周围组织回声正常。(**B**)二维灰阶纵断面显像,右侧叶局限性病灶。(**C**)彩色多普勒纵断面显像,左侧叶病灶内部及周边血流较丰富。(**D**)彩色多普勒纵断面显像,右侧叶病灶。

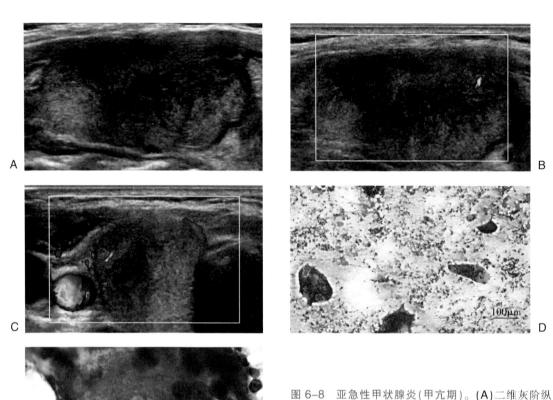

图 6-8　亚急性甲状腺炎(甲亢期)。(A)二维灰阶纵断面显像,病灶累及广泛,仅见少量正常组织,甲状腺形态饱满。(B)彩色多普勒纵断面显像,血流稀少。(C)彩色多普勒横断面显像。(D)低倍镜下标本中的多核巨细胞,周围包绕大量炎症细胞碎片(涂片,HE染色)。(E)高倍镜下表现。

检查有助于确立诊断。

2~4 个月后部分患者可能进入甲减期。超声表现为局限性或弥漫性回声减少,腺体彩色血流稀少。部分患者因 T3、T4 降低,TSH 持续增高而刺激甲状腺腺内血流增加(图 6-11)。

恢复期病灶边界较之前更加模糊,回声逐渐升高,接近正常腺体或者同侧正常涎腺回声(图 6-12),彩色多普勒血流分布与正常腺体组织相同。部分患者由于炎症造成腺体组织不可逆破坏,炎症痊愈后,仍存在不规则低回声区或者纤维化引起的高回声条索。

亚急性甲状腺炎极易复发,初发病灶痊愈,低回声消失,再发病灶出现后,表现为与初发完全不同部位和范围的低回声,具有所谓"游走性"或"爬行性"特点。在亚急性甲状腺炎治疗过程中,实验室指标很容易在病情稳定期就恢复正常,而超声征象却能更好地反映炎症恢复的实际情况。因此,临床应当以低回声数目和范围的变化作为糖皮质激素减量和撤停的指标。

与周围组织关系

如果病灶比较局限,且不侵犯甲状腺前包膜,将不会与颈浅肌群发生粘连。患者做吞咽运动,甲状腺与颈浅肌群仍有相对运动。炎症发展,突破甲状腺前包膜侵犯颈浅肌群后,

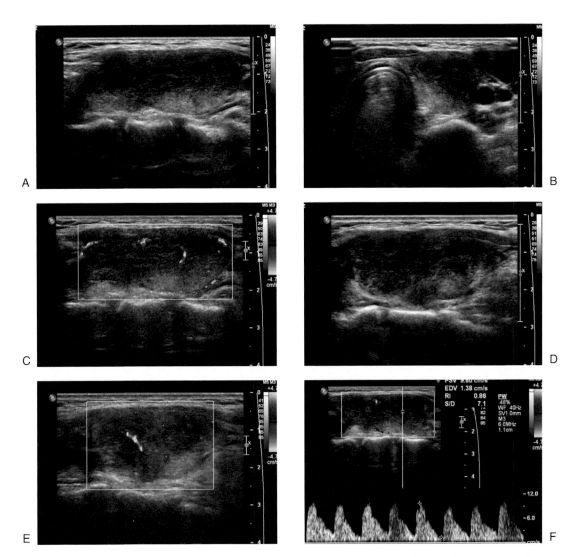

图 6-9 亚急性甲状腺炎(甲亢期)。(**A**)二维灰阶纵断面显像,左侧叶病灶广泛,仅后包膜见少量正常组织。(**B**)二维灰阶横断面显像,左侧叶病灶与颈浅肌群分界不清晰。(**C**)彩色多普勒横断面显像,左侧叶病灶内部及周边少量短条状血流。(**D**)二维灰阶纵断面显像,右侧叶病灶。(**E**)彩色多普勒纵断面显像,右侧叶病灶。(**F**)频谱测定,病灶内部血流阻力指数达 0.86。

甲状腺与颈浅肌群的间隙消失,相对运动减弱(图 6-13)。

颈部淋巴结肿大

患者常伴有颈部淋巴结肿大,以Ⅳ区和Ⅵ区多见(图 6-14 和图 6-15)。淋巴结形态呈椭圆形或扁长形,少数呈类圆形,边界清晰。淋巴结内门部结构清晰,无偏心或移位生长现象,皮质回声多数均匀。彩色多普勒以中央型血流分布为主。

此外还有一种特殊类型的亚急性甲状腺炎,称为假性结节增生型。"结节样"表现往往出现在患者治疗过程中,而非最初发病时。超声检查发现炎症区域内存在结节样病灶,可以分辨病灶与炎症之间的境界,但不清晰,周边无"晕圈",立体感不强。随访发现,伴随治

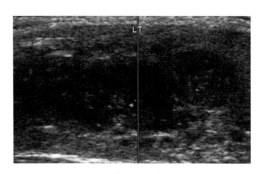

图 6-10 亚急性甲状腺炎(过渡期)。炎症区域边界不清晰,内部结构混乱,低回声内部见不规则等回声及稍高回声。

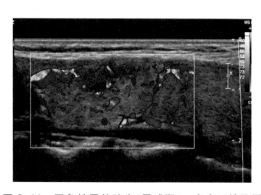

图 6-11 亚急性甲状腺炎(甲减期)。炎症区域及周围腺体血流增多。

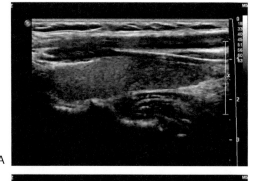

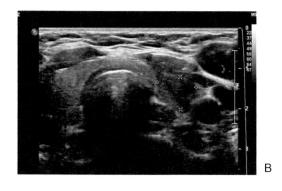

图 6-12 亚急性甲状腺炎(恢复期)。(A)二维灰阶纵断面显像,左叶下极病灶呈稍低回声。(B)二维灰阶横断面显像。(C)彩色多普勒纵断面显像,炎症区域未见血流信号。

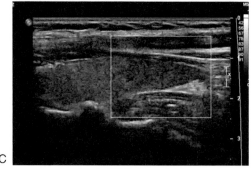

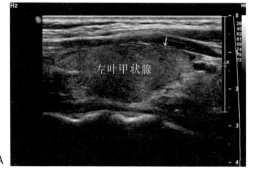

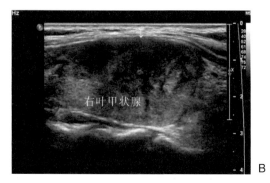

图 6-13 亚急性甲状腺炎。(A)二维灰阶纵断面显像,左叶炎症未向前包膜侵犯,甲状腺与颈浅肌群分界清晰。(B)二维灰阶纵断面显像,右叶甲状腺前包膜与颈浅肌群分界消失。

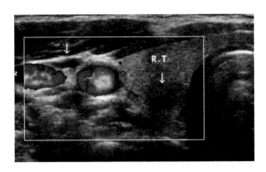

图6-14 亚急性甲状腺炎。Ⅳ区肿大淋巴结。RT,右叶甲状腺。

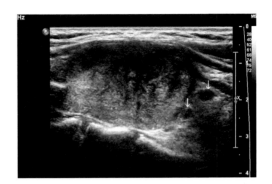

图6-15 亚急性甲状腺炎。Ⅵ区肿大淋巴结。

疗的深入,结节边界逐渐模糊,直至最终消失。此类结节多是由于正常组织残留或者局部组织提前修复形成的"假性结节"。声像图表现为低回声区内稍高回声或混合性团块,周边无包膜,彩色血流显示病灶周边血流可能稍丰富(图6-16)。

只有注重结合临床病史、实验室检查等其他方法进行诊断,才能提高超声对不同病期亚急性甲状腺炎的诊断正确率。对于已确诊的亚急性甲状腺炎患者,超声对于判断病变分期,评价治疗效果,有一定参考意义。

桥本甲状腺炎

桥本甲状腺炎又称慢性淋巴细胞性甲状腺炎,由日本学者桥本策在1912年首先报道,属于自身免疫性甲状腺炎。

有学者将自身免疫性甲状腺炎分为以下类型:

1.淋巴细胞性甲状腺炎(仅有淋巴细胞浸润);

2.桥本甲状腺炎(肿大性自身免疫性甲状腺炎,甲状腺细胞有萎缩及嗜酸性变化,也可见到纤维化);

3.特发性甲状腺功能减退(萎缩性自身免疫性甲状腺炎);

4.无痛性甲状腺炎;

5.产后甲状腺炎;

6.慢性纤维性甲状腺炎;

7.儿童型淋巴细胞性甲状腺炎。

一般认为萎缩性自身免疫性甲状腺炎是桥本甲状腺炎的终末期表现,但也有学者认为两者是相对独立的疾病。无痛性甲状腺炎

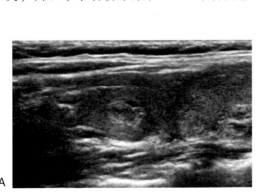

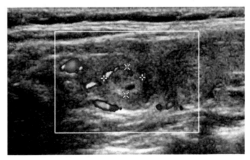

图6-16 亚急性甲状腺炎(假性结节增生型)。(A)二维灰阶纵断面显像,左叶炎症区域内实性为主结节。(B)彩色多普勒纵断面显像,结节以周边血流为主。

和产后甲状腺炎也被认为是慢性淋巴细胞性甲状腺炎的一过性表现。

自身免疫性甲状腺炎和 Graves 病是自身免疫性甲状腺疾病的两种形式，对于自身免疫性甲状腺疾病可以观察到一个从甲状腺功能亢进到甲状腺功能减退的谱系。这两类疾病之间联系紧密，患者血清中均存在抗甲状腺球蛋白抗体(TGAb)和抗甲状腺过氧化物酶抗体(TPOAb)。曾有学者认为两者均为自身免疫性甲状腺疾病，只是最终转归不同而已。由于两者可以相互转化，临床表现部分重叠，鉴别诊断有一定难度。桥本甲状腺炎和 Graves 病的超声声像图也十分相似，均表现为腺体回声减少，内部散在不均质结构。血流分布形态可能存在差异，前者血流分布形态变化较大，从血流丰富到血流稀少都可呈现，而后者血流多数丰富，呈"火海样"改变。

病因及流行病学

桥本甲状腺炎的主要致病环节是自身免疫反应。自身免疫反应可以通过下列途径破坏甲状腺：第一，自身抗体对细胞的溶解作用。桥本甲状腺炎患者上皮细胞基底膜有抗体和补体复合物的沉积，这一现象可以证实由抗体或者补体介导的细胞溶解参与了对上皮细胞的损害。第二，致敏淋巴细胞对靶细胞直接伤害作用。第三，抗体依赖性淋巴细胞毒作用。桥本甲状腺炎的发病机制尚未十分明确，推测可能是 T 淋巴细胞亚群，尤其是抑制性 T 淋巴细胞的遗传性缺陷，使其对 B 淋巴细胞形成的自身抗体不能发挥正常抑制作用，由此导致甲状腺自身抗体的形成。当体内辅助性 T 细胞免疫功能异常时，患者血清中就会产生针对甲状腺的特异性抗体(TGAb 或 TPOAb)和甲状腺刺激阻断抗体(TSBAb)等。随后一系列其他因素，诸如抗体依赖性细胞毒作用(ADCC)、抗原抗体复合物激活 NK 细胞作用、补体损伤作用以及 Th1 型细胞因子作用先后参与甲状腺

细胞损伤的过程。

桥本甲状腺炎具有遗传倾向。HLA 基因与不同种族和地域有一定关系，研究认为 HLA-DQAI 基因与桥本甲状腺炎易感性有关。目前研究还认为，甲状腺自身抗体的产生与常染色体显性遗传有关。

实验认为，感染和膳食中的碘化物是参与致病的环境因素。过量碘会使遗传易感的动物株引发甲状腺炎，具体机制尚未明确。

有学者认为桥本甲状腺炎的发病率为 5%~10%，与 Graves 病相差无几。手术病理证实，国外发病率为 9%~20.5%，国内发病率为 7%~22.5%。国内尸检结果发现，40%~45%的女性，20%的男性存在局灶性桥本甲状腺炎；5%~15%的女性，1%~5%的男性存在弥漫性桥本甲状腺炎。另外有大宗研究表明，普通人群中 TPOAb 阳性率可达 10%，男性为 3%~6%，女性为 8%~26%。

桥本甲状腺炎好发年龄为 30~50 岁，女性比例较高，最高可达 90%左右，并且近年来有增加趋势。抗体阳性发生率随年龄增加而增加，70 岁以上女性阳性率高达 25%~33%。

临床表现

桥本甲状腺炎起病隐匿，发展缓慢，早期症状常不典型。颈前无压痛或轻度压痛，如腺体肿大产生压迫感，可能出现吞咽或呼吸困难。触诊甲状腺呈弥漫性或结节性肿大，质地多韧且硬。如腺体局部非对称性肿大，临床触诊常误诊为甲状腺肿瘤。

随疾病发展，患者出现甲状腺功能减退症状，如怕冷、心动过缓、便秘甚至黏液性水肿等。

桥本甲状腺炎可与 Graves 病同时存在，称为桥本甲状腺毒症。患者血清中存在 TPOAb 和 TSAb。TSAb 对甲状腺组织的刺激以及自身免疫反应破坏滤泡都会释放大量甲状腺激素。随着刺激性抗体或阻断性抗体交替占主导作用，功能亢进和功能减退的临床

表现交替出现。甲状腺功能亢进症状可较单纯 Graves 病轻,但治疗中容易发生甲状腺功能减退。

实验室检查

抗甲状腺抗体检测对临床诊断有特殊意义。

多数患者血液中 TGAb 和 TPOAb 滴度明显增高,文献报告患者 TGAb 阳性率为 80%,TPOAb 阳性率为 97%。后者检测可靠性优于前者。半数以上的患者只要检测 TPOAb 就可以明确诊断,当然结合两种抗体一起检测,诊断价值更高。日本学者发现 TPOAb 的滴度与甲状腺淋巴细胞浸润的程度密切相关。

甲状腺功能检测结果按照病程进展不尽相同。当自身免疫反应破坏甲状腺,甲状腺激素释放增多,患者会表现为甲状腺功能亢进。也有部分原因可能是由于刺激性抗体刺激尚未破坏的正常组织,使甲状腺功能亢进。如果腺体组织继续破坏,同时受阻断性抗体影响,甲状腺功能最终减退。在此之前,如果加大对 TSH 的刺激,患者会出现 T3 轻度增高、T4 降低的现象。

病理表现

最特征性的表现为淋巴细胞和浆细胞弥漫性浸润,但在滤泡中的浸润程度和滤泡消失程度不一致。炎症区域滤泡上皮可呈显著的反应性改变,如核增大、染色质透明,这些

改变在活动性炎症区域最为显著,向外逐渐减少。

慢性淋巴细胞性甲状腺炎也可见鳞状化生,主要见于纤维型和纤维萎缩型等亚型中,少数病例伴有重度鳞化。极少数病例偶见多核巨细胞,由于数量较少,不易与亚急性肉芽肿性甲状腺炎混淆。

超声表现

大小与形态

桥本甲状腺炎的腺体回声和内部结构表现呈多样性,但是腺体大小及形态还是遵循一定规律变化的。典型的桥本甲状腺炎在甲状腺功能尚未完全减退时,多数表现为前后径及峡部厚径增大,形态饱满,个别患者腺体呈现分叶状(图 6-17)。如果甲状腺功能持续减退,进入萎缩性自身免疫性甲状腺炎期,则甲状腺体积减小(图 6-18),部分包膜表面不

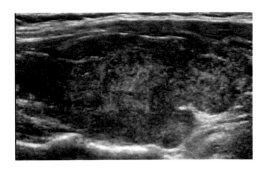

图 6-17　桥本甲状腺炎。腺体形态不规则。

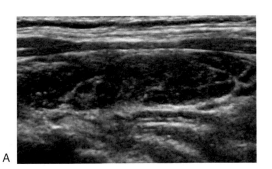

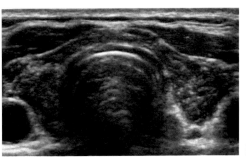

图 6-18　桥本甲状腺炎。(**A**)二维灰阶纵断面显像,腺体缩小,回声减低,纤维化增强。(**B**)二维灰阶横断面显像。

光滑,呈锯齿样改变。

回声与结构

由于患者病程不同,甲状腺病理变化也不尽相同,随着病程推移,甲状腺内部结构也处在不停变化中。因此要明确划分桥本甲状腺炎的超声类型比较困难,一般倾向根据腺体有无结节,将桥本甲状腺炎划分为单纯型桥本甲状腺炎和结节型桥本甲状腺炎。

单纯型桥本甲状腺炎

根据炎症累及的范围以及严重程度,又可以将此型分为回声正常、局灶性回声减少以及弥漫性回声减少三个亚型。

临床有一小部分患者甲状腺功能异常,血清抗体阳性,FNA细胞学检查证实为桥本甲状腺炎,但是其超声检查发现甲状腺回声正常。一般认为这部分患者处于疾病早期或者免疫反应尚不活跃(图6-19)。

局灶性或者斑片状回声减少多见于炎症

早期,甲状腺内部见散在的低回声呈"地图样"改变(图6-20)。极少数患者表现为单发性、局灶性回声减少,形态比较规则,边界尚能辨认,其余腺体组织回声基本正常(图6-21)。此时应与甲状腺乳头状癌进行鉴别诊断,如常规超声难以鉴别,可以进行超声引导下细针穿刺抽吸细胞学检查明确诊断。体积较大的局灶性低回声,立体感稍强,内部可见不规则稍高回声或者细小纤维增强条索,彩

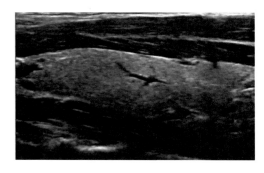

图6-19 桥本甲状腺炎。腺体回声正常。

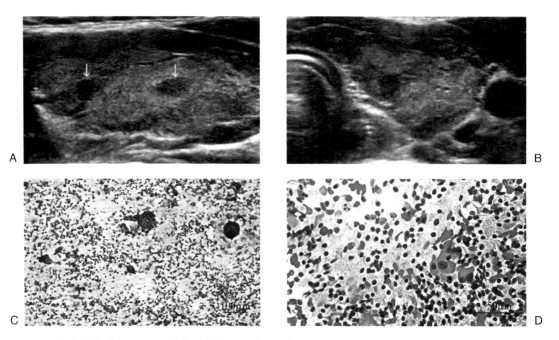

图6-20 桥本甲状腺炎。(A)二维灰阶纵断面显像,箭头所示为局灶性低回声。(B)二维灰阶横断面显像。(C)低倍镜下穿刺物可见大量混合的淋巴细胞群,偶见小群具有嗜酸细胞性特征的滤泡细胞(涂片,HE染色)。(D)高倍镜下表现。

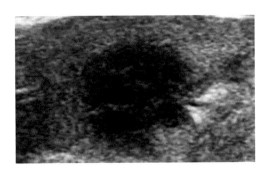

图 6-21 桥本甲状腺炎。左侧叶中下极局灶性低回声,周边腺体回声基本正常。

色多普勒显像低回声内部彩色血流较周围正常腺体组织丰富(图 6-22)。

一旦炎症广泛浸润,整个腺体组织会呈现弥漫性回声减少(图 6-23)。一般认为是淋巴细胞的浸润破坏了组织结构导致甲状腺回声减少。另有学者认为,由于甲状腺激素的快

速流失,胶质含量下降,使得细胞-胶质界面反射减少,因此回声减少。很多研究认为,发生在自主免疫性甲状腺疾病(AITD)早期的回声减少常提示着随后即将发生甲状腺功能减退。有研究证实 43%的弥漫性回声减少型桥本甲状腺炎患者最终出现甲状腺功能减退,而这一比例在回声正常型患者中只有 10%。更有学者扩大了研究范围,他们认为无论是正常人群,或者是仅仅表现为血清 TSH增高而甲状腺功能正常的亚临床甲状腺功能减退患者,或者是桥本甲状腺炎患者,只要超声发现腺体回声减少或者存在不规则回声减低区,都预示存在甲状腺功能减退的可能,其主要病理机制还是因为局灶性或弥漫性淋巴细胞浸润。

桥本甲状腺炎内部结构呈不均质改变。早期由于小片状或局灶性淋巴细胞浸润,导

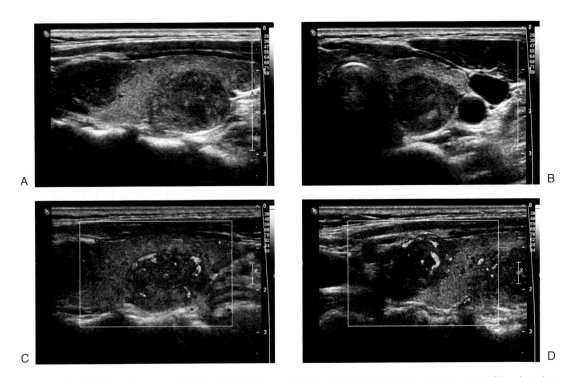

图 6-22 桥本甲状腺炎。(A)二维灰阶纵断面显像,左侧叶上、下极分别见局灶性低回声,周边腺体回声基本正常。(B)二维灰阶横断面显像,局灶性低回声边界相对清晰。(C)彩色多普勒纵断面显像,下极病灶血流较丰富,呈混合型分布。(D)彩色多普勒纵断面显像,上极病灶以周边型血流为主。

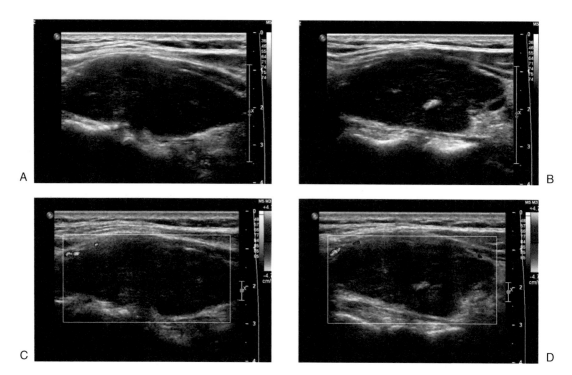

图 6-23　桥本甲状腺炎。(A)二维灰阶横断面显像,左侧叶腺体回声减少。(B)二维灰阶纵断面显像,右侧叶回声减少并见增强钙化灶。(C)彩色多普勒纵断面显像,左侧叶腺体血流稀少。(D)彩色多普勒纵断面显像,右侧叶腺体血流稀少。

致腺体内常见散在小片状低回声呈网格样分布, 这些片状低回声大多直径为 3~4mm,有学者称为"奶酪征"(图 6-24)。桥本甲状腺炎的另外一个典型特点就是腺体内部分布粗细不等的增强条索(图 6-25 和图 6-26)。炎症导致腺体产生纤维化, 这些条索可以贯穿整个腺体,把甲状腺分隔成不同区域。

随着炎症进一步深入, 纤维化加剧,原有的均质结构破坏,继而会产生结节,超声表现为团块样等回声或高回声结构(图 6-27 和图 6-28)。这其中一些结节并非真正意义的肿块或者结节,而是被增生纤维或炎症区域分隔的腺体组织,可以称为"假性结节"。假性结节内部也可以再发生纤维化,使结节

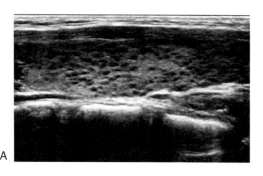

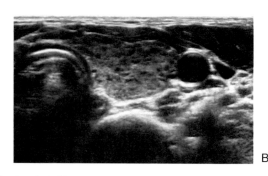

图 6-24　桥本甲状腺炎。(A)二维灰阶纵断面显像,左侧叶见多发低回声小暗区弥散分布,呈"奶酪征"。(B)二维灰阶横断面显像。

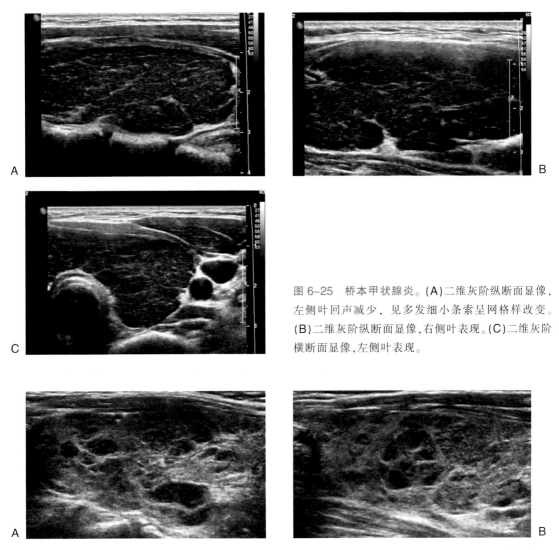

图 6-25　桥本甲状腺炎。(A)二维灰阶纵断面显像，左侧叶回声减少，见多发细小条索呈网格样改变。(B)二维灰阶纵断面显像，右侧叶表现。(C)二维灰阶横断面显像，左侧叶表现。

图 6-26　桥本甲状腺炎。(A)二维灰阶纵断面显像，左侧叶见多发高回声分隔与低回声交叉分布呈"棉絮样"改变。(B)二维灰阶纵断面显像，右侧叶表现。

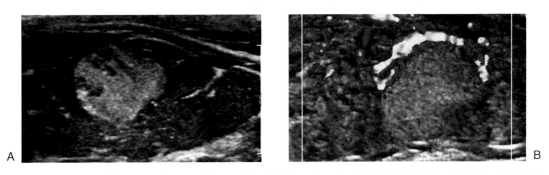

图 6-27　桥本甲状腺炎。(A)二维灰阶纵断面显像，腺体回声减少，中下极见高回声团块。(B)彩色多普勒纵断面显像，高回声团块血流分布呈周边型。

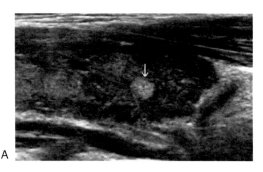
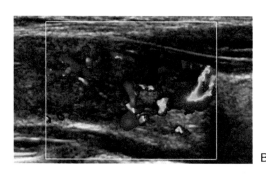

图 6-28　桥本甲状腺炎。(A)二维灰阶纵断面显像,左侧叶下极高回声团块,边界尚清晰。(B)彩色多普勒纵断面显像,腺体血流稍丰富,团块血流分布呈周边型。

回声多变。短短数月,结节可以从低回声变为等回声或高回声。在随后 2~3 个月的复查中,这些假性结节的边界也可能变得模糊不清或者消失。

结节型桥本甲状腺炎

此类型二维灰阶表现比较复杂。有学者对结节型桥本甲状腺炎的腺体回声研究后发现,回声正常或者局灶性回声减少比较多见,弥漫性回声减少占 43%,并且"奶酪征"或者增强纤维条索并不常见。伴发结节按照病理类型可分为良性的腺瘤样增生、炎性假瘤、滤泡性腺瘤以及恶性的乳头状癌、淋巴瘤等。很多研究认为桥本甲状腺炎与恶性肿瘤关系紧密,正常人群甲状腺恶性肿瘤的发病率为 9%~13%,桥本甲状腺炎伴发恶性肿瘤的比例为 16%。笔者研究资料显示,桥本甲状腺炎伴发恶性结节的概率为 15.69%,与文献基本一致。

文献认为桥本甲状腺炎伴发的恶性结节中乳头状癌最多,占桥本甲状腺炎患者的 11.94%左右。桥本甲状腺炎滤泡破坏,甲状腺激素分泌减少,反馈引起 TSH 升高,而 TSH 会不断刺激滤泡上皮过度增生而致癌变。从分子遗传角度看,RET/PTC 重组是乳头状癌最常见的诱因,在 20%~40%的散发性乳头状癌患者中可以发现此类基因。最近研究发现在甲状腺非肿瘤性疾病中,如桥本甲状腺炎及 Graves 病中也发现了 RET/PTC 重组,由此推断桥本甲状腺炎与乳头状癌关系密切。笔者的研究结果显示,桥本甲状腺炎伴发乳头状癌的声像图特点基本与单纯性乳头状癌大致相同。声像图表现为低回声结节,边界不清晰,形态不规则,内部可见微钙化灶。同时结果显示,上下径小于 10mm 的 17 例恶性结节全部为乳头状癌。这些结节回声等同于甚至低于颈浅肌群回声,血流分布稀少。所以尽管很多桥本甲状腺炎彩色血流显示丰富,但体积较小的乳头状癌血流稀少,呈现血流缺失的"孤岛样"改变(图 6-29)。

原发性甲状腺淋巴瘤是一种较少见的疾病,仅占恶性甲状腺肿瘤的 1%~5%,常见弥漫性肿大 B 细胞淋巴瘤、黏膜相关组织淋巴瘤(MALT lymphoma)、滤泡性淋巴瘤、小淋巴细胞性淋巴瘤等几种类型,临床又以前两种最为常见。其发病与自身免疫性甲状腺炎有密切关系,由于甲状腺腺体原本没有淋巴组织,在各种异常病理情况下,特别是由于慢性淋巴细胞性炎症,黏膜相关淋巴组织侵入腺体内。有文献报道,长期桥本甲状腺炎导致反应性淋巴细胞增殖会演变成 MALT 淋巴瘤。淋巴瘤病例较少,但是超声特点明显,肿块呈低回声,体积偏大,呈分叶状,血流较丰富。

通过研究发现,弥漫性回声减少型伴发的结节多呈现单发、实质、高回声、周围暗带纤细、缺乏钙化等特征,而正常回声型伴发的

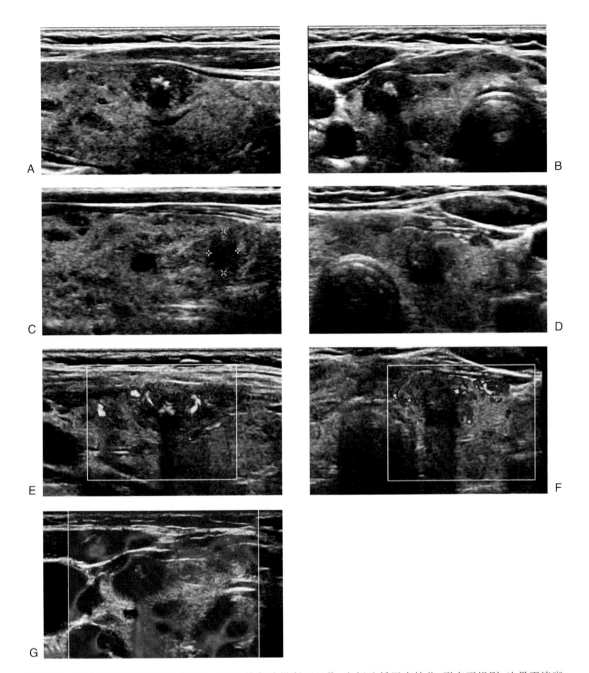

图 6-29　桥本甲状腺炎伴乳头状癌。(A)二维灰阶纵断面显像,右侧叶低回声结节,形态不规则,边界不清晰,内部见增强钙化灶。(B)二维灰阶横断面显像,右侧叶结节。(C)二维灰阶纵断面显像,左侧叶低回声结节(测量标记之间),上下/前后径比值小于 1。(D)二维灰阶横断面显像,左侧叶结节。(E)彩色多普勒纵断面显像,右侧叶结节血流分布呈周边型,见少量血流通入结节。(F)彩色多普勒横断面显像,左侧叶结节血流分布呈周边型。(G)弹性成像显示右侧叶结节质地偏硬。

结节常发生囊性变,存在周边钙化。

　　有学者总结认为,结节型桥本甲状腺炎伴发的良、恶性肿瘤可以共同呈现一些超声征象,会有重叠。但是良性结节倾向于表现为高回声、纤细规则的周围暗带,并且缺少钙化(图6-30和图6-31),恶性结节更容易表现为低回声或者极低回声,但是有时低回声的诊断特异性并不是很高(图6-32和图

6-33)。值得警惕的是,钙化是危险因素之一,无论是何种类型的钙化,只要存在就有50%的恶变可能,其中微钙化对鉴别良、恶性更有意义。

彩色多普勒

　　典型的桥本甲状腺炎彩色多普勒显示血流丰富,也可表现为"火海征",与Graves

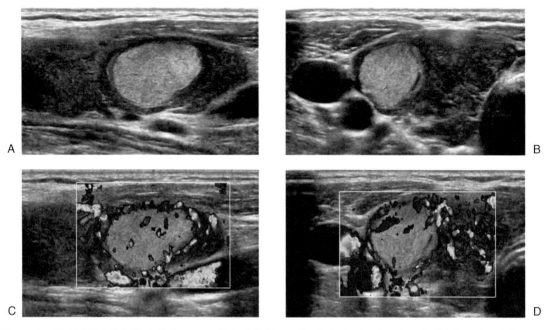

图6-30　桥本甲状腺炎伴增生结节。(A)二维灰阶纵断面显像,右侧叶下极高回声结节,周边见纤细暗带。(B)二维灰阶横断面显像。(C)彩色多普勒纵断面显像,腺体血流丰富,结节血流分布呈混合型,以周边血流为主。(D)彩色多普勒横断面显像。

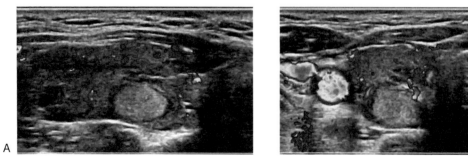

图6-31　桥本甲状腺炎伴增生结节。(A)彩色多普勒纵断面显像,左侧叶中下极稍高回声结节,周边见低回声暗带。(B)彩色多普勒横断面显像,结节血流分布呈周边型。

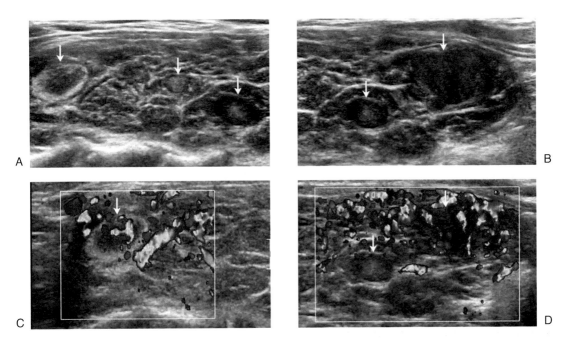

图 6-32　桥本甲状腺炎伴增生结节。 (A)二维灰阶纵断面显像,上极稍高回声结节,中极等回声结节,下极低回声结节。(B)二维灰阶纵断面显像,下极低回声结节,术后证实为良性结节。(C)彩色多普勒纵断面显像,上极结节血流分布呈中央型。(D)彩色多普勒纵断面显像,较小结节血流稀少,较大结节血流分布呈混合型。

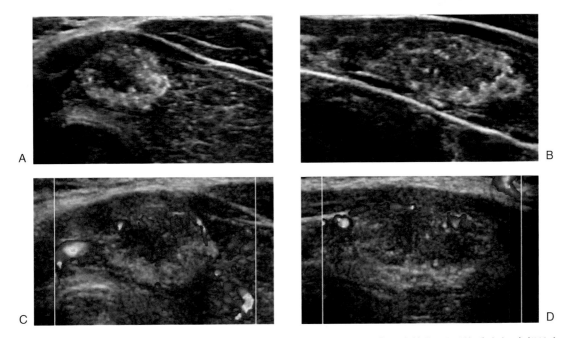

图 6-33　桥本甲状腺炎伴乳头状癌。 (A)二维灰阶横断面显像,峡部偏左高回声结节,呈不均质改变,内部见多发微钙化。(B)二维灰阶纵断面显像。(C)彩色多普勒横断面显像,结节血流分布呈周边型,内部见少量点状血流。(D)彩色多普勒纵断面显像。

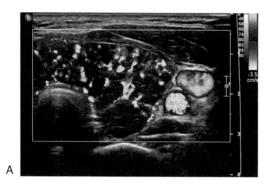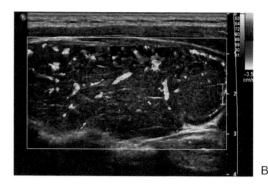

图 6-34 桥本甲状腺炎。(A)彩色多普勒纵断面显像,腺体血流较丰富。(B)彩色多普勒横断面显像。

病很难区分(图 6-34)。但是两者出现的机制不同, 桥本甲状腺炎由于甲状腺功能轻度减退, 血清 TSH 增高,TSH 会刺激 TSH 受体,继而触发血管内皮生长因子形成,促进血管增生,造成血供丰富。桥本甲状腺炎频谱测定上动脉收缩期峰值流速为 50~ 60cm/s(图 6-35),高于正常人群上动脉流速,而低于 Graves 病患者上动脉流速,未经治疗的原发性 Graves 病患者上动脉收缩期峰值流速常大于 80cm/s, 最高甚至可达 200cm/s。

进入萎缩期后,甲状腺功能减退,甲状腺血供稀少,动脉流速也相应下降(图 6-36)。

其他征象

桥本甲状腺炎腺体内部常存在钙化灶,

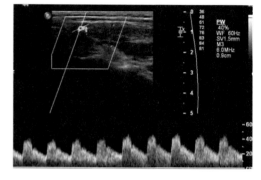

图 6-35 桥本甲状腺炎。上动脉收缩期最高流速小于 60cm/s。

以粗大钙化多见,偶尔会出现微钙化,有学者认为是局部炎症反应的产物 (图 6-37)。桥本甲状腺炎通常合并颈部淋巴结肿大,分布区域多在中央区或侧颈区,尤其是甲状腺

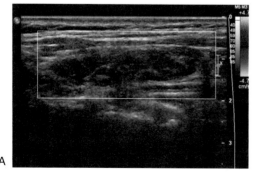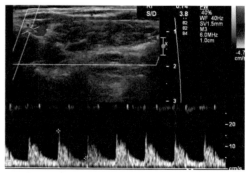

图 6-36 桥本甲状腺炎。(A)彩色多普勒纵断面显像,腺体血流稀少。(B)脉冲多普勒测定,上动脉收缩期最高流速降低。

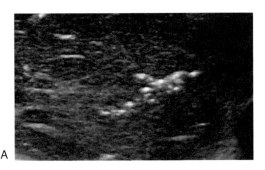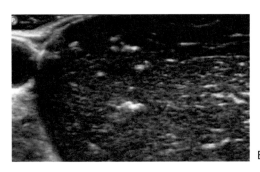

图 6-37　桥本甲状腺炎。(A)二维灰阶纵断面显像,腺体内部见多发微钙化成串分布。(B)二维灰阶横断面显像。

下极下方以及峡部。淋巴结形态规则,包膜清晰,部分淋巴结相互紧贴,边界难以辨认。淋巴结长短径之比大于1,门部结构清晰,血流多数偏少,分布呈中央门部型或者周边型(图 6-38)。

特殊类型

　　疼痛性桥本甲状腺炎,又称桥本甲状腺炎急性发作,是桥本甲状腺炎的一类少见的变异类型。其主要临床表现为发热、颈部疼痛,实验室检查 C 反应蛋白及血沉适度增高。由于这些炎症表现和亚急性甲状腺炎非常相似,容易造成误诊。亚急性甲状腺炎有上呼吸道感染史,常表现为甲状腺功能亢进,病理检查镜下常见肉芽肿和巨细胞。疼痛性桥本甲状腺炎常伴有结节,甲状腺功能变化多样,为疏松排列的胶原纤维水肿性炎症。亚急性甲状腺炎对激素治疗敏感,疼痛性桥本甲状腺炎只是暂时对激素有效,当激素减量或者停药后,病情容易反复、复发。文献认为手术治疗有效。此外,疼痛性桥本甲状腺炎还需与桥本甲状腺炎合并亚急性甲状腺炎进行鉴别诊断,后者比较少见,细针穿刺细胞学检查可以明确诊断(图 6-39)。

　　超声检查,腺体多呈局灶性回声减少,与亚急性甲状腺炎极为相似,片状回声减少区分布于正常腺体之间。炎症急性发作期,病灶范围扩大,血流信号增多。进入稳定期后,病灶并不消退,边界模糊,血流信号减少(图 6-40 和图 6-41)。常规超声检查很难鉴别,需在超声引导下进行细针穿刺细胞学检查方能确诊。

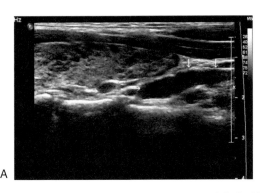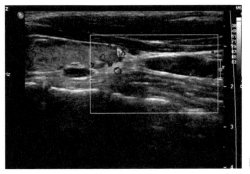

图 6-38　桥本甲状腺炎中央区淋巴结。(A)甲状腺下极下方Ⅵ区肿大淋巴结。(B)彩色多普勒显像,淋巴结血流呈周边型。

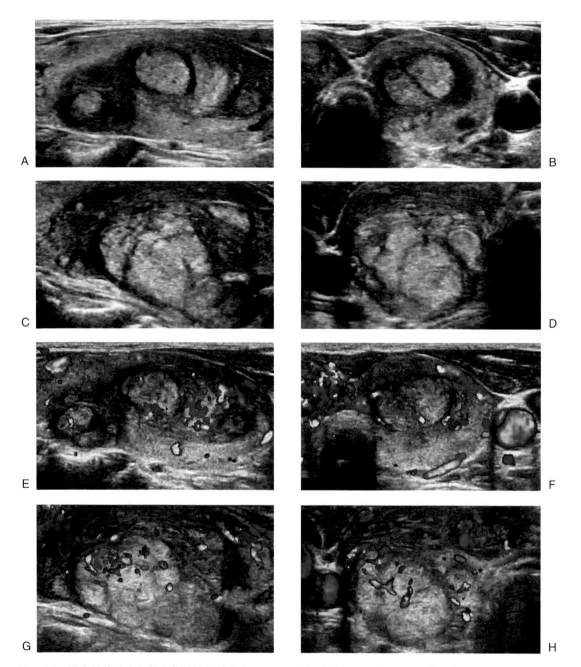

图 6-39　桥本甲状腺炎合并肉芽肿性甲状腺炎。(A)二维灰阶纵断面显像,左叶腺体见等回声结节样改变,周边腺体回声减少。(B)二维灰阶横断面显像。(C)二维灰阶纵断面显像,右叶腺体呈团块样改变。(D)二维灰阶横断面显像,腺体前包膜与颈浅肌群分界不清晰。(E)彩色多普勒纵断面显像,左叶腺体呈结节样改变,血流信号增多。(F)彩色多普勒横断面显像。(G)彩色多普勒纵断面显像,右叶腺体。(H)彩色多普勒横断面显像。

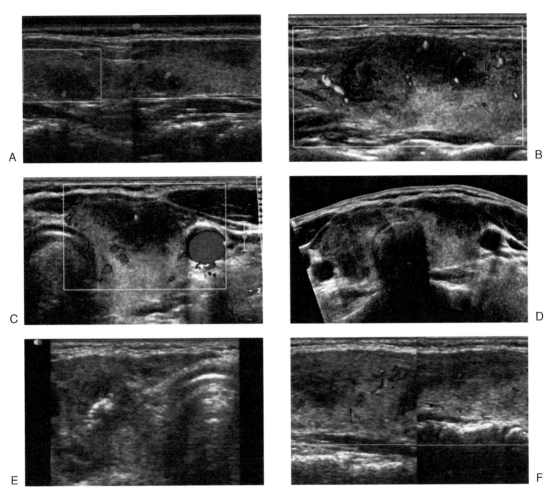

图6-40 疼痛性桥本甲状腺炎。(A)彩色多普勒纵断面显像,发病初期,腺体内散在局限性低回声。(B)彩色多普勒纵断面显像,急性发作期,低回声范围增大,回声更低,血流增多。(C)彩色多普勒横断面显像。(D)全景成像,低回声与颈浅肌群分界不清晰。(E)超声引导下向病灶注射糖皮质激素,强回声为由针尖散开的药液回声。(F)彩色多普勒纵断面显像,稳定期,腺体内仍存在不规则低回声区,血流信号稀少。

产后甲状腺炎

产后甲状腺炎(PPT)是产后一年内发生的自身免疫性甲状腺炎,其表现的甲状腺功能异常可以是一过性,也可以是永久性。妊娠5~20周后以流产方式结束妊娠的产妇也可罹患本病。

多数PPT会自行缓解,25%~30%的患者会转化为永久性甲减。再次妊娠分娩后以及

2次妊娠之间均可复发,本病复发率达25%~40%。

病因及流行病学

自身免疫反应

85%的PPT患者血清中可以检测到TPOAb,妊娠早期(前3个月)TPOAb阳性者,产后甲状腺炎发病率高达30%~50%。因此TPOAb是预测妊娠妇女发生PPT的重要

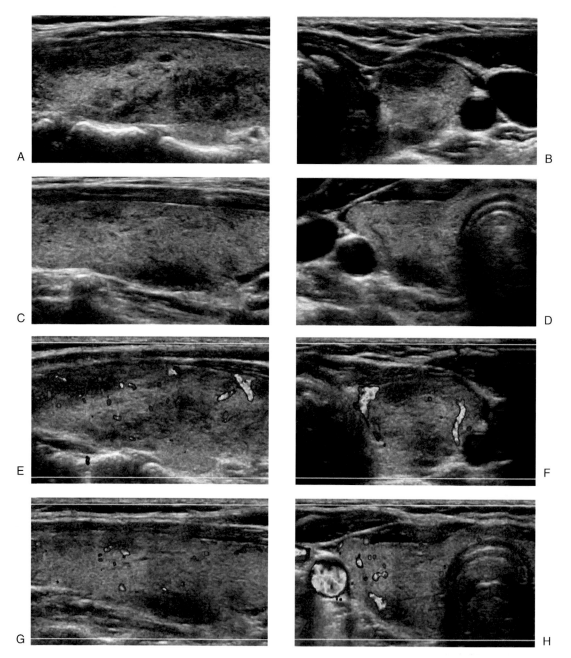

图 6-41 疼痛性桥本甲状腺炎(稳定期)。(A)二维灰阶纵断面显像,左侧叶见大片状回声减低区,同时间隔腺体部分见直径 2~3mm 的小片状低回声。(B)二维灰阶横断面显像。(C)二维灰阶纵断面显像,右侧叶表现。(D)二维灰阶横断面显像。(E)彩色多普勒纵断面显像,左侧叶血流信号适度增高。(F)彩色多普勒横断面显像。(G)彩色多普勒纵断面显像,右侧叶血流信号基本正常。(H)彩色多普勒横断面显像。

指标。

遗传

研究发现 HLA-DR3 或 DR4、DR5 显性的女性更容易罹患本病。

碘过量和吸烟

一般认为本病发生的原因是由于在妊娠期,母体出现免疫耐受,允许接受胎儿移植。而产后母体免疫抑制作用的减弱使免疫反应加剧,于是产后出现体液及细胞免疫的反弹,并介导了产后甲状腺炎的发生。

研究表明,产前有 Graves 病病史,产后甲状腺功能亢进再发时吸碘率检查结果或高或低,提示可能合并产后甲状腺炎。产后甲状腺炎的合并存在,或许是其 Graves 病加重或复发的主要原因。

本病发病率为 1.1%~16.7%。研究的人群不同, 发生率也不相同, 在欧美发病率为 3.9%~8.2%。也有报道,在富碘地区的妊娠或产后期间甲状腺抗体阳性者, 本病发生率为 35%,明显高于总体妊娠妇女的 4%~9%。有研究表明 I 型糖尿病妇女发生 PPT 的风险是正常人群的 3 倍。

临床表现

甲状腺轻度肿大,质中,无触痛。

甲亢期:通常在产后 6 周~6 个月出现,可持续 2~4 个月。临床表现包括心悸、怕热、易怒、食欲增加、体重下降、神经质等,但症状往往缺乏特异性。

甲减期:通常在产后 3~8 个月出现,可持续 4~6 个月。患者表现为畏寒、食欲减退、体重增加、水肿等。

恢复期:出现在产后 6~12 个月。甲状腺功能恢复正常,激素水平正常。

并不是所有患者都经历完整的三个时期,三期表现均具备的患者仅占 26%,而单独表现甲亢或甲减的患者各占约 40%。

实验室检查

1.白细胞正常,红细胞沉降率(ESR)正常或轻度升高。

2.甲亢期间血清 T3、T4 增高,TSH 减低。产后早期功能减退阶段 TSH >20mU/L 是日后甲状腺功能长期失常的一项预测性指标。

3.甲状腺球蛋白(Tg)可增高,血清 TPOAb 水平升高, 但是和桥本甲状腺炎比较滴度较低。妊娠早期 TPOAb 滴度增高是预示长期甲状腺功能减退的较好指标。症状持续 1 年以上,且功能不能恢复,可考虑永久性甲状腺功能减退症。

病理表现

文献认为镜下可见局灶性或弥漫性淋巴细胞浸润。进入甲状腺功能减退期,可见多种滤泡损害,包括滤泡破裂、退变、滤泡周围淋巴细胞浸润,还常见增生性改变。在恢复期,上述滤泡改变复原,仅见局灶性淋巴细胞浸润。

超声表现

超声表现为甲状腺体积轻度或者中度肿大,腺内回声局限性或弥漫性降低,可以发现小片状低回声。彩色多普勒血流信号依据不同时期, 表现各不相同, 甲减期血流信号稀少,甲亢期血流信号呈中等丰富,甲状腺上动脉收缩期最高流速一般低于 60cm/s。但是上述改变不具备特异性, 需结合实验室检查诊断(图 6-42)。

其他甲状腺炎症

放射性甲状腺炎

1968 年 Rubin 首先观察到 [131] 碘治疗后常常发生急性放射性甲状腺炎。小剂量的电

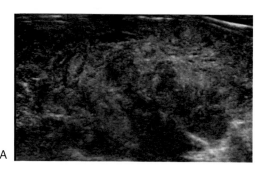
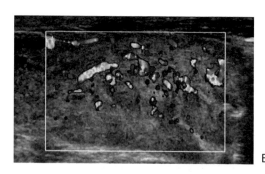

图 6-42   产后甲状腺炎。(A)二维灰阶纵断面显像,腺体形态饱满,回声不规则减少。(B)彩色多普勒纵断面显像,彩色血流稍丰富。

离辐射会导致甲状腺良、恶性肿瘤发生率增加,大剂量电离辐射会引起甲状腺功能改变和甲状腺炎,这些改变与辐射剂量、种类、暴露时间、个体年龄及性别有关。

发病机制

放射线可以抑制滤泡上皮功能,减少功能性滤泡数量,改变血液供应或血管通透性,诱导免疫反应产生各种甲状腺功能异常的表现。较小剂量辐射引起的慢性改变包括局部无规则的滤泡增生、血管玻璃样变和纤维化以及淋巴细胞浸润。较大剂量辐射造成滤泡坏死、急性血管炎、血栓形成和出血,随后淋巴细胞浸润、血管硬化。

病理改变

急性期,甲状腺充血、水肿,滤泡细胞脱落,胶质吞噬。此后少量炎症细胞浸润,胶质丢失,继之滤泡崩解。滤泡上皮发生嗜酸性细胞变,胞浆丰富并出现嗜酸性颗粒,细胞大小排列、染色均不一致,核大小不一,常有核肥大、深染和畸形。少数病例可有甲状腺结节或腺瘤形成,可能是放射性碘损害后仍具增生能力的甲状腺组织增生而成的。间质常有纤维组织增生,尤以滤泡间和小叶间区最为明显。纤维组织增生随时间增长而增多,最后使整个甲状腺体积变小,留下小而不规则的缺乏类胶质的滤泡残存于大片纤维组织中,称为放射后纤维化。

超声表现

无特异性,急性期主要表现为回声减少(图 6-43),此外因为组织水肿,腺体形态可能呈现不规则。

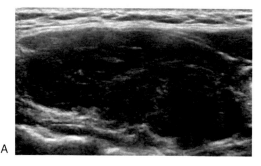
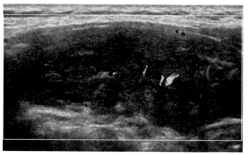

图 6-43   放射性甲状腺炎。(A)二维灰阶纵断面显像,接受放射性 ^{131} 碘治疗后 6 天,腺体回声减少。(B)彩色多普勒纵断面显像,腺体内见少量血流信号。

无痛性甲状腺炎

20 世纪 70 年代初，人们发现一种新型甲状腺炎症，即无痛性甲状腺炎。本病特点是甲状腺遭到破坏，甲状腺功能暂时受损，但是患者无疼痛感。典型的病程经过 4 个阶段：甲状腺功能亢进期、正常期、减低期及恢复期，历时大约 1 年。

病因及流行病学

自身免疫

有学者认为本病是由自身免疫反应引起的，并且认为无痛性甲状腺炎及产后甲状腺炎是自身免疫性甲状腺炎的不同时期临床表现，病理改变为淋巴细胞浸润而非肉芽肿性改变。本病与 Graves 病可能共同存在，机制不明。目前还不能完全解释本病可在 1 年内自行缓解好转的机制。无痛性甲状腺炎还能与其他自身免疫性疾病如干燥综合征、类风湿性关节炎、进行性系统性硬化等合并存在。

病毒感染

部分患者发病以及复发前有明确的上呼吸道感染史，提示本病可能与病毒感染有一定联系，但并未发现患者携病毒及其抗体。

药物

白细胞介素（IL-2）、肿瘤坏死因子（TNF-α）、干扰素（IFN-α）单独或联合用于免疫抑制或抗肿瘤治疗时会诱发本病，另外胺碘酮致病也有报道。

随着人们对该病的认识不断提高，该病的发病率也在提高。国外统计认为本病占甲状腺炎总发病率的 5%~15%。本病地域分布有差别，以往发现缺碘区供碘充足后发病率较高。无痛性甲状腺炎可发生于各年龄段，女性较多见，男女比为 1:1.5~1:3。

临床表现

患者表现为高代谢状态，有乏力、消瘦、多汗、怕热、心悸、气短、头晕、失眠及兴奋等，少数患者可有眼睑回缩与迟落，但并无类似 Graves 病的突眼和胫骨前黏液性水肿表现。甲状腺肿质地一般稍硬，常不伴有结节，无疼痛，也无压痛，这与亚急性甲状腺炎有明显区别。少部分患者可发生永久性甲状腺功能减退。

实验室检查

(1) 白细胞计数正常，半数患者 ESR 升高，第 1 个小时大多 <50mm。

(2) 甲状腺摄碘率，甲亢阶段大多 <3%，且外源性 TSH 不能增加碘摄取率，为循环 T4 水平增高抑制了 TSH 的分泌及甲状腺滤泡上皮功能受损所致。恢复阶段甲状腺摄碘率回升。

(3) 早期 T3、T4 增高，TSH 降低，功能低下阶段及恢复期 T3、T4 和 TSH 相应发生改变。

(4) 甲状腺自身抗体，大部分患者应用敏感的方法测定 TPOAb 增高，但凝集法仅有一半患者呈阳性结果。TPOAb 阳性率明显高于 TGAb。TSAb 正常。

超声表现

二维及彩色多普勒显像与亚急性甲状腺炎表现极为相似（图 6-44），鉴别诊断比较困难，必要时可在超声引导下进行细针抽吸细胞学检查。

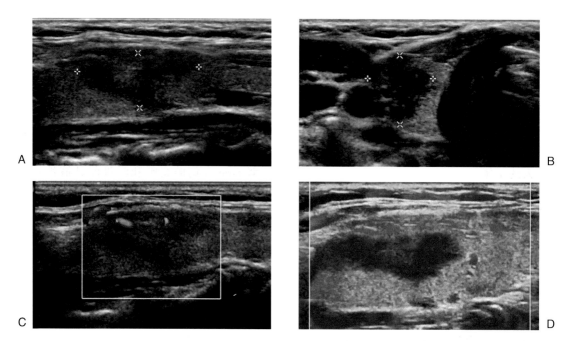

图6-44　无痛性甲状腺炎(初诊)。(A)二维灰阶纵断面显像,低回声区边界不清晰。(B)二维灰阶横断面显像。(C)彩色多普勒纵断面显像,低回声周边见少量短条状血流。(D)弹性成像显示低回声质地偏硬。

参考文献

1. Ralls PW, Mayekawa DS, Lee KP, et al. Color-flow Doppler sonography in Graves'disease:"thyroid inferno".Am J Roentgenol, 1988,150:781–784.

2. Gomez-Arnaiz N, Andia E, Guma A, et al. Ultrasonographic thyroid volume as a reliable prognostic index of radioiodine-131 treatment outcome in Graves' disease hyperthyroidism. Horm Metab Res, 2003,35:492–497.

3. Bogazzi F, Bartalena L, Brogioni S, et al. Thyroid vascularity and blood flow are not dependent on serum thyroid hormone levels: studies in vivo by color flow doppler sonography. Eur J Endocrinol,1999, 140:452–456.

4. Castagnone D, Rivolta R, Rescalli S, et al. Color Doppler sonography in Graves' disease: value in assessing activity of disease and predicting outcome. Am J Roentgenol, 1996,166:203–207.

5. Boi F, Loy M, Piga M,et al. The usefulness of

conventional and echo colour Doppler sonography in the differential diagnosis of toxic multinodular goiters. Eur J Endocrinol,2000,143:339–346.

6. Markovic V, Eterovic D. Thyroid echogenicity predicts outcome of radioiodine therapy in patients with Graves'disease. J Clin Endocrinol Metab, 92:3547–3552.

7. Dayan CM, Daniels GH. Chronic autoimmune thyroiditis. N Engl J Med, 1996, 335:99–108.

8. Langer JE, Khan A, Nisenbaum HL, et al. Sonographic appearance of focal thyroiditis. AJR, 2001, 176:751–754.

9. Uchida T, Takeno K, Goto M, et al. Superior thyroid artery mean peak systolic velocity for the diagnosis of thyrotoxicosis in Japanese patients. Endocr J, 2010,57:439–443.

10. Anderson L, Middleton WD, Teefey SA, et al. Hashimoto thyroiditis: part 1, sonographic analysis of the nodular form of hashimoto thyroiditis. AJR, 2010,195:208–215.

11. Reading CC, Charboneau JW, Hay ID, et al. Sonography of thyroid nodules: a "classic pattern" di-

agnostic approach. Ultrasound Q，2005，21:157−165.

12. Frates MC，Benson CB，Charboneau JW，et al. Management of thyroid nodules detected at US: Society of Radiologists in Ultrasound consensus conference statement.Radiology，2005，237:794−800.

13. Frates MC，Benson CB，Doubilet PM，et al. Prevalence and distribution of carcinoma in patients with solitary and multiple thyroid nodules on sonography. J Clin Endocrinol Metab，2006，91: 3411−3417.

14. Kwak JY，Kim EK，Ko KH，et al. Primary thyroid lymphoma: role of ultrasound-guided needle biopsy. J Ultrasound Med，2007，26:1761−1765.

15. Roti E，Uberti ED. Post-partum thyroiditis-a clinical update. Eur J Endocrinol，2002，146:275−279.

16. Berghout A，Wiersinga W. Thyroid size and thyroid function during pregnancy: an analysis. Eur J Endocrinol，1998，138:536−542.

17. Tran HA，Jones TL，Ianna EA，et al. The natural history of interferon-a induced thyroiditis in chronic hepatitis patients: a long term study，Thyroid Research，2011，4:2−5.

第 7 章

甲状腺弥漫性改变

Graves 病

甲状腺毒症（thyrotoxicosis）是指因为血液中激素过多而引发的，以神经、循环等系统兴奋性增高和代谢亢进为主要特征的一组临床综合表现。根据激素增多的原理不同，甲状腺毒症可以分为两类：甲状腺功能亢进症（hyperthyroidism，简称甲亢）和破坏性甲状腺毒症（destructive thyrotoxicosis）。前者是由于甲状腺本身合成和分泌甲状腺激素增多导致的，后者是由于甲状腺滤泡破坏，滤泡内储存的甲状腺激素过量释放，进入血液循环引起的。引起甲亢的原因很多，包括 Graves 病、毒性结节性甲状腺肿、甲状腺自主性高功能腺瘤、碘源性甲状腺功能亢进等，其中以 Graves 病最为常见，约占总数的 85%。

病因与流行病学

Graves 病与自身免疫、遗传和环境等因素关系密切，其中尤以自身免疫因素最为重要。试验发现，患者血清中存在能与甲状腺组织起反应或对其有刺激作用的自身抗体，这种抗体能刺激啮齿类动物的甲状腺提高功能并引起组织增生，因而命名为甲状腺刺激免疫球蛋白（TSI）或甲状腺刺激抗体（TSAb），临床上统称为 TSH 受体抗体（TRAb）。这些淋巴细胞分泌的 IgG，其对应的抗原为 TSH 受体或邻近甲状腺细胞质膜表面的部分，当 TSI 与甲状腺细胞结合时，TSH 受体被激活，引起一系列甲状腺异常。现认为自身抗体的产生主要与基因缺陷相关的抑制性 T 淋巴细胞（Ts）功能降低有关。Ts 功能缺陷导致辅助 T 细胞致敏，并在由于病毒感染引起的白介素作用的参与下，使 B 细胞产生抗自身甲状腺抗体。

遗传因素也很重要，但遗传的背景和遗传的方式还未被阐明。大约 15% 的患者有明显的遗传因素，Graves 患者的亲属中，约有半数血液中存在甲状腺自身抗体。Graves 病的发生还与人类白细胞抗原（HLA–Ⅱ类抗原）显著相关，我国人群与 HLA–H46 明显相关。

环境因素也参与了 Graves 病的致病过程。一些患者遇到诱发因素就发病，而避免诱发因素就不发病，因此，部分病情有可能在避免诱发因素的条件下得到预防。相关因素包括：①感染，如感冒、扁桃腺炎、肺炎等；②外伤，如车祸、创伤等；③精神刺激，如精神紧张、忧虑等；④过度疲劳；⑤怀孕，怀孕早期可能诱发或加重甲亢；⑥碘摄入过多，如大量吃海带等海产品；⑦某些药物，如胺碘酮等。

本病发病率约为 0.5%，好发年龄为 20~50 岁，男女发病比例约为 1:4~1:9。我国北方地区流行病学调查发现，该病患病率为 0.3%，男性为 0.16%，女性为 4.1%，发病高峰男性为 40~50 岁，女性为 30~35 岁，城市患病率为 0.27%，农村为 0.35%。

临床表现

1.神经系统及心血管系统：多数患者情绪激动、烦躁失眠、心悸、气短、怕热、多汗、心率增快、心律失常、心脏扩大、心房颤动、脉压增大等。

2.消化系统：消瘦、食欲亢进、大便次数增多或腹泻等。

3.其他表现：皮肤瘙痒，女性月经稀少，另外可伴发周期性麻痹和肌肉进行性无力、萎缩，后者称为甲亢性肌病。

4.体征：多数患者有程度不等的甲状腺肿大。甲状腺弥漫性肿大、质地中等、无压痛。对于病情严重的重症甲亢患者，甲状腺上下极可以触及震颤，闻及血管杂音。少数患者下肢胫前皮肤可见黏液性水肿。甲亢的眼部表现分为两类：一类为单纯性突眼，病因与甲状腺毒症所致的交感神经兴奋性增高有关；另一类为浸润性突眼，也称为 Graves 眼病。

实验室检查

1.甲状腺激素(TT3、TT4、FT3、FT4)和血清促甲状腺素(TSH)

甲状腺激素增高，TSH<0.1mIU/L。

2.甲状腺自身抗体

甲状腺刺激抗体(TSAb)和 TSH 受体抗体(TRAb)阳性，TSAb 是判断预后和停药的指标，Graves 病患者甲状腺球蛋白抗体(TgAb)和甲状腺过氧化物酶抗体(TPOAb)显著升高，是自身免疫性疾病的佐证。

3.甲状腺摄 [131]I 功能试验

(1)甲状腺 [131]I 摄取率能够鉴别甲状腺毒症的分类：Graves 病，[131]I 摄取率增高，摄取高峰前移；破坏性甲状腺毒症，血清 TT3、TT4、FT3、FT4 增高，但是 [131]I 摄取率降低，呈现所谓"分离现象"。

(2)使用 [131]I 治疗甲亢时，可以计算 [131]I 放射剂量。

病理表现

特征性表现为滤泡上皮弥漫性增生，高柱状细胞向滤泡腔内突起形成乳头状，多为单层，无分支。增生显著者，乳头突出明显，占据滤泡大部分区域，胶质含量很少。滤泡细胞核圆形，位于基底部，具有颗粒状染色质，部分细胞见小核仁，部分胞核核染色质增多或者减少。滤泡间质常见淋巴细胞，除外一些经过放射性碘治疗的患者，纤维组织比较少见。

超声表现

大小与形态

甲状腺滤泡上皮细胞弥漫性增生，加之滤泡间质血管充血、增生，都可能导致腺体肿大，多数患者上下径大于 70mm，前后径大于 25mm，体积最大可达 90mL。腺体形态规则，呈均匀性增大，部分患者腺体呈非对称性增大，触诊呈结节状(图 7-1)。少部分患者肿大腺体可能压迫气管、食管，引起呼吸困难、吞咽梗阻等症状。

Graves 病腺体肿大和妊娠期甲状腺体积增大的机制不同。一般认为，在缺碘地区，妊娠期妇女的甲状腺体积可能增大。这种变化是为了满足人体对碘需求的增加而产生的生理性反应，还是由于缺碘造成的病理性改变，研究人员并未达成共识，多数观点倾向于前者。另外有研究发现，女性的甲状腺平均体积会从分娩后的 7.5mL 下降到产后 6 个月时的 6.5mL，这也可以从侧面证实上述观点。因此一些研究认为，甲状腺体积在某些情况下可以反映甲状腺激素水平。

甲状腺体积也可以作为放射性碘治疗使用剂量的有效参考，研究证实经超声测量的甲状腺体积与碘剂有效治疗剂量呈现良好的相关性。另外，有研究对接受小剂量放射性碘治疗的 Graves 病患者追踪 1 年，发现甲状腺

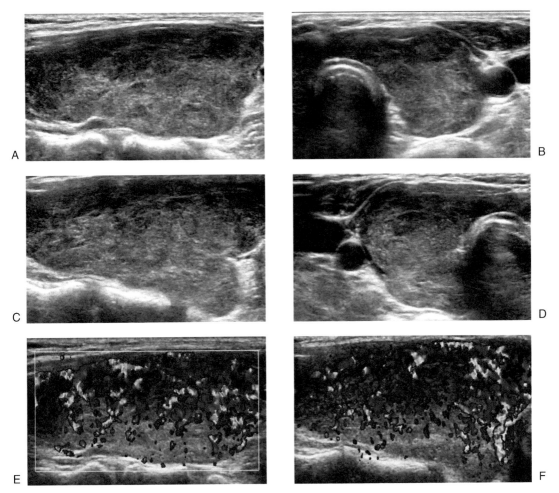

图 7-1　甲状腺功能亢进。(A)二维灰阶纵断面显像,左叶腺体形态不规则。(B)二维灰阶横断面显像,左叶腺体。(C)二维灰阶纵断面显像,右叶腺体形态不规则。(D)二维灰阶横断面显像,右叶腺体。(E)彩色多普勒纵断面显像,左叶腺体。(F)彩色多普勒纵断面显像,右叶腺体。

体积是预测碘治疗后甲状腺功能的有效指标。如果碘治疗后 3 个月甲状腺体积仍大于 24.4mL 或者治疗后 6 个月体积仍大于 17mL,可能提示放射性碘治疗无效,建议再次治疗(图 7-2)。

回声与结构

　　Graves 病患者腺体回声减低,多数表现为局限性回声减低,少数患者整个腺体回声普遍减低。主要原因是由于腺体滤泡内皮细胞增生,相对压缩了胶质存在空间,胶质流失,导致界面之间声阻抗差下降,最终表现为腺体回声减低。有研究认为腺体回声减低与 TSH 水平呈负相关,TSH 越高,细胞增生越明显,加之淋巴细胞浸润越严重,导致回声减低也越明显,累及面积越广泛。

　　多数患者经过药物治疗后,局部腺体回声逐步增高,因此声像图表现为局限性不规则斑片状高(正常)回声与低回声交叉分布(图 7-3)。

　　有学者认为未经药物治疗的 Graves 病患者,其对放射性碘治疗的敏感性与腺体回

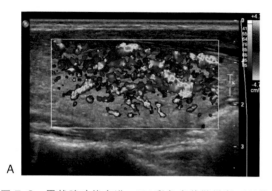
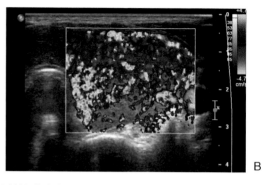

图 7-2　甲状腺功能亢进。(A)彩色多普勒纵断面显像,放射性碘治疗后 4 个月,甲状腺体积大于 28mL。(B)彩色多普勒横断面显像。

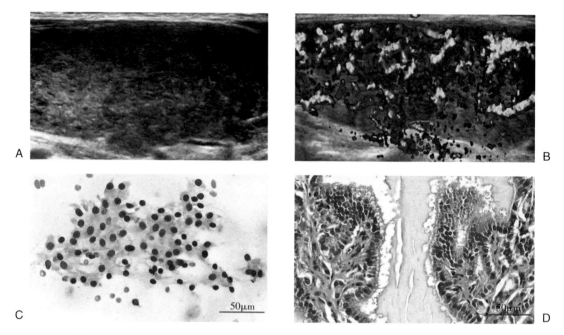

图 7-3　甲状腺功能亢进。(A)二维灰阶纵断面显像,药物治疗 4 个月后,内部回声不均匀,高、低回声间隔分布,呈斑驳状。(B)彩色多普勒纵断面显像,血流信号丰富。(C)穿刺标本显示滤泡细胞增生,细胞核较大合并丰富胞浆,并且周边存在淡粉红色均匀团块样物质。(D)组织学切片显示滤泡上皮呈乳头状增生,管腔含少量胶体(HE 染色)。

声强弱有关。该学者观察 177 例 Graves 患者放射性碘治疗前甲状腺的回声,并将其分为正常回声、稍低回声、低回声和明显低回声四组。碘治疗后随访发现正常回声组发生甲状腺功能减退的几率较低,共有 18 例患者对放射性碘不敏感导致治疗失败,而在低回声组仅有 7 例治疗失败。放射线的生物学效应只针对滤泡上皮细胞产生作用,而沉积在胶质或者细胞结构外的放射线并不发挥效应。因此,甲状腺腺体回声越低,胶质含量越少,放射线就能够均匀分布在整个腺体组织,剂量得以平均分配,治疗效果好。相对而言,腺体回声偏高或者回声呈斑片状不均匀分布的患者,由于放射线吸收不均衡,治疗效果要差一些。作者认为按此理论可以解释一些早期接受药物治疗后再进行放射性碘治疗的患者,其对放射线的敏感性要低于未接受药物治疗直接进行放射性碘治疗的患者。

　　Graves 病患者常伴发各种回声结节,有研究认为 Graves 病出现结节的几率为 10%~27%,由于多数是增生结节,因此患者年龄多大于 60 岁或者病程较长。结节多呈实性,边界欠清晰,内部偶尔会有钙化灶,囊变液化较少见(图 7-4 和图 7-5)。另外随访中发现,一部分结节随着病程发展可能会消失,分析认为当局部腺体并未发生明显病理改变时,该部分腺体与周围病变组织之间形成回声差异,导致"假性结节"改变。当病情改善或者进展时,该部分腺体回声与周围组织逐渐一致,"假性结节"消失。Graves 病伴发结节可能发

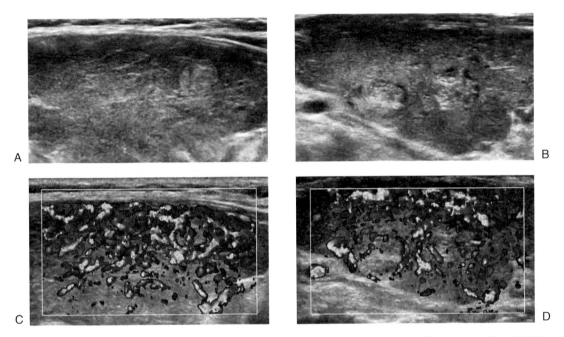

图 7-4　甲状腺功能亢进伴结节。(A)二维灰阶纵断面显像,左叶下极等回声实性结节。(B)二维灰阶纵断面显像,右叶中极等回声不均质结节。(C)彩色多普勒纵断面显像,左叶腺体血流丰富,结节血流分布呈混合型。(D)彩色多普勒纵断面显像,右叶结节血流轻度增加,以周边信号为主。

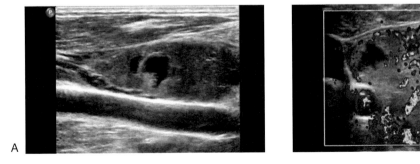

图 7-5　甲状腺功能亢进伴结节。(A)二维灰阶纵断面显像,右叶囊实混合型结节。(B)彩色多普勒横断面显像,结节以周边血流信号为主。

生恶变(<5%),但恶变几率远远低于桥本甲状腺炎伴发结节。

血流分布状态及血流动力学参数

Graves 病患者腺体内部血流信号丰富,可以表现为条状或者片状分布,严重者血流信号几乎完全覆盖腺体(图 7-6)。血流信号丰富主要是由于血管密度增加,其与血管内皮生长因子血清浓度有一定相关性。有学者报道,甲状腺腺内血流分布和上动脉收缩期最高流速与 Graves 病患者的血清 FT3 有良好的相关性,很多经治而未治愈的 Graves 病患者甲状腺血流分布与许多未治患者一样,丰富如"火海样",上动脉流速也依然处于相对较高水准(图 7-7),因此可以认为甲状腺血流分布状态、上动脉收缩期最高流速与甲状腺功能的亢进状态以及血管密度有关。

有文献报道,Graves 病患者甲状腺上动脉以及腺体动脉收缩期最高流速可达 (136±26.4)cm/s,阻力指数 0.64±0.11。一般认为,甲状腺上动脉流速相对于腺内动脉血流而言,对甲状腺功能更有提示作用。有学者认为上动脉收缩期流速可以用来鉴别甲状腺毒血症,以日本人群为例,未治的 Graves 病患者上动脉收缩期最高流速多大于 45cm/s,而破坏性甲状腺毒症的上动脉流速多低于此值,

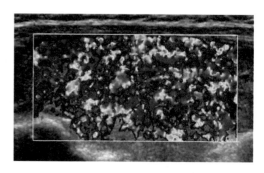

图 7-6 甲状腺功能亢进。血流信号丰富,几乎覆盖整个腺体。

诊断的敏感性为 83.7%,特异性为 92.3%(图 7-8)。根据上述特点,超声能够较好地诊断 Graves 病。研究表明,结合灰阶、彩色多普勒或者能量多普勒,诊断 Graves 病的敏感性和特异性分别为 80.3%和 96.3%,诊断的精确率为 92.9%。

Graves 患者经过有效治疗,甲状腺血流信号明显下降,上动脉流速下降(图 7-9)。甲状腺血流分布状态以及上动脉收缩期最高流速可以作为 Graves 病治疗效果的衡量指标。通过对照研究发现,很多复发的 Graves 病患者,尽管通过服药治疗血清学指标维持正常,但是其腺内血流分布依然呈现丰富状态,与未治患者差异并无统计学意义。一旦停药,甲状腺腺内血流重新增多,单位面积血管数也会增多,提示疾病有复发可能(图 7-10)。因

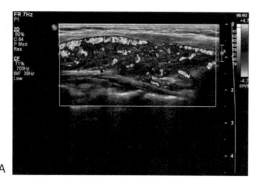
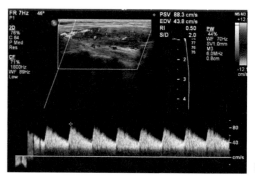

图 7-7 甲状腺功能亢进(放射性碘治疗 7 个月后)。(A)彩色多普勒显示腺体血流较丰富。(B)上动脉收缩期最高流速大于 70cm/s。

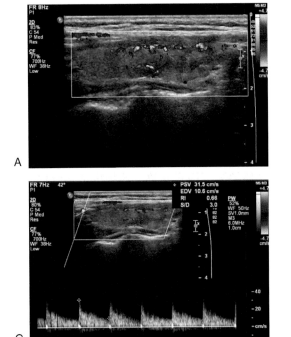

图 7-8　亚急性甲状腺炎。(A)彩色多普勒纵断面显像,腺体血流轻度增多。(B)彩色多普勒横断面显像。(C)甲状腺上动脉流速 31.5cm/s,低于 Graves 病患者水平。

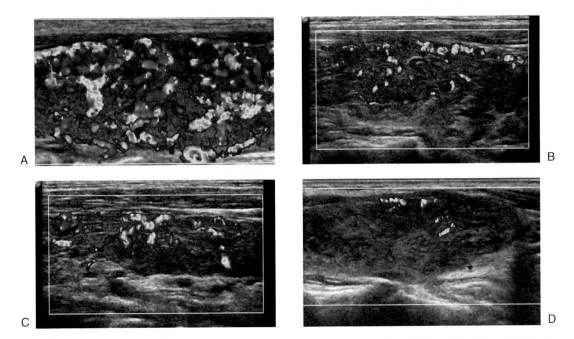

图 7-9　甲状腺功能亢进治疗后声像图演变。(A)治疗前,彩色多普勒血流信号丰富呈"火海样"。(B)放射性碘治疗后 1 个月,彩色多普勒血流信号轻度增多。(C)放射性碘治疗后 5 个月,彩色多普勒血流信号轻度增多,腺体体积减小。(D)放射性碘治疗后 9 个月,彩色多普勒血流信号基本正常。

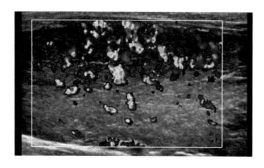

图7-10　甲状腺功能亢进治疗后复发。甲亢药物治疗后病情稳定,14个月后复发,血流信号增多。

此,许多学者有认为甲状腺血流分布状态可以提示Graves病的活跃性。

甲状腺功能减退症

甲状腺功能减退症是指由于甲状腺激素合成、分泌或生物效应不足导致的以甲状腺功能减退为主要特征的疾病。

根据发病原因,可以将其分为三类:

1.原发性甲状腺功能减退,最常见,主要见于自身免疫性甲状腺炎、甲状腺手术后和放射性碘治疗后甲状腺功能减退。

2.继发性甲状腺功能减退,占5%~10%,主要指脑垂体不能产生足够的甲状腺刺激激素来诱导甲状腺腺体产生甲状腺素和三碘甲状腺原氨酸。

3.其他,是指由于下丘脑-垂体-甲状腺轴功能减退导致的功能减退,只占总数的5%。

如果患者仅有血清促甲状腺激素(TSH)水平轻度升高,而血清甲状腺激素(如FT4、FT3)水平正常,患者无甲减症状或仅有轻微甲减症状,称为亚临床甲状腺功能减退症。

病因及流行病学

碘缺乏是导致甲状腺功能减退最常见的原因,其次自身免疫性甲状腺疾病如产后甲状腺炎、桥本甲状腺炎等均能导致功能减退。

主要机制是由于自身免疫系统缺陷,无法保护甲状腺避免自身免疫反应的攻击,腺体遭到破坏后无法再产生足够的甲状腺激素。另外手术切除或者电离暴露破坏甲状腺正常细胞会增加甲状腺功能减退的风险。

先天性甲状腺功能低下患者仅占发病总数的0.02%,主要是因为先天性甲状腺发育不全、下丘脑或垂体刺激激素缺乏症以及T3受体缺陷等因素导致。药物也会导致甲状腺功能减退,以锂为主要成分的情绪稳定剂可以治疗躁狂抑郁症,同样也可以治疗甲状腺功能亢进。

甲状腺功能减退的患病率约为3%。1995年在英国进行的调查发现,自发性甲状腺功能减退的年平均发病率为0.35%,其中男性约为0.06%。亚临床甲状腺功能减退的患病率约为3%~8%,随着年龄增长,女性发病率高于男性。

临床表现

早期症状不明显,表现为疲劳、苍白、皮肤发痒、不耐严寒、便秘、肌肉痉挛、关节疼痛、月经紊乱、心动过缓、情绪忧郁等。后期可见甲状腺肿大、声音嘶哑、皮肤水肿、基础体温偏低。还有一些少见表现如记忆受损、低血糖症、烦躁不安、恶性贫血、吞咽困难以及肾功能受损等。

由于亚临床甲减往往伴有血清总胆固醇(TC)和低密度脂蛋白胆固醇(LDL-C)升高,以及高密度脂蛋白胆固醇(HDL-C)降低,被广泛地认为是心血管疾病的危险因素。有研究发现,TSH水平每升高1mU/L,TC升高0.09~0.16mmol/L,而TSH与LDL-C的关系在胰岛素抵抗的患者中更加密切。亚临床甲减患者可表现为血管内皮功能异常,如血流介导和内皮依赖的血管舒张功能受损。最新的研究发现,亚临床甲减患者大动脉硬化和心肌梗死的患病率较高。

亚临床甲减的孕妇其后代智力发育缓慢。

实验室检查

甲状腺功能减退患者血清学会有以下表现:

1.血清 TT3、TT4、FT3 和 FT4 均可减低,但以 FT4 为主。

2.血 TSH>5.0U/L。

3.甲状腺摄 [131]I 率减低。

4.由慢性淋巴细胞性甲状腺炎引起者,血液中的血清甲状腺过氧化物酶抗体(TPOAb)、甲状腺球蛋白抗体(TGAb)滴度可以明显升高。

亚临床甲状腺功能减退患者则可能表现为:

1.FT4、FT3 正常(或 FT4 轻度下降)。

2.血清 TSH 升高。

3.亚临床甲减存在持续高滴度的 TGAb、TPOAb 预示日后发展为临床型甲减的可能性较大。

超声表现

大小与形态

甲状腺功能减退患者腺体大小与其病因有关。原发性甲状腺功能减退患者,如果因为是先天性甲状腺缺如或者甲状腺全切除术后导致的,甲状腺床区无腺体显示。如果是先天性甲状腺发育不良或者放射性碘治疗导致的,甲状腺体积缩小(图 7-11、图 7-12)。如果是自身免疫性甲状腺炎症导致的,早期甲状腺体积可能增大,进入中后期腺体纤维化萎缩变小。

自身免疫性甲状腺炎症导致的甲状腺功能减退,早期腺体增大时,形态不规则,呈分叶状,表面凹凸不平(图 7-13)。中后期腺体萎缩时,腺体表面呈细锯齿状。

亚临床甲状腺功能减退患者甲状腺体积多数正常。

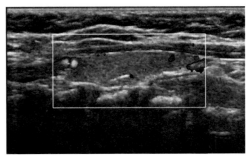

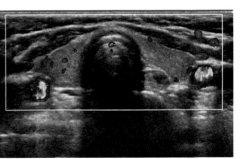

图 7-11　先天性甲状腺功能减退,女,14 岁。(A)彩色多普勒纵断面显像,甲状腺上下径小于 25mm。(B)彩色多普勒横断面显像,血流信号稀少。

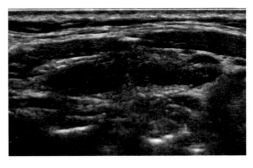

图 7-12　甲状腺功能减退。放射性碘治疗后,甲状腺体积减小。

结构与回声

亚临床甲状腺功能减退患者甲状腺多数回声正常(图 7-14),少数患者腺体内部散在小片状暗区呈"海绵样"分布(图 7-15)。另外一些年轻患者腺内弥散分布滤泡增生囊肿,内部由胶质浓缩凝聚形成的微小强回声,有学者称为"蛙卵征"。

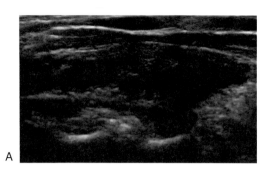
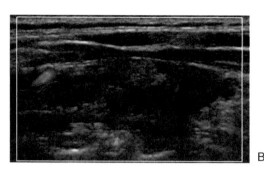

图 7-13　甲状腺功能减退。(A)二维灰阶纵断面显像,甲状腺形态不规则。(B)彩色多普勒纵断面显像,血流信号稀少。

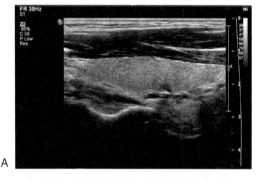
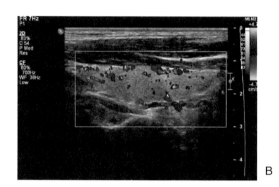

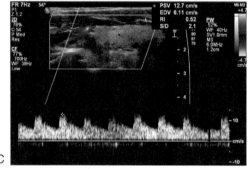

图 7-14　亚临床甲状腺功能减退。(A)二维灰阶纵断面显像,腺体回声正常。(B)彩色多普勒纵断面显像,腺体血流信号稍丰富。(C)上动脉收缩期最高流速降低。

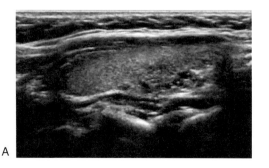
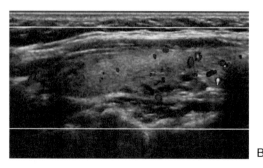

图 7-15　亚临床甲状腺功能减退。(A)二维灰阶纵断面显像,腺体回声正常,见多发低回声暗区呈"海绵样"改变。(B)彩色多普勒纵断面显像。

如果是由桥本甲状腺炎、产后甲状腺炎等自身免疫性甲状腺炎症导致的甲状腺功能减退，早期腺体呈现局限性斑片状低回声，这主要是由淋巴细胞局部浸润导致的。患者腺体内部弥散分布直径 3~4mm 的低回声小暗区，呈"乳酪征"样改变（图 7-16）。如前所述，自身免疫性甲状腺炎症早期，腺体内部出现低回声往往预示最终发生甲状腺功能减退。

随着疾病发展，炎症如果累及整个腺体，滤泡破坏，胶质流失，整个甲状腺回声普遍降低，甚至回声低于颈浅肌群。由于晚期腺体会出现纤维组织增生，因此部分患者常会出现增强条索将腺体分隔成网格样改变（图 7-17）。

部分患者会合并产生结节，一部分是增生形成的真性结节，还有一部分是由于局部腺体未被炎症侵犯，回声相对偏高，形成的孤

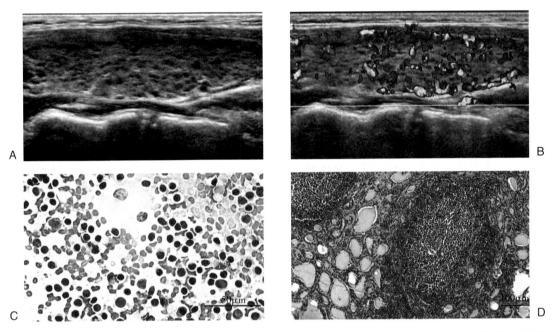

图 7-16　甲状腺功能减退。(A)二维灰阶纵断面显像，腺体内弥散分布低回声暗区呈"乳酪征"。(B)彩色多普勒纵断面显像，腺体血流信号增多。(C)穿刺标本显示上皮细胞和炎症的混合物。(D)组织学切片显示明显的炎症浸润，存在生发中心的两团淋巴滤泡(HE 染色)。

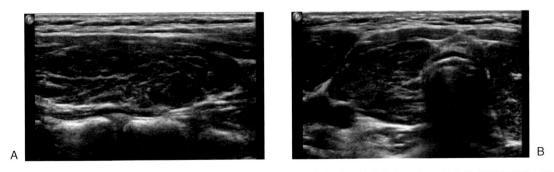

图 7-17　甲状腺功能减退。(A)二维灰阶纵断面显像，腺内见多发增强纤维条索。(B)二维灰阶横断面显像，腺体回声低于颈浅肌群回声。

立"假性结节"。部分患者由于炎症代谢还会形成孤立的钙化灶。这些钙化灶往往直径大于2mm，表面光滑，独立存在于腺体内而不伴随结节存在。

彩色多普勒及动力学参数

很多研究认为甲状腺血流分布与血清TSH以及抗体水平有关，较高水平的TSH可能会使血管内皮生长因子(VEGF)浓度增高，进而刺激血管形成。而较高水平的甲状腺抗体会导致血管密度的增加，也会引起甲状腺血供丰富。

甲状腺功能减退患者以及亚临床甲状腺功能减退患者，早期由于外周循环中TSH维持较高水平，并且血清抗体TGAb和TPOAb明显增高，因此腺体血流信号增多（图7-18），甚至表现为"火海征"。一旦血清学指标降至正常或者进入甲状腺萎缩期，腺体血流分布迅速减少，甚至无血流信号。

血流动力学参数方面，早期部分患者的上动脉收缩期最高流速可能会高于正常人群，但低于Graves病患者。有学者研究后认为，TSH通过加速碘的代谢循环，代偿性增加甲状腺激素的合成和释放，在此过程中血管增生扩张，血流循环速度加快，上动脉流速增高。同样进入萎缩期后，上动脉管径变细，最高流速降低。根据笔者资料统计，中后期的甲

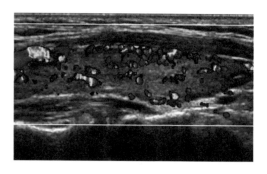

图7-18 甲状腺功能减退。彩色多普勒纵断面显像，血流信号轻度增多。

状腺功能减退患者上动脉收缩期最高流速多低于20~30cm/s（图7-19）。

结节性甲状腺肿

结节性甲状腺肿是由于患者长期处于缺碘或相对缺碘状态，引起甲状腺弥漫性肿大，病程较长后，滤泡上皮由普遍性增生转变为局灶性增生，部分区域出现退行性变，最后由于长期的增生性病变和退行性病变反复交替，腺体内出现不同发展阶段的结节。结节性甲状腺肿实际上是单纯性甲状腺肿自然演变的一种晚期表现。

结节性甲状腺肿患者的部分结节可表现出自主性功能，称为毒性结节性甲状腺肿或称Plummer病。另有一些结节性甲状腺

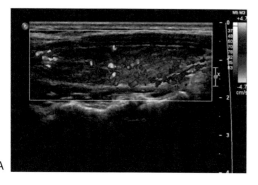
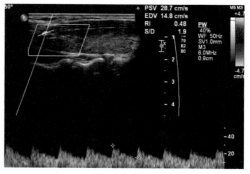

图7-19 甲状腺功能减退。(A)彩色多普勒纵断面显像，血流信号轻度增多。(B)上动脉收缩期最高流速低于30cm/s。

肿,由于上皮细胞的过度增生,可以形成胚胎性腺瘤或乳头状腺瘤,也可能导致甲状腺癌的形成。

病因及流行病学

甲状腺结节的病因与发病机制目前仍未明确,很可能由多因素参与,如遗传、免疫、放射、环境因素、碘缺乏等。

结节性甲状腺肿患者有先天性代谢性缺陷,导致甲状腺代偿性过度增生。54.7%的多结节性甲状腺肿患者的 TGAb 及 TMAb 检测为阳性,16.9%的单结节患者抗体为阳性, 因此可以认为免疫因素参与了结节形成。放射性损伤可以致癌,但运用 ^{131}I 治疗的经验与统计资料证明,放射性 ^{131}I 治疗的主要副作用不是致癌,而是甲状腺功能低下,尤其是远期功能低下。环境中缺少硒、氟、钙、氯及镁等微量元素的摄入也容易导致结节性甲状腺肿的发生。流行病学发现,碘缺乏地区有甲状腺肿伴结节性甲状腺肿流行。总之,结节性甲状腺肿发病机制比较复杂,目前仍不确切,有待研究。

近年来甲状腺组织新生物肿瘤基因突变也被认为与发病有密切关系。有人提出"触发因子-促进因子"理论,主要观点认为由于甲状腺本身在致甲状腺肿物质与放射性损伤或致癌物质促进下,组织细胞内的 DNA 性质变化,促使 TSH 或其他免疫球蛋白物质基因突变,不断发展变化,可导致甲状腺组织增生,甚至癌变。早期未发生自主性功能变化以前,经过治疗有较好疗效,增生结节可以消退,晚期由于自主性功能结节形成或发生其他变化,药物治疗难以治愈,必须手术切除结节。

甲状腺结节很常见,成人发病率为0.4%~5.1%,儿童为0.2%~1.4%,平均3%~5%。随年龄增加发病率增高,20岁约为2%,70岁则达5%,女性多于男性。尸检甲状腺结节发现率为8.2%~65%,平均约40%~50%。如年轻时头颈部有放射暴露史,结节平均发生率进

一步增高。经手术证实结节性甲状腺肿中约有80%为良性结节,其余20%为恶性肿瘤性结节。

临床表现

1.甲状腺肿大程度不一,多不对称。结节数目及大小不等,一般为多发性结节,早期也可能只有一个结节。结节质软或稍硬,光滑,无触痛。有时结节境界不清,触摸甲状腺表面仅有不规则或分叶状感觉。病情进展缓慢,多数患者无症状。较大的结节性甲状腺肿可引起压迫症状,出现呼吸困难、吞咽困难和声音嘶哑等。结节内急性出血可致肿块突然增大并感觉疼痛,症状可于几天内消退,增大的肿块可在几周或更长时间内减小。

2.结节性甲状腺肿出现甲状腺功能亢进症(Plummer 病)时,患者有乏力、体重下降、心悸、心律失常、怕热多汗、易激动等症状,但甲状腺局部无血管杂音及震颤,突眼少见,手指震颤亦少见。毒性结节性甲状腺肿患者年龄多在40~50岁以上, 常有心房纤颤及其他心律失常表现。结节质地中等,结节较大时可发生压迫症状,如发音障碍、呼吸不畅、胸闷、气短及刺激性咳嗽等症状。

3.来自碘缺乏地区的结节性甲状腺肿患者,甲状腺功能可能低下,临床上可发生心率减慢,水肿与皮肤粗糙及贫血表现等。少数患者也可癌变。放射性核素扫描温结节者比较多见,用甲状腺制剂治疗,腺体可缩小。冷结节比较少见, 有临床甲减者可用甲状腺制剂治疗,但往往需要手术治疗。

实验室检查

甲状腺激素测定:一般的实验室检查对确定结节性甲状腺肿并无多大帮助,因为甲状腺激素水平通常是正常的, 所以不能作为诊断标准。但临床一般提倡进行甲状腺功能检查,如 T3、T4、FT3、FT4、TSH 以及血清甲状腺球蛋白等, 某些结节性甲状腺肿患者甲状

腺功能可有改变。某些良性病变的甲状腺球蛋白水平可以升高，如 Graves 病、非毒性甲状腺肿、桥本病或亚急性甲状腺炎等，因此对于结节性甲状腺肿患者来说测定甲状腺球蛋白意义不大。但是如果是毒性结节性甲状腺肿，其甲状腺功能水平可以升高，出现甲亢症状，TRH 兴奋试验测定 TSH 水平对 TRH 无反应。

病理表现

镜下表现与大体标本相关，可以见含胶质较少的小滤泡，也可以表现为含大量胶质的胶质湖。大滤泡上皮呈扁平状，小滤泡则由柱状上皮构成，部分区域见嗜酸性或透明样特征的滤泡上皮。体积较大的结节压迫周围正常组织，可见厚薄不等的纤维包膜，有些完整的纤维包膜，类似于腺瘤包膜。

结节发生继发性改变如出血和纤维化，陈旧性出血可见充满含铁血黄素的巨噬细胞和胆固醇结晶。另外见化生性改变，如骨化生；营养不良区域间质内可见脂肪化生。如果合并存在自身免疫性甲状腺炎，也可以见局灶性或者弥漫性淋巴细胞浸润。

超声表现

大小与形态

如果结节体积不大，并且未向甲状腺表面突起生长，甲状腺体积可能在正常范围内，形态规则，左右叶对称。如果患者病程较长，结节体积较大且向表面突起生长，则甲状腺呈非对称性肿大，形态不规则，严重者会挤压附近器官，如食管、气管和颈部血管等(图 7-20)。

结节本身的形态多数规则，呈现椭圆形或者类圆形，少数增生严重的结节可呈现不规则形态(图 7-21)。结节的边界多数不清晰(图 7-22)，当结节弥散分布于整个甲状腺腺体时，结节边界无法辨认，呈团块样改变(图7-23)。少数结节发生囊性变时，由于囊实回

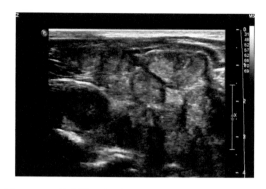

图 7-20　结节性甲状腺肿。甲状腺形态饱满不规则，向前挤压颈浅肌群。

声对比明显，因此结节境界比较清晰(图 7-24)。另外一部分结节由于膨胀性外向生长，挤压周围正常组织，形成所谓的"假包膜"(图7-25)。有时常见到患者甲状腺回声正常，质地均匀，仅见单发性结节，周边见"假包膜"围绕。此类结节需要与甲状腺腺瘤鉴别，由于病理分型中真正意思上的甲状腺腺瘤（主要是嗜酸细胞腺瘤）比较少见，因此诊断为甲状腺结节更为妥当。

回声与结构

多数结节性甲状腺肿患者腺体回声往往呈不均质弥漫性改变，这可能与其发病原因有关。为了弥补缺碘导致的影响，甲状腺上皮细胞常增生以释放更多的激素。由于反复的增生以及纤维化，导致甲状腺回声呈斑驳状。

结节的回声与其发生的病理改变有关，可呈多样性改变(图 7-26)。由于滤泡增生，囊液潴留形成胶质囊肿，这些囊肿常表现为无回声，如果胶质凝集，内部可见微小强回声(图 7-27)。低回声及等回声结节多见，低回声多源于炎症细胞浸润，而并非是恶性肿瘤的特征性表现。这类结节边界多数不清晰，形态不规则，加之背景复杂，因此很容易误诊为恶性肿瘤，需要仔细鉴别(图 7-28)。等回声及高回声结节多见于实性肿块，形态规则，质地均匀或者不均匀(图 7-29)。

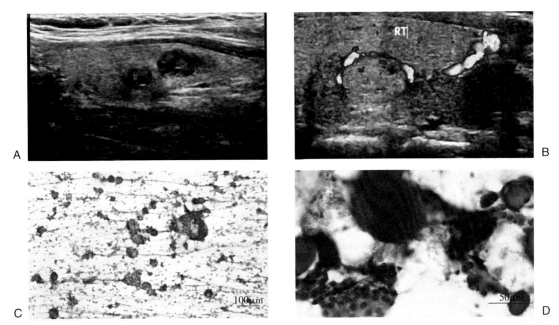

图 7-21 结节性甲状腺肿。(A)二维灰阶纵断面显像,结节形态规则,呈椭圆形。(B)彩色多普勒纵断面显像,结节形态不规则,血流分布以周边型为主。RT:右叶甲状腺。(C)穿刺标本显示滤泡细胞和胶质的混合物。(D)高倍镜显示滤泡上皮呈蜂窝状分布,并且存在深染的胶质(HE 染色)。

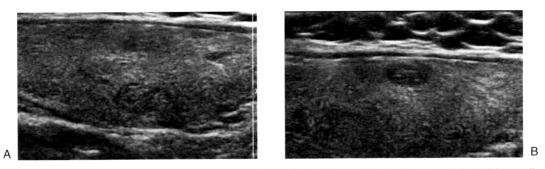

图 7-22 结节性甲状腺肿。(A)二维灰阶纵断面显像,左叶低回声结节边界不清晰。(B)二维灰阶纵断面显像,右叶低回声结节边界不清晰。

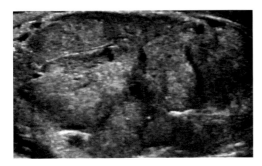

图 7-23 结节性甲状腺肿。结节融合呈团块样,边界不清晰。

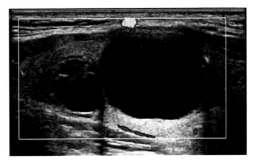

图 7-24 结节性甲状腺肿部分囊性变。

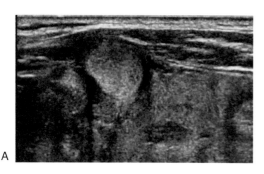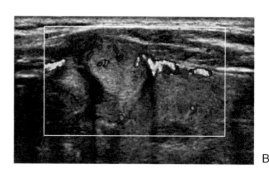

图 7-25 结节性甲状腺肿。(A)二维灰阶纵断面显像,结节周边见不规则无回声暗带。(B)彩色多普勒纵断面显像,结节周边暗带非血管组成。

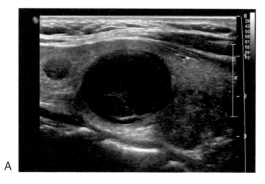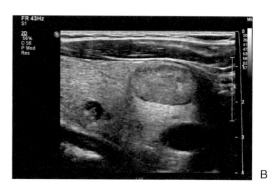

图 7-26 结节性甲状腺肿。(A)左叶腺体内见无回声暗区及稍低回声实质团块。(B)右叶腺体内见无回声暗区及等回声实质团块。

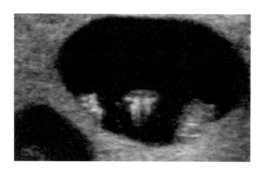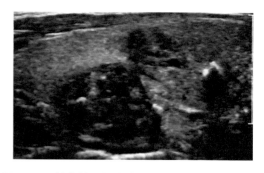

图 7-27 结节性甲状腺肿(多发结节之一)。无回声暗区内部见微小强回声伴彗星尾征。

图 7-28 结节性甲状腺肿。低回声结节,形态尚规则,边界部分不清晰,内部可见增强钙化灶,易与恶性肿瘤混淆。

结节发生囊变、出血、坏死时其内部结构会发生改变,可见规则或者不规则无回声,并有散在微小强回声伴彗星尾征, 如存在实质回声常呈扁平状分布。结节在出血囊变的急

性期,形态饱满,囊液透声不佳,可见浑浊的液体随体位改变活动, 还可见碎屑状坏死物沉积(图 7-30)。此外,内部被纤维分隔呈现"海绵样"或者"蜂窝样"改变的结节也常常可

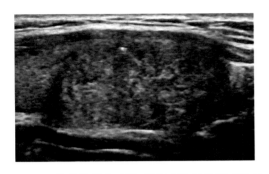

图 7-29 结节性甲状腺肿。等回声结节呈椭圆形,边界不清晰,内部不均质。

见(图 7-31)。

结节性甲状腺肿可以存在各种形式的钙化。钙化既可存在于结节内部,也可以呈"蛋壳样"包绕在结节周围,还可以独立存在于腺体。钙化大小、形态各异,由于结节性甲状腺肿的钙化多是因为营养不良导致,因此以大钙化多见,呈弧形或斑块状分布(图 7-32)。

彩色多普勒及动力学参数

很多结节血流并不丰富,尤其是增生结

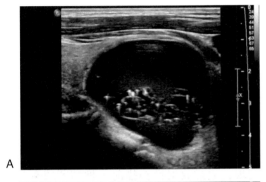

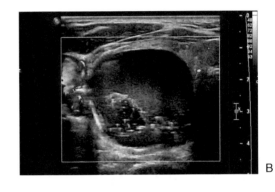

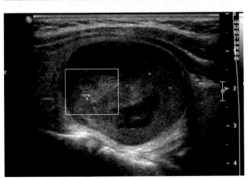

图 7-30 结节性甲状腺肿部分出血囊变。(A)结节内部见高回声分隔,其上附着微小强回声伴彗星尾征。(B)囊腔内见浑浊液体。(C)囊腔内坏死物呈高回声,随体位改变翻动,微小强回声伴彩色闪烁伪像。

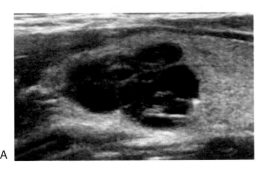

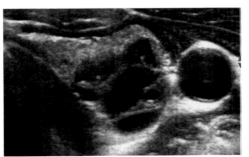

图 7-31 结节性甲状腺肿。(A)二维灰阶纵断面显像,结节内部分隔呈"海绵样"。(B)二维灰阶横断面显像。

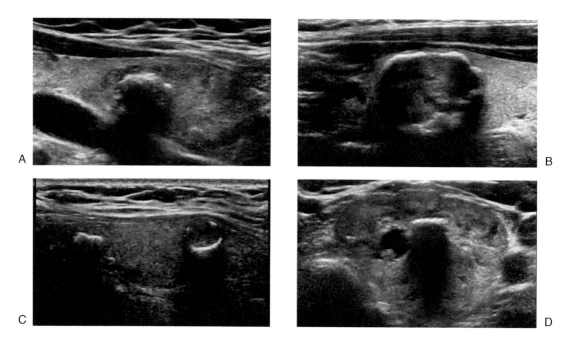

图 7-32   结节性甲状腺肿。(A)位于结节中央的粗大弧形钙化。(B)位于结节周边的"蛋壳样"环状钙化,连续性中断。(C)位于上极的孤立钙化灶和下极"蛋壳样"环状钙化。(D)位于结节中央的粗大钙化合并囊性变。

节或体积较小的结节,但是一部分起源于滤泡上皮的肿瘤,血流分布常比较丰富。有一部分结节能够分泌甲状腺激素,导致患者出现甲状腺功能亢进的临床症状,以前称为功能亢进性滤泡性腺瘤或者毒性腺瘤,现广泛定义为毒性结节性甲状腺肿。毒性结节性甲状腺肿的血流信号有两种表现模式,一种是结节血流基本正常,而甲状腺腺体血流丰富(图7-33);另一种是结节呈现Ⅲ型以上血流,周

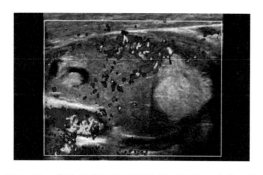

图 7-33   毒性结节性甲状腺肿(免疫型)。腺体血流信号增多,结节血流信号不丰富。

围甲状腺腺体血流分布正常(图 7-34)。研究发现,通过放射性扫描前一种结节约有 89%呈现弥漫性增强,其余病例局部摄取。后一种结节 87.5%的病例只表现为局部摄取。因此学者们认为前者是免疫型毒性结节性甲状腺肿,患者血清中 TRAb 或其他抗体多为阳性。后者被认为是功能亢进型滤泡性腺瘤居多,不同于免疫型毒性结节性甲状腺肿,患者血清抗体多阴性,主要为结节部分功能增高,且具有自主性,即不受垂体之 TSH 调节,而结外的甲状腺组织仍保持正常反馈作用,结节较大(超过 3cm)时,分泌过多甲状腺素就可引起甲亢症状。

结节性甲状腺肿血流的分布形式多样,体积较大的结节周边血流信号多丰富,呈环形分布,并见分支样血流通入结节内部,少数结节血流极其丰富呈花篮样(图 7-35)。体积较小的结节或者囊性结节以周边血流信号为主,内部实质部分见少量点状血流。

结节性甲状腺肿频谱测定,阻力指数多

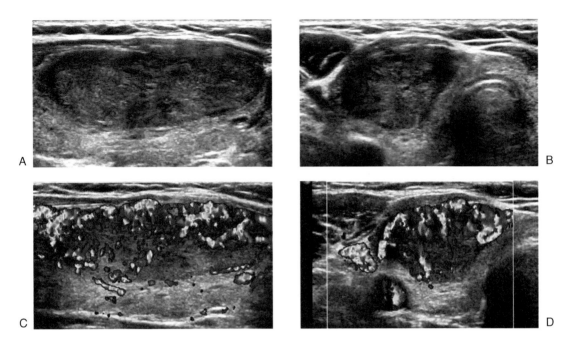

图 7-34　毒性结节性甲状腺肿(功能亢进腺瘤型)。(A)二维灰阶纵断面显像,低回声结节,形态规则,边界欠清晰。(B)二维灰阶横断面显像。(C)彩色多普勒纵断面显像,结节血流丰富,腺体血流正常。(D)彩色多普勒横断面显像。

低于 0.70。如果结节发生出血囊性变,由于血管受膨胀挤压,结节周边血流或者内部实质部分的血流阻力指数均可能增高。另外一些结节由于增生严重,内部血管可能扭曲受压,阻力指数也可能增高,偶有患者阻力指数测定甚至高达 1.00。因此彩色多普勒阻力指数测定诊断恶性肿瘤的特异性不高,需要与其他诊断参数结合考虑。

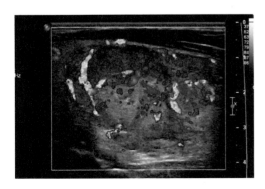

图 7-35　结节性甲状腺肿。结节血流分布呈混合型,血供丰富。

参考文献

1. Nelson M, Wickus G, Caplan RH. Thyroid gland size in pregnancy. An ultrasound and clinical study. Journal of Reproductive Medicine,1987,32:888–890.

2. Berghout A, Wiersinga W. Thyroid size and thyroid function during pregnancy: an analysis. Eu ropean Journal of Endocrinology,1998,138: 536–542.

3. Gomez AN, Andia E, Guma A, et al. Ul trasonographic thyroid volume as a reliable prognostic index of radioiodine –131 treatment outcome in Graves' disease hyperthyroidism. Horm Metab Res, 2003,35: 492–497.

4. Bogazzi F, Bartalena L, Brogioni S,et al. Thyroid vascularity and blood flow are not dependent on serum thyroid hormone levels: studies in vivo by color flow Doppler sonography. European Journal of Endocrinology,1999,140:452–456.

5. Castagnone D,Rivolta R,Rescalli S,et al. Color

Doppler Sonography in Graves' disease: value in assessing activity of disease and predicting outcome. AJR, 1996, 166:203–207.

6. F Boi, M Loy1, M Piga, et al. The usefulness of conventional and echo colour Doppler sonography in the differential diagnosis of toxic multinodular goiters. European Journal of Endocrinology, 2000, 143 339–346.

7. Frates MC, Benson CB, Charboneau JW, et al. Management of thyroid nodules detected at US: Society of Radiologists in Ultrasound consensus conference statement. Radiology, 2005, 237:794–800.

8. Marqusee E, Benson CB, Frates MC, et al. Usefulness of ultrasonography in the management of nodular thyroid disease. Ann Intern Med, 2000, 133: 696–700.

9. Moon WJ, Kwag HJ, Na DG. Are there any specific ultrasound findings of nodular hyperplasia ("leave me alone" lesion) to differentiate it from follicular adenoma? Acta Radiol, 2009, 50:383–388.

10. Bonavita JA, Mayo J, Babb J, et al. Pattern recognition of benign nodules at ultrasound of the thyroid: which nodules can be left alone? AJR Am J Roentgenol, 2009, 193:207–213.

11. Rago T, Vitti P, Chiorator L, et al. Role conventional ultrasonography and colour flow Doppler sonography in predicting malignancy in 'cold' thyroid nodules. Eur J Endocrinol, 1998, 138:41–46.

12. Erbil Y, Barbaros U, Salmaslioglu A, et al. Effect of thyroid gland volume in preoperative detection of suspected malignant thyroid nodules in a multinodular goiter. Arch Surg, 2008, 143:558–563.

13. Cooper DS, Doherty GM, Haugen BR, et al. Revised American Thyroid Association management guidelines for patients with thyroid nodules and differentiated thyroid cancer. Thyroid, 2009, 19: 1167–1214.

14. Gharib H, Papini E, Valcavi R, et al. AACE/AME Task Force on Thyroid Nodules. American Association of Clinical Endocrinologists and Associazione Medici Endocrinologi medical guidelines for clinical practice for the diagnosis and management of thyroid nodules. Endocr Pract, 2006, 12:63–102.

15. Utiger RD. The pathogenesis of autoimmune thyroid disease. N Engl J Med, 1991, 325:278–279.

16. Dayan CM, Daniels GH. Chronic autoimmune thyroiditis. N Engl J Med, 1996, 335:99–107.

17. Pedersen OM, Aardal NP, Larssen TB, et al. The value of ultrasonography in predicting autoimmune thyroid disease. Thyroid, 2000, 10:251–259.

18. Samuels MH. Subclinical thyroid disease in the elderly. Thyroid, 1998, 8:803–813.

19. Moon HJ, Kim EK, Kim MJ, et al. Lymphocytic thyroiditis on fine-needle aspiration biopsy of focal thyroid nodules: approach to management. AJR Am J Roentgenol, 2009, 193:W345–349.

20. Marcocci C, Vitti P, Cetani F, et al. Thyroid ultrasonography helps to identify patients with diffuse lymphocytic thyroiditis who are prone to develop hypothyroidism. J Clin Endocrinol Metab, 1991, 72:209–213.

21. Schiemann U, Gellner R, Riemann B, et al. Standardized grey scale ultrasonography in Graves' disease: correlation to autoimmune activity. Eur J Endocrinol, 1999, 141:332–336.

22. Cappelli C, Pirola I, De Martino E, et al. The role of imaging in Graves' disease: a cost-effectiveness analysis. Eur J Radiol, 2008, 65:99–103.

23. Vitti P. Grey scale thyroid ultrasonography in the evaluation of patients with Graves' disease. Eur J Endocrinol, 2000, 142:22–24.

24. Kurita S, Sakurai M, Kita Y, et al. Measurement of thyroid blood flow area is useful for diagnosing the cause of thyrotoxicosis. Thyroid, 2005, 15: 1249–1252.

25. Ralls PW, Mayekawa DS, Lee KP, et al. Color-flow Doppler sonography in Graves' disease: "thyroid inferno". AJR Am J Roentgenol, 1988, 150:781–784.

26. Vitti P, Rago T, Mazzeo S, et al. Thyroid blood flow evaluation by color-flow Doppler sonography distinguishes Graves' disease from Hashimoto's thyroiditis. J Endocrinol Invest, 1995, 18:857–861.

27. Bogazzi F, Bartalena L, Brogioni S, et al. Color flow Doppler sonography rapidly differentiates type I and type II amiodarone-induced thyrotoxicosis. Thyroid, 1997, 7:541–545.

28. Vitti P, Rago T, Mancusi F, et al. Thyroid hypoe-chogenic pattern at ultrasonography as a tool for predicting recurrence of hyperthyroidism after medical treatment in patients with Graves' disease. Acta Endocrinol, 1992,126:128-131.

29. Rago T, Chiovato L, Grasso L, et al. Thyroid ultrasonography as a tool for detecting thyroid autoimmune diseases and predicting thyroid dysfunction in apparently healthy subjects. J Endocrinol Invest, 2001,24:763-769.

30. Anderson L, Middleton WD, Teefey SA, et al. Hashimoto thyroiditis: part 1, sonographic analysis of the nodular form of Hashimoto thyroiditis. AJR

Am J Roentgenol, 2010,195:208-215.

31. Lagalla R, Caruso G, Benza I, et al. Echo-color Doppler in the study of hypothyroidism in the adult. Radiol Med, 1993,86:281-283.

32. Ott RA, McCall AR, McHenry C, et al. The incidence of thyroid carcinoma in Hashimoto's thyroiditis. Am Surg, 1987,53:442-445.

33. Anderson L, Middleton WD, Teefey SA, et al. Hashimoto thyroiditis: part 2, sonographic analysis of benign and malignant nodules in patients with diffuse Hashimoto thyroiditis. AJR Am J Roentgenol, 2010, 195:216-222.

第 8 章

甲状腺结节性疾病

由于被调查人群不同，甲状腺结节的发病率存在一定差异，一般认为，甲状腺良性结节是常见疾病。在美国，4%~7%的成年人体检时通过触诊发现甲状腺结节，而通过超声检查或者尸检发现甲状腺结节的人群比例更高，可达 30%~50%。但是甲状腺恶性结节的发病率仅为 1%~5%，约占外科手术的 14%。也有报告称甲状腺癌约占全身恶性肿瘤的 1.3%，其中女性占 73%，男性占 27%。大多数甲状腺结节只需跟踪随访，临床医生面临的问题就是如何识别那些需要干预处理的结节，然后进一步检查(如 FNA)或者手术治疗。

美国甲状腺协会和美国临床内分泌医师协会最近出版的指南针对临床触诊甲状腺结节患者都建议进行超声检查。该操作建议基于以下原则：

1.通过超声检查明确触诊诊断。结节应当是一个与周围正常甲状腺组织存在分界的病灶。大约有 1/6 的患者通过临床触诊诊断为甲状腺结节，但是随后的超声检查并未发现结节。多数触诊异常是由于甲状腺肿大或者形态不规则导致的，超声检查可以排除此类误诊。

2.查找值得提交 FNA 检查、但临床触诊未能发现的结节。50%的触诊结节患者在随后的超声检查中还能发现另外一些结节，其中只有 20%的结节直径大于 10mm，除非向甲状腺表面突起生长，否则很难通过临床触诊发现。

3.为 FNA 提供引导。对于液化部分大于 50%的结节，非超声引导 FNA 常因为取样点位于液化部分，导致穿刺失败。超声引导下进行抽吸活检可以提高精确度，降低因取样失败导致的假阴性率。此外，如果结节紧贴甲状腺后包膜生长，经由触诊进行 FNA 也容易失败，此时需要超声引导操作。

4.明确结节超声特点。甲状腺恶性肿瘤具有特定的超声征象，包括：低回声，敏感性 81%(48%~90%)，特异性 53%(36%~92%)；形态不规则，敏感性 55%(17%~84%)，特异性 80%(62%~85%)；缺少晕环，敏感性 66%(33%~100%)，特异性 43%(30%~77%)；微钙化，敏感性 44%(26%~73%)，特异性 89%(69%~98%)；内部血流增多，敏感性 67%(57%~74%)，特异性 81%(49%~89%)。依据特征性超声表现，可以发现可疑的甲状腺恶性肿瘤，并提交 FNA。

超声既可以作为正常人群健康体检的例行常规检查，也可以作为触诊检查异常的首选影像学检查。有两类人群强烈建议进行超声检查。第一类，儿童时期头颈部接受放射性辐射或治疗者，超声能够及早发现肿块并进行干预。第二，有甲状腺癌家族史者。有报道称近 10%的甲状腺乳头状癌患者具有家族史，而对于髓样癌患者，无论是散发性还是 MEN(Ⅱ)型(多发性内分泌肿瘤Ⅱ型)，只要 RET 致癌基因发生转化，均应常规超声检查甲状腺及引流区淋巴结。

甲状腺腺瘤

甲状腺腺瘤是起源于甲状腺滤泡细胞的良性肿瘤。按照组织学特点可以分为滤泡性腺瘤和非滤泡性腺瘤,临床以前者多见。常见组织学亚型包括:巨滤泡型腺瘤(胶样腺瘤);正常滤泡型腺瘤(单纯型腺瘤);小滤泡型腺瘤(胎儿型腺瘤);嗜酸细胞型腺瘤;不典型腺瘤;功能性腺瘤等。还有一些其他罕见的腺瘤,如:乳头状增生腺瘤,脂肪腺瘤,透明细胞型腺瘤等。

病因及流行病学

滤泡性腺瘤的发生与电离辐射有关,有研究表明在青春期之前接受辐射暴露的人群发生滤泡性腺瘤的危险性是正常人群的16倍。碘缺乏是滤泡性腺瘤高发的另一个危险因素,有学者认为甲状腺刺激激素升高刺激了甲状腺滤泡上皮细胞增殖,导致腺瘤形成,但此理论有待证实。

基因与分子遗传因素在滤泡性腺瘤的形成过程中也起一定作用。细胞基因研究表明,接近半数的滤泡性腺瘤患者存在染色体数目的异常,其中以7号和12号染色体增多常见。还有一种异常就是染色体移位,研究认为染色体移位可以促使细胞分裂,最终影响细胞凋亡。杂合体丢失是肿瘤生长的重要特征,主要指染色体区域性缺失,而缺失区域又是肿瘤抑制基因存在部分。滤泡性腺瘤患者具有较高的杂合体丢失概率,缺乏肿瘤抑制基因,因而导致肿瘤生长。此外,还能在滤泡性腺瘤中观察到一些体细胞突变的现象。

由于单纯依靠细针穿刺细胞学检查难以诊断滤泡性腺瘤,因此甲状腺滤泡性腺瘤的发病率难以确定。尸检认为滤泡性腺瘤的发病率为3%~5%。沿海地区的发病率高于内陆地区,男女比例为1:5。

临床表现

甲状腺腺瘤患者多无自觉症状,体检超声检查时偶尔发现。患者颈前区可触及无痛性包块,单发居多,外形为圆形或者椭圆形,边界清晰光滑,活动度好。少数腺瘤迅速增大可能压迫喉返神经引起声音嘶哑。部分患者因上呼吸道感染或其他诱因,会发生腺瘤出血囊变,颈前区出现突然增大的疼痛性肿块,缓解期后囊液部分吸收,体积变小。另外,部分功能性腺瘤患者可具有甲状腺功能亢进表现。

实验室检查

多数甲状腺腺瘤患者甲状腺功能及相关抗体可在正常范围。功能性腺瘤患者可出现三碘甲状腺原氨酸(T3)和甲状腺素(T4)升高,促甲状腺素(TSH)可降低或正常,甲状腺吸碘率增高。

病理表现

组织学特征

镜下观察,滤泡性腺瘤为包膜完整的滤泡性病变,组织结构及细胞形态特征有别于周围的滤泡上皮。包膜完整,中等厚度,呈平行多层,偶尔见血管壁平滑肌产生的胶原镶嵌其中。包膜内的胶原纤维及血管壁可发生黏液样变性,偶尔包膜可见钙化。

腺瘤主要是由均匀的立方细胞或黄体样细胞构成,功能性腺瘤的细胞呈高柱状,细胞质丰富,嗜酸性。细胞境界清晰,细胞核明显,圆形较小。普通型腺瘤细胞内可见一个或多个不显眼的核仁,偏心分布。

肿瘤间质通常稀疏,一些腺瘤间质水肿或发生玻璃样变。有些腺瘤常发生继发性改变,包括出血、水肿、缺血性坏死、囊性变、纤维化及玻璃样变、钙化或软骨化生,鳞状上皮化生少见。

免疫组织化学

滤泡性腺瘤细胞的免疫组织化学表达类似于正常甲状腺细胞，常用的标记物是 Tg、TTF-1 和 PAX8。Tg 是最具特色的标记物，标记细胞质及胶质腔缘。所有的肿瘤细胞 TTF-1 标记显示细胞核呈强表达，但是 TTF-1 不是甲状腺滤泡细胞的特异性标记物，其尚可标记甲状腺 C 细胞、甲状腺髓样癌、肺肿瘤以及不同部位起源的小细胞癌。PAX8 是新近引入的免疫标记物，所有腺瘤呈现阳性，其特异性有待进一步确认。

超声表现

二维灰阶显像

部位与大小

甲状腺腺瘤多为单发结节，可以分布于甲状腺任何部位。腺瘤大小多为 20~30mm，如发生出血囊变，结节最大径可达 50mm 以上，少数结节可以占据整个甲状腺单侧叶。超声医师应当重视随访过程中结节径线的变化。腺瘤在短期内会因为出血囊变或者囊液吸收导致结节径线变化，如果实性结节短期内迅速增大，应考虑排除恶变可能。

形态与边界

甲状腺腺瘤多呈椭圆形或者类圆形（上下/前后径比值大于 1），形态规则，无分叶状改变（图 8-1）。当腺瘤内部发生出血囊变时，外形更趋向于类圆形或者圆形（图 8-2）。由于甲状腺腺瘤多为单发，且膨胀性生长，因此结节与周围正常组织分界清晰。

结构与回声

按照结节内部囊实结构所占比，可以大致将腺瘤分为：囊性、囊实混合性和实性三类。囊性腺瘤不常见。囊实混合性腺瘤多由于体积较大的腺瘤发生出血坏死等退行性变导致腺瘤内部出现不规则无回声或低回声，部分囊腔透声不佳，会出现细小点状高

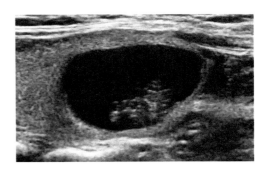

图 8-1　甲状腺腺瘤。形态规则，结节上下/前后径比值为 1.73。

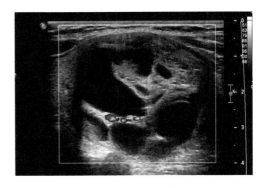

图 8-2　甲状腺腺瘤。结节上下/前后径比值为 1.06。

回声以及散在絮状回声漂浮（图 8-3）。陈旧性出血会在囊腔内形成高回声团块状结构（图 8-4）。

按照实质部分回声可以将腺瘤分为高回声、等回声以及低回声。多数实性腺瘤表

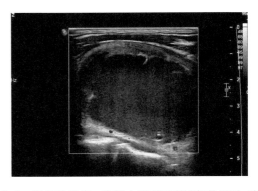

8-3　甲状腺腺瘤。囊腔内见高回声呈絮状漂浮，随体位改变活动。

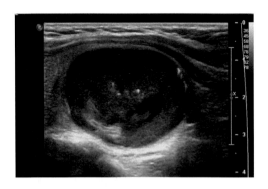

图 8-4　甲状腺腺瘤。陈旧性出血部分机化后回声增高,呈团块样改变。

现为等回声或者高回声结节(图 8-5),根据笔者研究发现,约有 14% 的腺瘤表现为低回声。这部分滤泡性腺瘤多属于小滤泡亚型,胶质含量较少,间质缺少血管及纤维组织,因而物理界面单一,超声表现为低回声结节(图 8-6)。

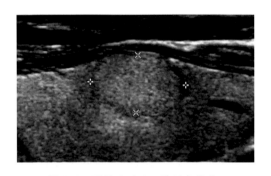

图 8-5　甲状腺腺瘤。等回声结节。

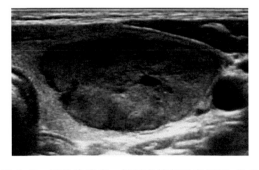

图 8-6　甲状腺腺瘤。低回声结节形态规则,边界清晰。

周边暗带

各类甲状腺结节均可出现周边暗带,良性结节的检出率高于恶性结节。部分学者研究发现,恶性肿瘤存在周边暗带的比例约为 53%。暗带出现的机理不同,因此超声特点也不尽相同。腺瘤周边暗带多完整纤细,宽窄一致(图 8-7)。

钙化

腺瘤如果发生代谢异常或者因血供不充分而导致营养不良时,内部会出现钙化。钙化体积中等,表面光滑,可出现于腺瘤内部中央或者周边。囊变腺瘤内部因为胶质凝集常出现微小强回声(图 8-8)。

彩色多普勒显像

血流分布

甲状腺结节的血流分布形态一般分为四类:一类,无血流分布;二类,周边血流,内部无血流或极少量分布;三类,周边及内部均有血流分布;四类,只有内部血流,周边无血流分布。也有学者将甲状腺结节的血流分布情况分为四级:一级,结节无血流;二级,结节仅有周边血流;三级,中等量血流由周边通入结节;四级,结节血流丰富。研究认为彩色多普勒在甲状腺结节的良恶性诊断中有较高的价值,三、四级血流分布形态是恶性肿瘤的特征性表现。很多研究对血流分布形态的预测价值进行评估,结论各不相同。有学者认为彩色

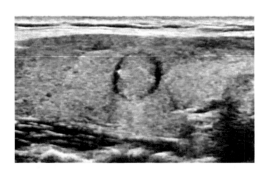

图 8-7　甲状腺腺瘤。结节周边存在规则完整的无回声暗带。

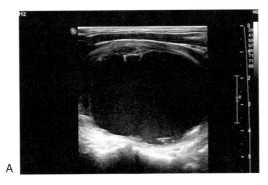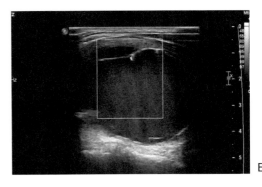

图 8-8　甲状腺腺瘤囊变。(A)二维灰阶纵断面显像,囊壁附着微小强回声,伴彗星尾征。(B)彩色多普勒纵断面显像,微小强回声后方出现彩色闪烁伪像。

多普勒或者能量多普勒血流显示与滤泡细胞的增殖活跃度相关, 因此甲状腺滤泡性腺瘤也可以表现为三级或者四级血流分布(图 8-9),单纯以血流分布形态作为良恶性鉴别诊断标准,诊断价值并不高。

血流参数

日本学者研究认为, 良性滤泡性肿瘤内部血管的最低流速以及搏动指数 $(PI, V_{max}-V_{min}/V_{mean})$ 有别于滤泡状癌,而最高流速却并无差异。并且研究结果显示,PI 指数的 ROC 曲线分析线下面积为 78%, 特异性为 79%, 敏感性为 69.1%,据此认为综合二维灰阶超声特征,彩色多普勒表现以及血流参数测定,有助于鉴别滤泡性肿瘤的良恶性。另有学者

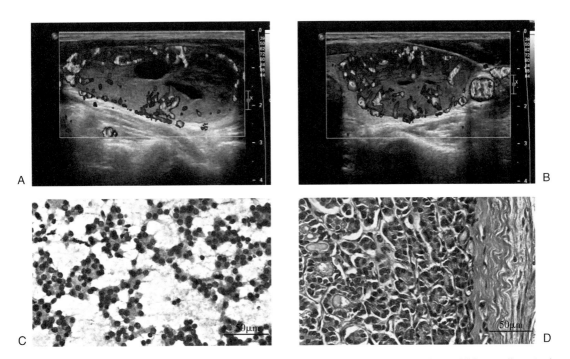

图 8-9　甲状腺腺瘤。(A)彩色多普勒纵断面显像,结节血流丰富,呈四级。(B)彩色多普勒横断面显像。(C)穿刺标本显示清晰的背景下呈小滤泡结构。(D)组织切片显示完整的纤维包膜(HE 染色)。

研究认为，可以将结节内部血流阻力指数 0.75 作为诊断良恶性的界定值，特异性 (97%)和阴性诊断率(92%)较高。

非典型腺瘤超声表现

　　非典型腺瘤是指具有非典型组织学特征但无包膜或者血管侵犯的滤泡性腺瘤。此类腺瘤约占甲状腺腺瘤的 2%，组织学表现为细胞高度增生，细胞核不典型，出现梭形等非常规细胞。包膜增厚并且包膜内有腺瘤细胞迁移，核分裂象增加同时伴有自发性坏死。本病为良性病变，但是其超声表现与多数腺瘤略

有差异。结节外形规则，多呈类圆形或者站立形。结节多为等回声或者稍高回声，内部回声均匀，钙化少见。由于前述病理特点，结节周边多见暗带，并且暗带宽窄不一，彩色多普勒显像提示暗带并非由血管组成。脉冲多普勒测定结节内部通常测及高阻力动脉频谱，其中原因可能与血管扭曲有关(图 8-10)。

甲状腺癌

　　甲状腺癌是源于甲状腺上皮以及 C 细胞的恶性肿瘤，约占全身恶性肿瘤的 1.3%~

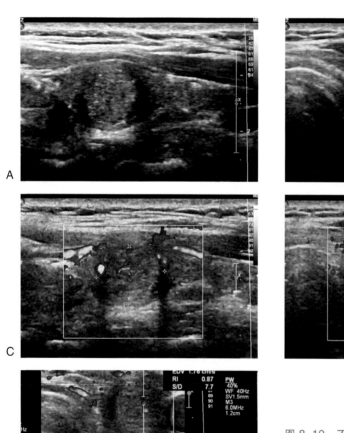

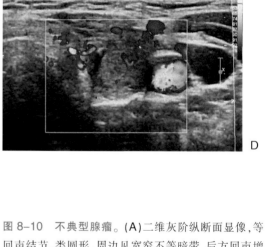

图 8-10　不典型腺瘤。(A)二维灰阶纵断面显像，等回声结节，类圆形，周边见宽窄不等暗带，后方回声增强。(B)二维灰阶横断面显像。(C)彩色多普勒纵断面显像，血流呈混合型分布。(D)彩色多普勒横断面显像。(E)频谱测定，结节内部测及高阻力动脉血流，RI:0.87。

1.5%。按病理类型，大致可分为乳头状癌（80%）、滤泡状癌（11%）、髓样癌（4%）、胡特细胞癌（3%）、未分化癌（2%）等几类。乳头状癌恶性度较低，病程长，可生存 15~20 年，较早出现颈部淋巴结转移，但预后较好。滤泡状癌生长较快，属中度恶性，容易通过血运转移。未分化癌恶性度较高，发展快，病程短，转移迅速，预后不良。此外，还有淋巴系统恶性肿瘤以及转移癌，甲状腺肉瘤及恶性畸胎瘤等比较少见。

据报道，美国甲状腺癌的发病率为 1%（男 0.33%；女 0.83%），并且还在以每年 6.2% 的速度增长。甲状腺癌已经位列女性最常见的恶性肿瘤第六位，在 15~24 岁的恶性肿瘤患者中，7.5%~10% 为甲状腺癌患者。2009 年美国新增甲状腺癌患者 37200 例。尸检甲状腺癌发现率还高于临床的发病率，例如，美国为 6%，日本则高于 20%，而且其中不少是在显微镜下发现的微小甲状腺癌。有研究表明，在尸检时发现甲状腺癌的患者生前并没有发现甲状腺异常，因此并不是患者的致死因素，这些微小癌甚至可能没有明显的生物学意义。

2009 年美国大约有 1630 例甲状腺癌患者死亡。甲状腺癌的发病率与死亡率之间存在的较大差异表明甲状腺癌病情发展相对缓慢，生存时间较长，绝大多数患者预后较好。但仍有少数甲状腺癌患者因肿瘤局部侵犯，或者远处转移最终致死。

年龄是影响甲状腺癌死亡的重要因素之一，在分化型甲状腺癌更是如此，年龄越大的患者死亡率越高。在美国癌症联合会（American Joint Committee on Cancer，AJCC）对甲状腺癌的分期中，年龄是一个重要的指标。为评价和判断预后，美国和欧洲通过综合分析临床和病理特点，建立了多个预后评价体系，较著名的有 EORTC 预后指数（European Organization for Research on Treatment of Cancer，EORTC prognostic index）、AGES 评价体系

（年龄、肿瘤分期、范围、大小）等。这些系统综合分析患者的年龄、性别，肿瘤的大小，肿瘤的组织学分级，肿瘤侵犯甲状腺包膜与血管的程度，淋巴结转移或远处转移的情况进行判断，年龄始终成为一个独立的预后指标。

另一个影响甲状腺癌患者死亡的重要因素是病理类型。多数甲状腺癌患者的临床经过几乎与良性肿瘤相似，而部分患者病情迅速发展而致死。分化良好的乳头状癌和滤泡状癌死亡率较低，术后 10 年生存率乳头状癌为 88%，滤泡状癌为 71%，致死性最大的是未分化癌。

甲状腺乳头状癌

病因及流行病学

乳头状癌是甲状腺癌的最常见病理类型，1973 年乳头状癌占甲状腺癌的 74%，2003 年上升至 87%，最近已经高达 90%。乳头状癌的高发病率可能与以下因素有关。其一，高频超声的广泛使用，高分辨率及灵敏度的超声设备使得临床能够发现 2mm 左右的微小癌。其二，病理学对于组织学分类进行了调整。以往曾经被诊断为滤泡状癌的一部分甲状腺肿瘤按照最新定义，已划入滤泡亚型乳头状癌范畴。

乳头状癌患者女性较多，男女比约为 1:2~1:3。年龄分布可出现双峰样特征，30 岁前后为第一个高峰，以女性及 15 岁以下的儿童多见，晚年可出现第二次高峰。

乳头状癌的致病原因很多，可能包含如下因素。

碘

碘是人体必需的微量元素，碘缺乏是地方性甲状腺肿或者结节性甲状腺肿的发病原因。碘缺乏导致甲状腺激素合成减少，促甲状腺激素（TSH）水平增高，刺激甲状腺滤泡增生，引起甲状腺肿。但碘缺乏是否为甲状腺癌的发病原因，目前意见尚不一致。因为研究发

现在地方性甲状腺肿流行区滤泡状癌有较高的发病率，而非乳头状癌。有资料指出，实施有效的碘盐预防后乳头状癌的发病比例增高，同时发现高碘饮食地区乳头状癌的发病率也较高，因此认为高碘饮食可能增加乳头状癌的发病率。

电离辐射

电离辐射是分化型甲状腺癌主要的，也是唯一确定的危险因素。很多研究明确儿童时期过早或者过量接受放射性治疗，甲状腺癌发生率会有所增高。无论是对原子弹爆炸后日本长崎和广岛或者是切尔诺贝利核事故影响地区，流行病学调查均证实电离辐射是甲状腺癌发病的危险因素。X 线比 ^{131}I 更具有致癌作用，放射性物质可引起甲状腺细胞基因突变，并致相当量的细胞死亡，分泌甲状腺激素减少，刺激 TSH 分泌增多，以促进细胞增殖而致癌变。但是用于诊断目的的 X 线照射以及治疗甲状腺功能亢进的 ^{131}I 并未发现增加患病风险。

性激素的作用

生育期女性乳头状癌发病率较高，提示激素在乳头状癌的发病中可能发挥作用。临床有经产妇、早期绝经、避孕药以及高龄初产等因素增加患甲状腺癌风险的报道。10 岁以前甲状腺癌的发生率没有明显的性别差异，但 10 岁后女性的发生率明显增加。由于女性内源性雌激素分泌的增加在 10 岁左右开始，因此认为雌激素分泌增加有可能与青年人甲状腺癌的发生有关。因为激素必须通过受体对组织产生作用，故有学者研究了甲状腺癌组织中性激素受体，并发现存在雌激素受体（ER）和孕激素受体（PR），而且甲状腺癌组织中 ER、PR 的表达明显高于正常甲状腺组织、结节性甲状腺肿。但性激素对甲状腺癌的影响至今尚无定论。

甲状腺良性病变

甲状腺良性疾病史已经证明是乳头状癌的危险因素。孤立性结节能增加罹患恶性肿瘤的危险性近 30 倍，多发性结节只增加 6~9 倍。RAS 基因的突变常见于滤泡性腺瘤，并能使之向恶性转化。还有一个因素是增生结节的细胞增殖率增高，可能会通过提高分裂细胞突变的几率来促进转化。

遗传因素

甲状腺癌患者直系亲属患癌的危险比普通人群高 5~9 倍。研究表明 5%的乳头状癌具有家族性。

乳头状癌还有一些分子遗传学的改变。BRAF 突变是最常见的，其与恶性肿瘤的侵袭性有关，能使肿瘤更易去分化。RET/PTC 重排可以激活 MAPK 通路，使培养的甲状腺细胞转化，并使转基因小鼠发生乳头状癌。RAS 基因的点突变仅见于 10%的乳头状癌，且只与滤泡亚型乳头状癌有关。

临床表现

乳头状癌早期临床症状不明显，偶然发现颈部肿块，体积较小者常于体检时发现，多无自觉症状。结节多表现为单发性，少数为多发性，质地较硬，边界不规则，活动度差。肿块生长缓慢，无明显的不适感。结节逐渐增大后可导致声音嘶哑，呼吸不畅，吞咽困难或局部压痛等压迫症状，颈内静脉受压时，可出现患侧静脉怒张与面部水肿等体征。乳头状癌恶性程度低，转移较晚，常侵犯淋巴管，故早期多见颈部淋巴结转移，后期可发生远处转移，如肺、骨转移等，甚至发生病理性骨折。患者甲状腺功能多数在正常范围。

临床检查

（1）甲状腺球蛋白（thymoglobulin，TG）测定：TG 值>10ng/ml 为异常。任何甲状腺疾病的活动期，如单纯性甲状腺肿、结节性甲状腺肿、甲状腺功能亢进、亚急性甲状腺炎、甲状腺瘤及甲状腺癌等，均可发现血清 TG 升高，故 TG 不能作为肿瘤标志物用于定性诊断。但甲状腺全切除患者，且 ^{131}I 治疗后无正常甲状腺组织的患者，正常情况下无法测及 TG。如发现 TG 增高，则表明体内可能有甲状腺癌的复发或者转移，此时 TG 可作为特异性的肿瘤标志物，了解体内是否有甲状腺癌复发或转移。测定 TG 前应停止服用甲状腺片（T4 或 L-T4），以免干扰检查结果。

（2）甲状腺功能检测：甲状腺癌患者都应进行甲状腺功能检测，包括血浆 PBI，血清 T3、T4、FT3、FT4、TSH 及 TGA、TMA 等。

（3）甲状腺功能成像：甲状腺癌组织血管增多，血流加快，因而可用锝作为显影剂进行甲状腺动态显像，对甲状腺结节进行鉴别诊断。动态成像时，正常甲状腺在 16s 左右开始显像，并逐渐增强，22s 左右达高峰。而甲状腺癌结节在 14~18s 显像，16s 达高峰，如果是甲状腺良性肿物，甲状腺结节在 30s 内不显影。

病理表现

组织学特征

细胞一般为立方形或低柱状，排列于乳头间质或肿瘤性滤泡的基底膜上，胞核具有如下特征性改变：

1）核增大：乳头状癌细胞的核一般比非肿瘤性上皮细胞核大 2~3 倍。

2）核排列拥挤、重叠：覆盖肿瘤性乳头或滤泡的细胞核常见重叠，反映了核增大和杂乱排列。

3）核轮廓不规则：与正常甲状腺细胞圆形、光滑的核相比，乳头状癌的核可以呈卵圆形、新月形或三角形，伴有切迹。

4）核内假包涵体：由于核膜内陷，部分胞质牵拉入胞核区域所致。核内假包涵体呈圆形，染色与胞质相同，周围有清晰的核膜为界。

5）核沟：此特点是核轮廓显著不规则的直接结果，常表现为与核长轴一致的纵行皱褶，呈咖啡豆样。

6）毛玻璃样改变：胞核着色空淡、苍白、半透明状，核染色沿核膜边缘聚集，光镜下核变得比较透亮，而核膜显得增厚而清晰。

40%~50% 的乳头状癌可见砂砾体，满足以下条件的钙化灶才能称为砂砾体：①圆形；②呈同心板层状钙沉积；③必须位于肿瘤间质或者淋巴腔隙，而不是位于滤泡腔。砂砾体也能存在于很多良性疾病，但是符合上述三项条件的砂砾体很少见于乳头状癌以外的病变。

除了乳头轴心内纤维性间质，乳头状癌常见散在纤维区，这种表现可见于 50%~90% 的病例。纤维束穿过肿瘤结节，或者位于结节外周形成假包膜。纤维化区域一般细胞数较少。

免疫组化

1）甲状腺球蛋白：甲状腺球蛋白（TG）阳性程度取决于肿瘤细胞的分化程度和组织学亚型，低分化癌所含 TG 低于分化较好的癌，乳头状癌和滤泡性肿瘤 95% 以上表达 TG，因为甲状腺癌的腺外转移灶也表达 TG，因此 TG 在确定转移性肿瘤是否起源于甲状腺有特定价值。

2）TTF-1：几乎所有的乳头状癌都呈弥漫性核强阳性。

3）甲状腺转录因子：PAX8 是一种转录和调节因子，对甲状腺发生和分化至关重要，在甲状腺乳头状癌显示强核阳性。但是很多未分化癌和髓样癌 PAX8 表达也可呈阳性。

4）galectin-3：大部分乳头状癌 galectin-3 阳性，通常不见于非肿瘤性甲状腺细胞。

超声表现

二维灰阶显像。

部位与大小

很多研究通过大样本调查表明，甲状腺癌的发病率在单发或多发结节患者中并无差异。位于峡部的恶性肿瘤以乳头状癌居多，而滤泡状癌和髓样癌则好发于右侧叶。

单发性乳头状癌结节常位于甲状腺中极或下极，多发性结节中有部分为多发癌性结节（图 8-11），病灶分布于各区，差异无统计学意义。如果连续完整追溯这部分甲状腺癌患者的超声检查可以发现，患者最初是单发

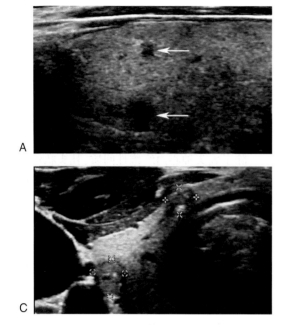

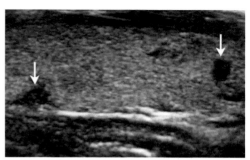

图 8-11 甲状腺多灶性癌性结节。(A)结节均位于甲状腺上极。(B)结节分别位于甲状腺上极、下极。(C)结节分别位于内侧接近峡部以及外侧接近血管。

病灶,其余癌性结节为腺内播散导致。真正意义上多灶性癌性结节,即最初发病时即存在两个以上病灶的患者少于 30%。另有少数患者发生腺外播散,如癌性结节靠近前包膜,则可能向颈浅肌群播散,靠近后包膜生长的癌性结节则多向甲状腺后包膜播散(图 8-12)。

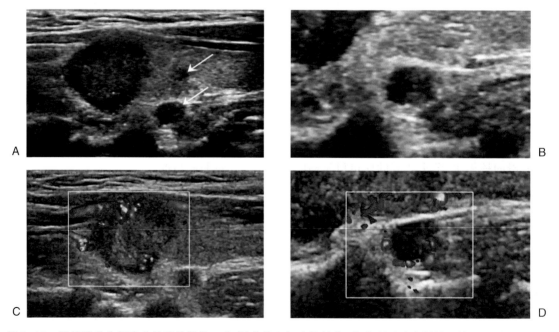

图 8-12 甲状腺乳头状癌合并腺外播散。(A)甲状腺上极癌性结节,箭头所示为中极另一病灶以及后包膜处腺外播散病灶。(B)腺外播散病灶内部回声不均匀,未见淋巴结门部结构。(C)上极结节以周边血流分布为主。(D)腺外播散病灶以周边血流分布为主。

结节的大小并非是乳头状癌诊断的要素。有学者前瞻性研究了 365 例甲状腺多发结节患者,只有 41 例(11.2%)恶性结节是最大结节。甲状腺微小癌占甲状腺癌的比例约为 20%~35%,如果单纯以大小衡量结节的良恶性,会导致漏诊。但是就超声诊断而言,体积越大,恶性结节的检出率越高,理论上直径大于 7mm 的结节更容易检出。

通过研究体积较小的乳头状癌发现,此类结节内部的肿瘤细胞分布呈非均匀性,即肿瘤细胞呈灶性分布,非肿瘤成分占据约 1/3。这样的组织学特点也容易造成 FNA 出现假阴性结果。另外有学者研究发现,体积小于 0.5mL 的乳头状癌内部纤维化面积常大于 30%,超声更多表现为低回声,并且内部质地均匀。

形态与边界

乳头状癌结节形态多为不规则,这与恶性肿瘤特有的浸润性生长方式有关。肿瘤细胞从突破处侵犯正常组织,声像图就表现为该区域回声异常,按照不同形态,可表现为毛刺样、乳头状、分叶或者花瓣状(图 8-13)。

在很多指南或文献里,上下/前后径比值(longitudinal/anteroposterior diameter ratio, L/A ratio)≤1 是甲状腺恶性肿瘤的特征性表现之一,其敏感性为 32.7%~83.6%,特异性为 60%~92.5%,阳性预测率为 8.3%~77.4%,阴性预测率为 67.4%~98%,甚至有研究结果显示当 L/A>2.5 时,所有结节均为良性。基于相同体积下球面能使表面积最大化的理论,有学者提出假想,认为甲状腺恶性肿瘤呈"球状"或"站立位"生长是为了使更多肿瘤细胞与周围组织接触以获取更多营养,促进肿瘤细胞生长。但是实践中发现,L/A≤1 对诊断除乳头状癌以外其他组织类型的恶性肿瘤敏感性并不高。根据韩国学者的研究,乳头状癌存在大片密集的纤维化,与良性肿瘤相比,可压缩性降低,从而导致其呈现站立状形态,因此 L/A 比值作为诊断乳头状癌的超声指标可靠性更大。此外,L/A 比值对于微小癌的诊断尤为重要,根据笔者经验,微小癌结节最重要的诊断要素为低回声并且 L/A 比值≤1。由于结节体积较小,因此超声能够反映的信息不多,微小癌结节内部多数回声均匀,少见钙

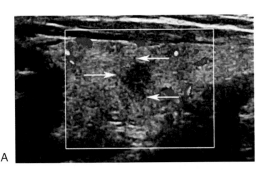

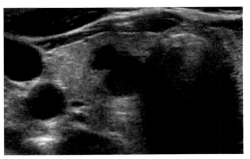

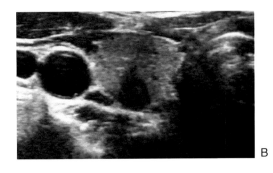

图 8-13　甲状腺乳头状癌。(A)彩色多普勒纵断面显像,结节见细小毛刺状突起(箭头)。(B)二维灰阶横断面显像,结节见乳头状突起。(C)二维灰阶横断面显像,结节呈分叶状。

化。同时彩色多普勒显像结节乏血供,如果出现血流信号,则以周边型为主。脉冲多普勒测定以静脉频谱为主,偶尔测及动脉频谱,多小于 0.75,因此彩色多普勒对于鉴别诊断意义不大。在排除囊变腺瘤机化(退化结节)以及甲状腺瘢痕后,超声发现垂直位生长,如"花生米状"的低回声,应考虑甲状腺微小乳头状癌的可能。

由于测量方式不同,反映肿块站立位生长的参数不同,纵断面测量时上下/前后径比值 (L/A)≤1,横断面测量时前后/横径比值 (anteroposterior/transverse diameter ratio, A/T ratio)>1。有学者研究认为两者诊断的效价几乎相同(图 8-14、图 8-15)。

恶性肿瘤细胞像树根在泥土内驻扎一样向周围正常组织浸润渗透,并无完整包膜,因此恶性结节边界模糊不清晰。乳头状癌常向甲状腺包膜外浸润性生长,后期还可以累及

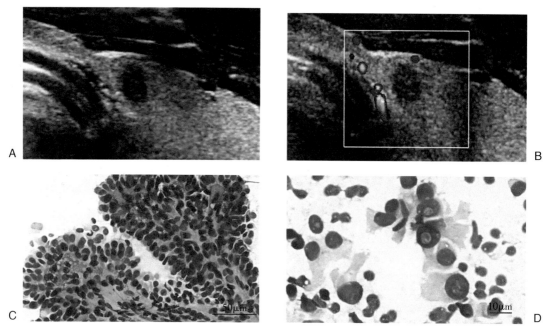

图 8-14 甲状腺乳头状癌。(A)二维灰阶横断面显像,A/T 比值>1。(B)彩色多普勒横断面显像,结节乏血供。(C)穿刺标本显示存在复杂分支和纤维血管间质的乳头样组织碎片。(D)组织标本显示细胞核增大,并有核内假包涵体(HE 染色)。

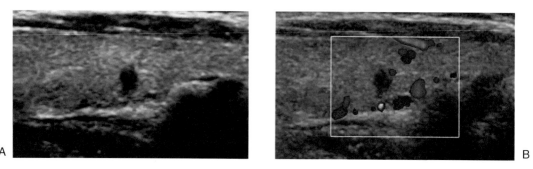

图 8-15 甲状腺乳头状癌。(A)二维灰阶纵断面显像,L/A 比值≤1。(B)彩色多普勒纵断面显像,结节乏血供。

颈部软组织以及气管、血管和神经等。根据肿瘤与周围组织的相关关系，可以对癌性结节进行 TNM 分期(图 8-16)。

结构与回声

按照内部结构，乳头状癌大致可以分为囊性、囊实混合性以及实性结节。其中多数为实性结节，随着液化部分增多，结节恶变的可能性在下降，完全囊性的结节癌变的几率为

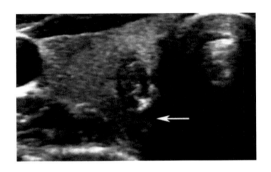

图 8-16　甲状腺乳头状癌。T3 结节，多数局限在腺体内部，少量突破包膜延伸至甲状腺外。

0%。由于判断囊实结构比带有一定主观因素，因此按照囊实比值判断结节恶变的可靠程度低。但是笔者发现，近年表现为囊实混合性的乳头状癌比例有所增加（详见囊性乳头状癌部分)(图 8-17)。

很多研究认为良恶性结节在回声表现上有显著差异，但是一些研究又发现低回声诊断恶性结节的特异性并不高。有学者建议改变原有参照对象，将正常甲状腺回声或者同侧正常涎腺回声改为颈浅肌群回声，另外增加一类，即等同于颈浅肌群回声的极低回声结节。如果将极低回声作为诊断标准，将大大提高诊断特异性。

一般认为乳头状癌结节常表现为低回声是由于以下原因：第一，细胞核大，排列紧密导致反射界面单一，回声降低；第二，间质广泛纤维化，滤泡和乳头结构占据弱势。很多研究表明，乳头状癌回声降低程度和纤维化严重程度成正比；第三，炎症细胞浸润。因此一

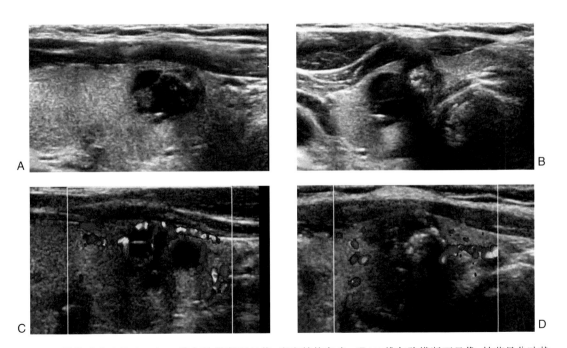

图 8-17　甲状腺乳头状癌。(A)二维灰阶纵断面显像，囊实结构各半。(B)二维灰阶横断面显像，结节呈分叶状，实质部分见密集微钙化。(C)彩色多普勒纵断面显像，结节内部纤维分隔处见少量血流信号。(D)彩色多普勒纵断面显像(偏气管侧)。

旦乳头状癌结节内部滤泡和乳头状结构占据优势,间质纤维化程度较轻时,结节多呈稍低回声或者等回声(图 8-18~图 8-20)。同时很多良性病变也可以表现为低回声(图 8-21),笔者认为将低回声与形态不规则或者将低回声与微钙化结合作为诊断标准,同样会提高特异性,但诊断敏感性会下降(图 8-22 和图 8-23)。

周边暗带

甲状腺良性或恶性肿瘤均可出现周边暗带,乳头状癌不常见周边暗带,滤泡状癌多见。在乳头状癌中有一类组织亚型,称为滤泡亚型乳头状癌,约占乳头状癌的 15%~20%。此类型肿块镜下没有典型的乳头状结构,具有滤泡结构,以往组织病理学诊断为滤泡状癌,1960 年之后成为乳头状癌的一个独立亚

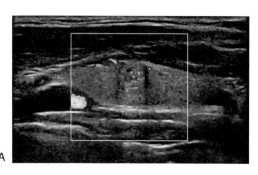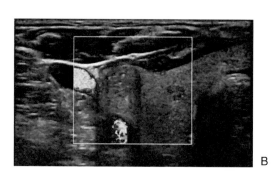

图 8-18 甲状腺乳头状癌。(A)彩色多普勒纵断面显像,等回声结节,周边见暗带,并伴有侧边声影。(B)彩色多普勒横断面显像,结节乏血供。

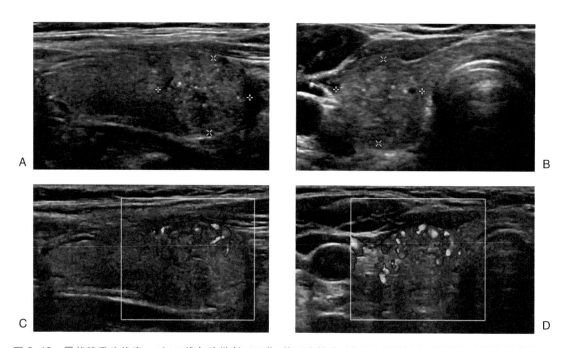

图 8-19 甲状腺乳头状癌。(A)二维灰阶纵断面显像,等回声结节,周边暗带非连续不规则,内部多发微钙化。(B)二维灰阶横断面显像,结节边界不清晰。(C)彩色多普勒纵断面显像,结节以周边血流为主,内部血流分布不均匀。(D)彩色多普勒横断面显像。

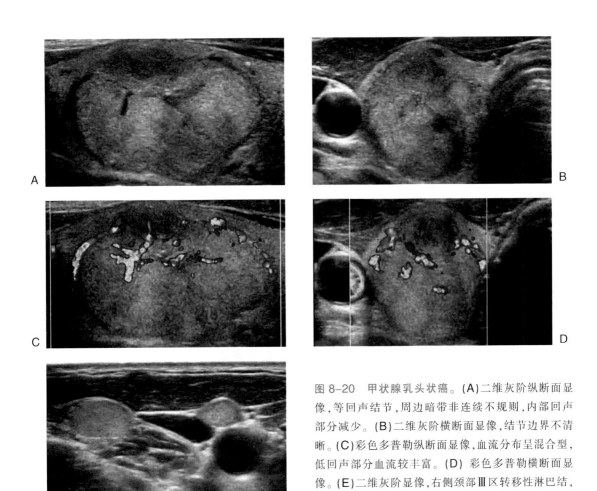

图 8-20　甲状腺乳头状癌。(A)二维灰阶纵断面显像，等回声结节，周边暗带非连续不规则，内部回声部分减少。(B)二维灰阶横断面显像，结节边界不清晰。(C)彩色多普勒纵断面显像，血流分布呈混合型，低回声部分血流较丰富。(D) 彩色多普勒横断面显像。(E)二维灰阶显像，右侧颈部Ⅲ区转移性淋巴结，呈高回声。

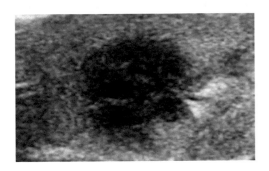

图 8-21　局灶性甲状腺炎症。孤立局灶性甲状腺炎症，表现为低回声病灶。

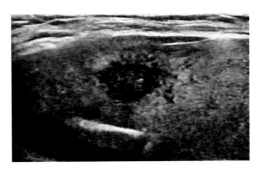

图 8-22　甲状腺乳头状癌(桥本癌变)。低回声病灶，形态不规则，边界不清晰。

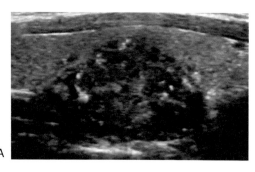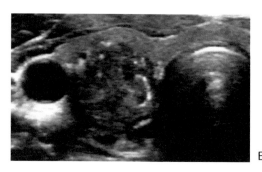

图8-23　甲状腺乳头状癌。(A)二维灰阶纵断面显像,低回声病灶,边界不清晰,内部多发微钙化。(B)二维灰阶横断面显像。

型。与经典乳头状癌相比,滤泡亚型乳头状癌出现完整包膜或者部分包膜的可能性较高。因此,乳头状癌可以出现周边暗带,但是暗带常呈非完整环状, 或者表现为宽窄不等 (图8-24)。

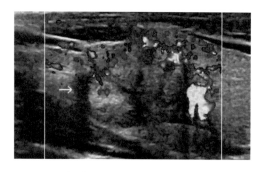

图8-24　甲状腺乳头状癌。彩色多普勒显像提示结节周边暗带非血管构成,宽窄不等。

钙化

以往研究多认为钙化是一个需要警惕的超声特征, 出现钙化的结节恶变的可能性是非钙化结节的1倍。而一旦钙化出现在单发、实性、低回声结节,其诊断为恶性结节的可能性接近80%。

乳头状癌可以出现各种类型的钙化,以微钙化多见。受仪器分辨率限制,诊断医师认知和判断能力等诸多因素影响,许多结节内部的微小强回声灶被误判为微钙化。微小强回声灶是指甲状腺结节内部存在直径小于2mm且不伴有声影的强回声,包含了胶质钙化或者微钙化等形式。笔者研究发现强回声灶可能出现于下述几类结节:①滤泡增生囊肿, 强回声灶多是胶质钙化或胶质结晶(colloid crystal),游离于液化区,呈圆形或者类圆形,后方彗星尾征呈倒三角形(图8-25)。

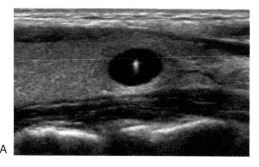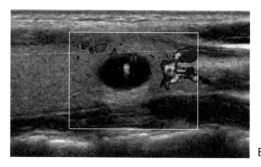

图8-25　滤泡增生囊肿。(A)二维灰阶纵断面显像,无回声内部见微小强回声伴彗星尾征。(B)彩色多普勒纵断面显像。

②复杂的囊性结节,多以两种形式存在,一种是呈扁长形黏附于纤维分隔,后方伴或者不伴彗星尾征(图 8-26);另一种是散布在坏死碎屑或实质部分,圆形,多数伴有彗星尾征(图 8-27)。③以乳头状癌为主的恶性肿瘤,微钙化作为诊断恶性肿瘤的指标,特异性最高(85.8%~95%),阳性预测率也较高(41.8%~94.2%)。

微钙化与病理中的砂砾体联系紧密,由于乳头尖端坏死,钙盐沉积或者肿瘤本身分泌促进钙质沉积的物质,如糖蛋白、黏多糖等,而导致钙化形成。砂砾体是以单个或团状坏死细胞为核心,逐层钙化沉积而成,常呈同心圆状,直径多为 10~100μm,因此微钙化也多以点状圆形存在。而扁长形的强回声灶可能为胶质凝聚后饱和析出,黏附或者堆积于纤维分隔中。从研究结果看,扁长形强回声灶多数为良性征象,但是出现位于实质部的扁长形强回声灶的结节需警惕恶性可能(图 8-28)。病理学认为滤泡胶质内可以见到由强嗜酸性或者弱碱性物质形成的砂砾体样结构,微钙化却只出现在纤维间质。因此完全游离于液化区,不黏附任何实质,自由分布的强回声灶基本为良性征象,而恶性肿瘤内代表微钙化的强回声灶只出现于实质部分(图 8-29)。

过去的研究认为彗星尾征因胶质凝聚而产生,而胶质多存在于良性结节,因此很多学者认为彗星尾征是良性征象。彗星尾征是多次反射伪像的一种表现形式,是由于声束通过与周围组织声阻抗相差很大的小反射体时,在反射体内部形成多次反射。后续的反射波相互紧邻,以致于显示屏上无法辨识,此外反射波继发衰减,振幅的衰减导致显示宽度下降,因此彗星尾征多呈现倒三角形,其有助于反映反射体的物理性质(图 8-30)。Ahuja 的研究发现存在彗星尾征的结节中只有 85%

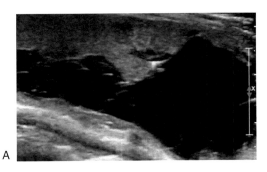
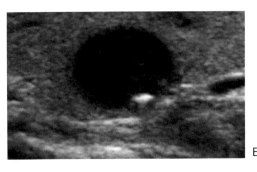

图 8-26　扁长形微小强回声。(A)扁长形强回声黏附于纤维分隔伴彗星尾征。(B)扁长形强回声沉积于囊壁。

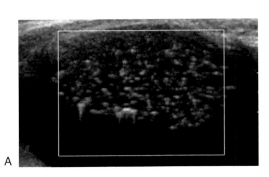
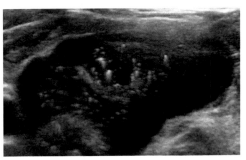

图 8-27　游离于囊液的微小强回声。(A)微小强回声呈簇分布于囊液。(B)微小强回声孤立分布与囊液。

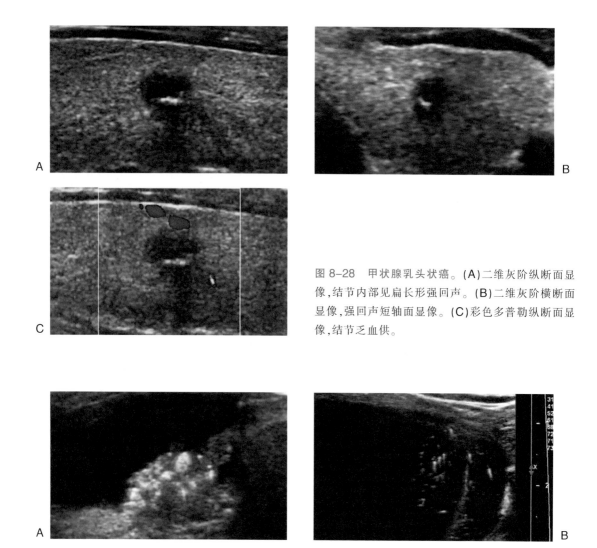

图 8-28　甲状腺乳头状癌。(A)二维灰阶纵断面显像,结节内部见扁长形强回声。(B)二维灰阶横断面显像,强回声短轴面显像。(C)彩色多普勒纵断面显像,结节乏血供。

图 8-29　不同部位的微小强回声。(A)囊性乳头状癌,强回声位于实质部分。(B)甲状腺囊腺瘤,强回声游离于囊液。

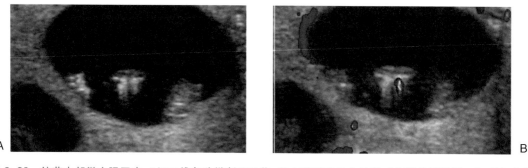

图 8-30　结节内部微小强回声。(A)二维灰阶纵断面显像,微小强回声后方见倒三角形彗星尾征。(B)彩色多普勒纵断面显像,微小强回声伴有闪烁伪像。

的结节充满胶质,其余强回声灶产生彗星尾征可能与腺瘤出血后的坏死碎屑有关。笔者研究结果显示,在实质部分出现彗星尾征的结节中有 1.75% 是恶性结节,只有位于液化区或者交界区的彗星尾征,才能认为是良性征象(图 8-31)。笔者认为彗星尾征的出现几率与设备调节有关,降低频率时强化,而当加强聚焦或者增加焦点时会弱化,同时在操作过程中调节仪器可能增加或者减少彗星尾征。

病理学认为砂砾体并非乳头状癌特有,很多良性病变,如滤泡状瘤以及桥本甲状腺炎等疾病也可出现,但是如果砂砾体同时满足下列条件:圆形或者球形分布;呈同心板层状钙质沉积;位于肿瘤间质或者淋巴腔隙内部,则乳头状癌的诊断基本确立。同时并非所有乳头状癌均存在砂砾体,其存在于 40%~50% 的乳头状癌。微钙化诊断乳头状癌的超声敏感性并不高,而特异性却较高。如果微钙化体积越小,数目越多,则诊断可靠性越高(图 8-32)。乳头状癌也会出现粗大钙化。粗大钙化诊断价值低于微钙化,但是其出现率

不低,很多情况下是合并微钙化一起出现(图 8-33)。以往研究常认为环状钙化是由于营养不良导致的,多见于良性结节。现有研究发现,具有周边钙化的结节中恶性占 18.5%,良性占 81.5%,由此可见并不能因为结节表现为周边钙化而放松对结节的随访(图 8-34、图 8-35)。另外,韩国学者发现中断的周边钙化更多见于恶性结节,其 OR 值为 7.9。出现此类超声征象可能是由于肿瘤细胞浸润生长,向周围突破导致的。

血流分布

很多研究认为,恶性肿瘤细胞分裂增殖加快,与之匹配的是营养血供增加,因此恶性结节多表现为富血供。有学者认为肿块出现内部血流应怀疑恶性肿瘤,诊断敏感性为 74.2%,特异性为 80.8%。也有研究认为,恶性肿瘤的血流分布形态以中央型为主,敏感性为 67%。一些学者认为能量多普勒诊断恶性肿瘤更敏感,因为其能检测到宽幅血流信号,因此对小血管更敏感。为此还有学者将能量多普勒显像模式下血流分布进行分级。第一级,血流中度增多,分布均匀,血管径粗细均

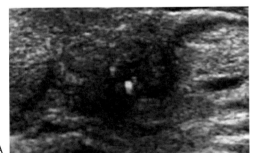

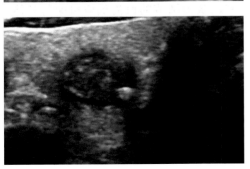

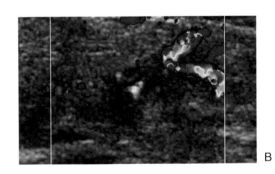

图 8-31 甲状腺乳头状癌。(A)二维灰阶纵断面显像,低回声结节内部见微小强回声伴彗星尾征。(B) 彩色多普勒纵断面显像,微小强回声无闪烁伪像。(C)二维灰阶横断面显像,微小强回声后方呈现倒三角形彗星尾征。

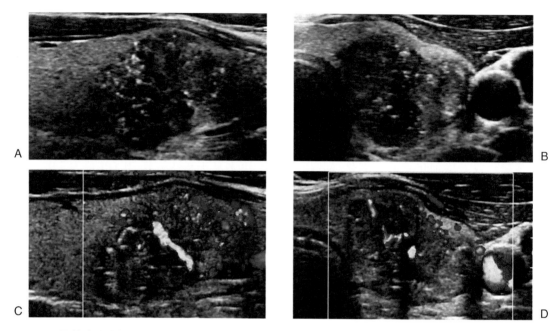

图 8-32　甲状腺乳头状癌。(A)二维灰阶纵断面显像,左侧叶下极低回声肿块,内部多发细小微钙化。(B)二维灰阶横断面显像,肿块形态不规则。(C)彩色多普勒纵断面显像,结节血流分布呈现混合型,分布不均匀。(D)彩色多普勒横断面显像。

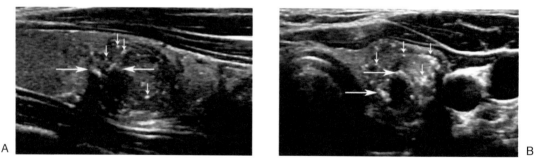

图 8-33　甲状腺乳头状癌。(A)二维灰阶纵断面显像,结节内部多发微钙化,小箭头为孤立微钙化,大箭头为微钙化聚集成堆。(B)二维灰阶横断面显像。

匀;第二级,血流增多,杂乱分布,血管径粗细不等;第三级,血流分布以周边为主,向结节内部通入。恶性结节多表现为后两型,但是诊断特异性不高(40%)。

笔者研究认为,恶性结节的血流分布与其病理类型以及结节大小均有关系。微小乳头状癌,多表现为无血流分布或者以周边血供为主(图 8-36),这与部分学者研究结果

一致,认为结节的血流供应可能与其体积大小有关。而体积较大的乳头状癌,以周边型以及混合型血流分布为主, 血供中度增多(图 8-37)。

血流参数

以往研究发现, 乳头状癌结节内部血管阻力指数较高,以 0.75 作为分界,诊断恶性肿瘤的敏感性为 40%,特异性为 97%,阳性

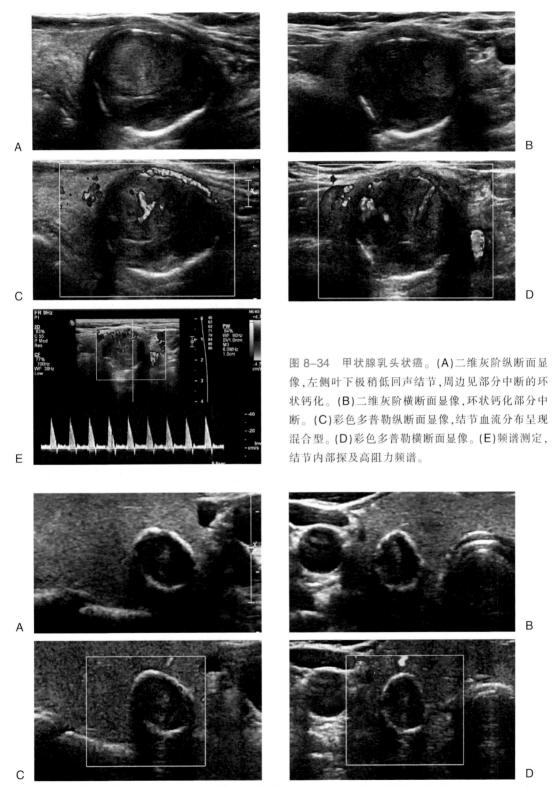

图 8-34　甲状腺乳头状癌。(A)二维灰阶纵断面显像,左侧叶下极稍低回声结节,周边见部分中断的环状钙化。(B)二维灰阶横断面显像,环状钙化部分中断。(C)彩色多普勒纵断面显像,结节血流分布呈现混合型。(D)彩色多普勒横断面显像。(E)频谱测定,结节内部探及高阻力频谱。

图 8-35　甲状腺乳头状癌。(A)二维灰阶纵断面显像,右侧叶下极结节周边见完整环状钙化。(B)二维灰阶横断面显像。(C)彩色多普勒纵断面显像,结节乏血供。(D)彩色多普勒横断面显像。

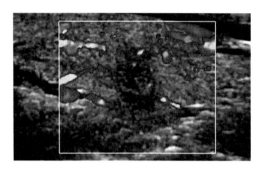

图 8-36 甲状腺乳头状癌。结节内部乏血供，以周边血流信号为主。

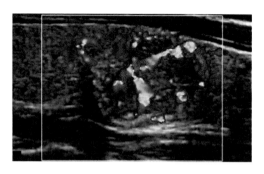

图 8-37 甲状腺乳头状癌。结节血流信号丰富。

预测值为 67%，阴性预测值为 92%。同时，在测定频谱时经常发现阻力指数为 1.00，这主要是因为恶性结节内部血管容易产生挤压扭曲，同时形成的动静脉瘘其血管壁不存在弹力纤维层，血管伸缩性差。因此，脉冲多普勒就探测不到舒张期血流，出现阻力指数增高。

特殊类型的乳头状癌

弥漫性硬化型乳头状甲状腺癌

弥漫性硬化型乳头状甲状腺癌（diffuse sclerosing variant of papillary thyroid carcinoma，DSVPTC）是乳头状癌的一种变异亚型，不常见，占乳头状癌的 0.3%~5.3%。多见于青年，好发年龄为 19.5~34.7 岁。

多数患者临床无不适，部分患者以颈侧区肿块为主诉。与典型的乳头状癌相比，DSVPTC 颈部淋巴结转移出现较早，发生频率较高。其组织学特点为甲状腺单侧叶或双侧叶出现弥漫性密集纤维化，广泛鳞状上皮化生，点状淋巴细胞渗透浸润以及砂砾体形成。

超声声像显示，甲状腺体积正常或稍大，多数形态规则，少数形态饱满而欠规则。腺体内部回声正常或减少，回声减少多是因为合并炎症导致，淋巴细胞浸润可使实质回声减少。腺体可见弥散性分布的针尖样强回声点，有学者称为"暴风雪征"，病灶边界不清晰甚至无法辨认（图 8-38）。

患者颈部Ⅵ区或Ⅲ、Ⅳ区探及肿大淋巴结。早期淋巴结可无特征性表现，相互紧贴，内部回声不均匀，见多发不规则高回声，彩色多普勒显示血流较丰富（图 8-39）。本病较晚才出现恶性淋巴结表现，如长短径之比小于1，淋巴门消失，内部回声增高，伴有增强微钙化灶或液化区，彩色血流丰富并且杂乱分布（图 8-40）。

虽然本病可以合并出现结节，但多数表现为弥漫性改变，所以很容易被误诊。如果对本病缺乏认识，很容易将 DSVPTC 误诊为硬化性桥本甲状腺炎。两者超声表现比较相似，后者腺体内部可见细小不规则的增强条索或光斑，并且桥本甲状腺炎常伴Ⅵ区淋巴结肿大，与 DSVPTC 早期肿大转移淋巴结很难鉴别。当临床诊断困难时，应采用超声引导对可疑病灶区或肿大淋巴结行细针抽吸细胞学检查。

囊性乳头状癌

囊性乳头状癌是乳头状癌结节内部发生退行性变，出现液化而形成的混合性结节。

结节形态一般规则，和甲状腺腺瘤一样呈椭圆形或者类圆形，部分结节形态不规则呈分叶状改变。由于对照鲜明，结节液化部分边界清晰，实性部分边界常模糊不清晰。

结节回声按照实性部分回声可分为等回声及低回声两类。体积较大的结节，实性部分结构复杂可以表现为等回声。体积较小的结

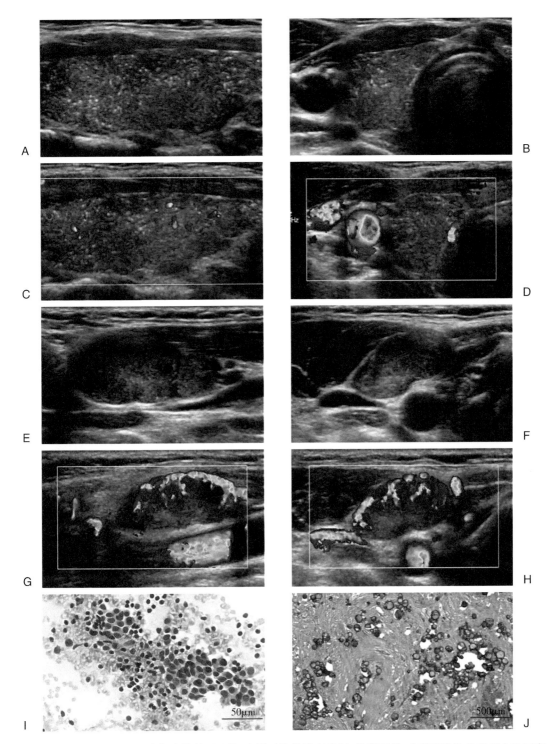

图 8-38 DSVPTC。(**A**)二维灰阶纵断面显像,右侧叶腺体形态规则,体积正常,内部见弥散分布细小强回声,未见肿块。(**B**)二维灰阶横断面显像,右侧叶腺体。(**C**)彩色多普勒纵断面显像,腺体内部少量点状血流。(**D**)彩色多普勒横断面显像。(**E**)肿块长轴切面,右侧颈部 Ⅲ 区肿大淋巴结。(**F**)肿块短轴切面。(**G**)彩色多普勒长轴切面,淋巴结以周边血流为主,延伸至内部。(**H**) 彩色多普勒短轴切面。(**I**)穿刺标本显示明显淋巴细胞浸润。(**J**)冰冻切面显示纤维硬化和大量砂砾体(HE 染色)。

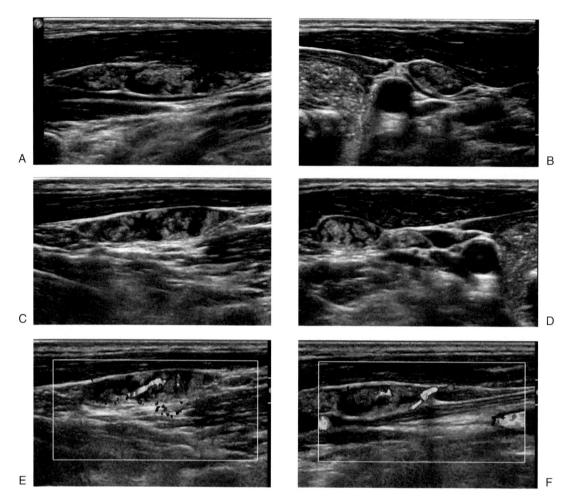

图 8-39　DSVPTC。(A)二维灰阶长轴切面,左侧颈部Ⅲ区淋巴结,形态扁长,内部回声不均匀,见多发不规则高回声。(B)二维灰阶短轴切面,左侧颈部Ⅲ区淋巴结。(C)二维灰阶长轴切面,右侧颈部Ⅲ区淋巴结。(D)二维灰阶短轴切面,右侧颈部Ⅲ区淋巴结。(E)彩色多普勒长轴切面,左侧颈部Ⅲ区淋巴结,中央血流信号轻度增加。(F)彩色多普勒长轴切面,右侧颈部Ⅲ区淋巴结,中央血流信号轻度增加。

节以及炎性细胞的浸润可能导致实性部分呈低回声。

　　结节实性部分结构按其形态特点可以分为两类。大多数结节实性部分呈偏心分布,其基底部与结节包膜以及周围腺体紧贴,游离面呈乳头状突起(图 8-41)。另有一部分结节实性部分位于结节中央,呈轮辐样或者刺猬样放射状分布,液化部分包绕实性部分。

　　实性部分存在钙化是囊性乳头状癌的特征表现之一,并且以微钙化多见(图 8-42、图

8-43)。

　　囊性乳头状癌实性部分的彩色血流分布也有一定特点,如果实性部分偏心分布,血流多由囊壁或者基底部通入,向乳头部延伸(图 8-44、图 8-45)。如果液化部分包绕实性部分,则实性部分血流多以富血供为主,血流分布杂乱无规律性(图 8-46)。结节实性部分的阻力指数通常较高,部分甚至可达 1.00。

　　囊性乳头状癌与甲状腺囊腺瘤区别主要是：囊性乳头状癌实性部分与囊壁之间的夹

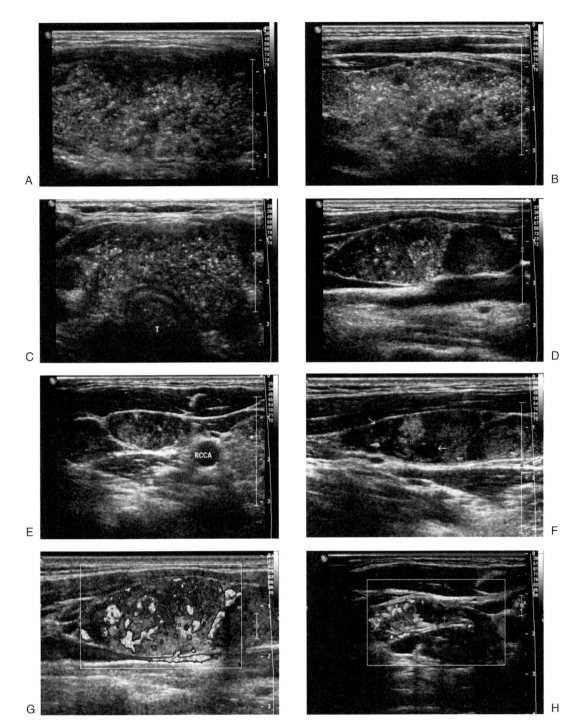

图 8-40 DSVPTC。(A)二维灰阶纵断面显像,甲状腺左侧叶回声减少,弥散分布细小强回声,呈"暴风雪"征。(B)二维灰阶纵断面显像,甲状腺右侧叶。(C)二维灰阶横断面显像,峡部。T:气管。(D)二维灰阶显像,Ⅳ区淋巴结形态不规则,与相邻淋巴结紧贴或融合,门部结构消失,结内弥散分布微钙化及不规则低回声。(E)二维灰阶显像,Ⅲ区淋巴结。RCCA:右侧颈总动脉。(F)二维灰阶纵断面显像,Ⅳ区淋巴结内部结构复杂,可见不规则无回声及高回声团块。(G)彩色多普勒显像,淋巴结血流丰富,呈混合型分布。(H)彩色多普勒显像,淋巴结实质部分血流丰富。

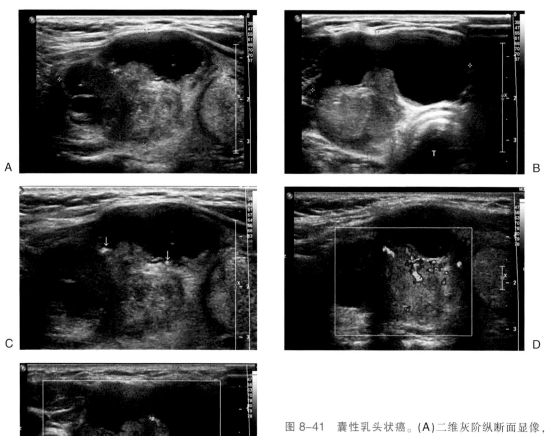

图 8-41 囊性乳头状癌。(A)二维灰阶纵断面显像，实性部分呈乳头样突起，基底部与腺体边界不清晰。(B)二维灰阶横断面显像，实性部分呈乳头样突起，(T:气管)。(C)二维灰阶纵断面显像，实性部分可见微钙化。(D)彩色多普勒纵断面显像，实性部分血流稍丰富。(E)彩色多普勒横断面显像。

角存在一个或者多个锐角，而良性囊腺瘤实性部分与囊壁过渡较为平缓，夹角为钝角居多；囊腺瘤实性部分几乎不存在钙化；囊腺瘤实性部分血流信号偏少，多以低阻动脉或静脉频谱为主(图 8-47)。

甲状腺滤泡状癌

甲状腺滤泡状癌是指有滤泡分化而无乳头状结构特点的甲状腺癌，约占甲状腺癌总数的 10%~20%，仅次于乳头状癌而居甲状腺恶性肿瘤第 2 位。其恶性程度高于乳头状癌，患者多为中老年人，特别是 40 岁以上

的女性。

病因与流行病学

滤泡状癌患者白人多于黑人，最多见于夏威夷华人，发病年龄 15~84 岁。19 岁以下，男/女比 1:4，20~45 岁，男/女比 1:3，45 岁以上，男/女比 1:4。每年新增患者 10~30 例/100 万人，平均 10 年生存率为 60%。

滤泡状癌与电离辐射存在一定相关性已经被很多学者认同，随着分子生物学的进展，研究发现下列因素也可能与滤泡状癌发病有关。

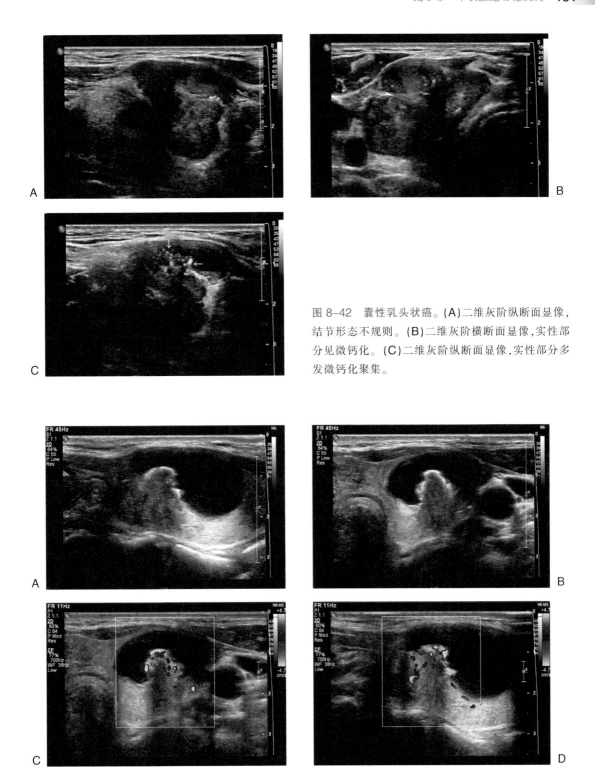

图 8-42 囊性乳头状癌。(A)二维灰阶纵断面显像，结节形态不规则。(B)二维灰阶横断面显像，实性部分见微钙化。(C)二维灰阶纵断面显像，实性部分多发微钙化聚集。

图 8-43 囊性乳头状癌。(A)二维灰阶纵断面显像，实性部分呈乳头样突起。(B)二维灰阶横断面显像，乳头样突起尖端部分见粗大钙化。(C)彩色多普勒横断面显像，乳头样突起血流稍丰富。(D)彩色多普勒纵断面显像。

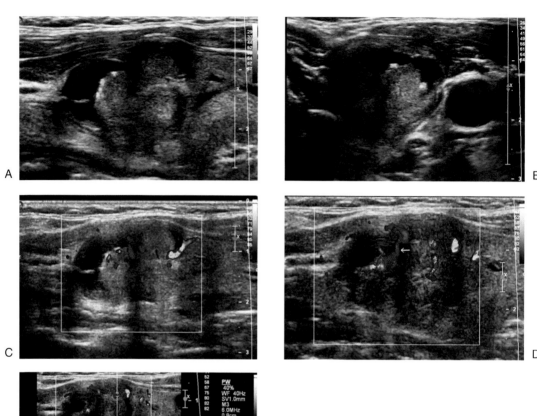

图 8-44　囊性乳头状癌。(A)二维灰阶纵断面显像,实性部分偏心分布,并伴有微钙化。(B)二维灰阶横断面显像。(C)彩色多普勒纵断面显像,实性部分血流稍丰富。(D)彩色多普勒纵断面显像,粗大血流信号由囊壁延伸至乳头突起部。(E)频谱测定阻力指数高达 1.00。

血管生成因子

　　肿瘤的生长分为无血管的缓慢生长阶段和有血管的快速增殖阶段，血管生成是促进肿瘤生长的关键环节。血管生成的过程与血管生成因子和血管生成抑制因子之间的调节有关。血管生成因子包括血管内皮细胞生长因子（VPF/VEGF）、酸性纤维细胞生长因子（aFGF）、碱性成纤维细胞生长因子(bFGF)、血管生成素（angiogenin）、白介素-8、肿瘤坏死因子-α（TNF-α）等。

　　纤维细胞生长因子是对血管内皮细胞作用很强的促分裂剂及趋化因子，在肿瘤患者

的血液中 bFGF 可持续较高的水平。bFGF 的表达与甲状腺癌的恶性程度相关,bFGF 可能在甲状腺癌的生长和促进甲状腺癌的淋巴结转移过程中具有重要的作用。

ras 基因

　　ras 癌基因通过第 12、13 或 61 位密码子的点突变而激活,改变 p21 蛋白的 GTP 结合或 GTPase 活性。当 H-ras 基因第 12 位密码子由正常的甘氨酸变成缬氨酸时，这个变化影响 p21ras 的空间构象，使 GTPase 活性下降 1000 倍,p21ras 蛋白则处于与 GTP 结合的活化状态,而造成细胞恶变。这种氨基酸的

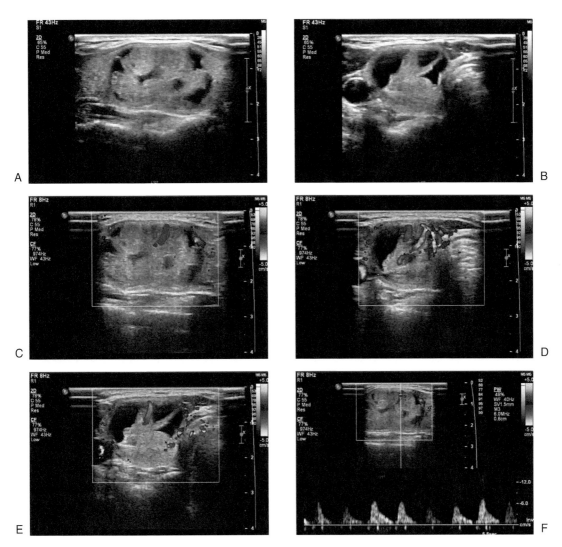

图 8-45　囊性乳头状癌。(A)二维灰阶纵断面显像,结节内部少量液化。(B)二维灰阶横断面显像,实性部分形态不规则。(C)彩色多普勒纵断面显像,实性部分见条状血流。(D)彩色多普勒横断面显像,粗大条状血流由囊壁延伸至实性部分。(E)彩色多普勒横断面显像。(F)频谱测定,探及高阻力频谱。

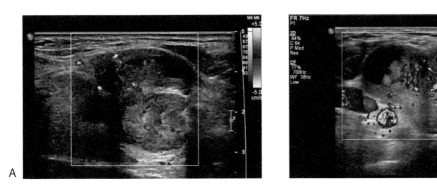

图 8-46　囊性乳头状癌。(A)彩色多普勒纵断面显像,实性部分血流信号丰富。(B)彩色多普勒横断面显像。

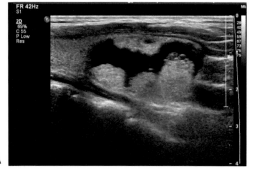

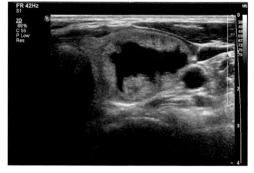

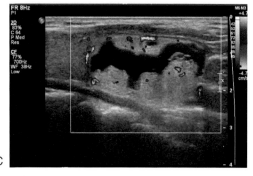

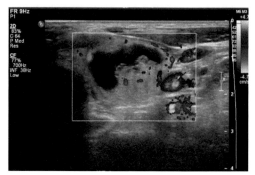

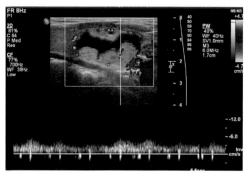

图 8-47 甲状腺囊腺瘤。(A)二维灰阶纵断面显像,实性部分也呈突起状。(B)二维灰阶横断面显像,实性部分边界清晰,边缘相对光滑。(C)彩色多普勒纵断面显像,实性部分少量点状血流。(D)彩色多普勒横断面显像。(E)频谱测定,以低阻动脉频谱或静脉频谱为主。

改变发生在蛋白质的活性部位,所以正常产物变成致癌产物。在多种人类恶性肿瘤中都发现有 ras 癌基因突变。

　　ras 蛋白在正常甲状腺滤泡细胞增殖的信号传导过程中发挥的作用目前尚不明确。发生于甲状腺滤泡细胞的肿瘤,无论是良性的甲状腺腺瘤,还是恶性的分化型或未分化癌都存在 ras 癌基因的点突变,这表明 ras 癌基因突变可能发生在甲状腺滤泡细胞肿瘤形成的早期。体外转基因实验表明,突变的 ras 与其他癌基因共同作用,可使培养的正常成人甲状腺滤泡细胞转化,分化停止,增殖加

强,摄碘降低,表达甲状腺过氧化物酶,甚至在人工组织培养基质中形成与甲状腺瘤相似的细胞克隆。ras 基因突变与甲状腺滤泡状癌相关性较大。

端粒酶

　　端粒酶(telomerase)是一种能合成端粒DNA 重复序列的反转录酶,可对不断变短的端粒起到修复作用,补充由于染色体复制造成的端粒缺失,保持端粒的完整性,延长细胞的寿命。同时端粒酶也与癌症密切相关,这种蛋白质过多或过少都可能引起肿瘤的发生。端粒酶的激活和端粒酶的长度与甲状腺癌的

发展有关，这种异常多发生在滤泡状癌和未分化癌。有学者提出通过 FNA 分析端粒酶活性以鉴别甲状腺结节的良恶性，也有学者认为端粒酶活性的变化对甲状腺癌的鉴别诊断价值有限。

临床表现

患者表现为颈部肿块，质地偏硬。滤泡状癌发展比较慢，但是经血行播散较快，常转移至肺、骨及肝等部位，10%~15% 的滤泡状癌会出现肺和骨转移，淋巴结转移不足 10%。

由于其组织细胞学近似甲状腺滤泡结构，具有吸碘功能，因此，少数患者可表现为甲状腺功能亢进，吸碘率升高，晚期肿瘤发展较大时，还可引起上腔静脉压迫综合征。

临床检查

滤泡性腺瘤和滤泡状癌细胞学特征存在重叠，很难区分。滤泡性肿瘤只有通过组织学观察包膜和血管有无侵犯，才能区分良恶性，当样本提示滤泡性肿瘤或者滤泡性损害时，80%~90% 为滤泡性腺瘤，10%~20% 为滤泡状癌。

病理表现

组织学特征

滤泡癌一般具有境界清晰的完整包膜，中等厚度或者较厚，包膜由平行排列的胶原纤维组成，常含有中等大小的血管，血管可能显示肌性管壁，厚度不规则或者水肿。

滤泡癌的结构类型与滤泡性腺瘤相似，80% 的病例为微滤泡型或实体/梁状生长方式，伴有大量胶质的正常滤泡型和巨滤泡型约占 20%。细胞呈立方形，胞质中等，轻度嗜酸。胞核圆形，通常小到中等大小，染色质深染或呈泡状。

生长方式、包膜厚度以及细胞学特征并不能区别滤泡性腺瘤与滤泡癌，唯一的诊断标准就是包膜或脉管侵犯。血管侵犯是指肿瘤直接侵犯入血管腔或肿瘤聚集于管腔内。受累的血管必须位于包膜内或者刚超出包膜，而不是位于结节内部的血管。包膜侵犯是指肿瘤细胞穿透包膜全层。晚期病例肿瘤穿透包膜进入甲状腺实质，常呈蕈样或钩状，当切面不在肿瘤穿透包膜的同一平面时，肿瘤扩散可能表现为邻近包膜的卫星结节。

免疫组化

甲状腺球蛋白仅由甲状腺滤泡细胞产生，是最特异的标记，其阳性见于滤泡腔内的胶质进而为细胞胞质。核转录因子 TTF-1 呈弥漫性核强阳性。当怀疑有血管侵犯时，内皮细胞标记物如 CD34、CD31 有助于证实肿瘤位于血管腔内。Galectin-3、HBME-1 以及 CITED1 染色也可以帮助诊断，一些大样本研究中，Galectin-3 阳性见于 50%~90% 的滤泡癌，HBME-1 阳性见于 40%~90% 的滤泡癌，而 CITED1 阳性则见于 15%~50% 的病例，但这些染色对滤泡癌诊断并不具备特异性。

超声表现

二维灰阶显像

部位与大小　有学者认为滤泡性肿瘤越大，其癌变的几率也越大。还有学者认为排除囊变后，如果实质肿块或者混合性肿块的实质部分能够观察到迅速增大，应考虑结节恶变可能。因此诊断甲状腺滤泡状癌时，可以将结节的大小作为危险因素之一。笔者研究发现，滤泡状癌与乳头状癌的体积差异显著 [(46.7±12.9)mL vs. (4.9±0.5)mL]。从细胞分化角度考虑，乳头状癌较滤泡状癌、髓样癌分化高，恶性程度偏低，癌细胞生长分裂较缓，肿块体积可能偏小。另外很多滤泡状癌被误诊为良性肿瘤，多数病例长期处于随访中，病史较长，故体积较大。通过 102 例滤泡性肿瘤体积对比，有学者发现滤泡状癌平均体积大于滤泡瘤(11.75mL vs. 5.95mL)，其认为滤泡状癌是由一部分滤泡性腺瘤逐步去分化形成的，结节从良性向恶性转化的过程经历了相当长时间，结节体积的增大可以反映这一逐步进展的过程。

形态与边界 笔者将滤泡状癌、滤泡瘤、乳头癌三组结节形态进行比较,结节上下/前后径之比（L/A 比）分别为 1.64±0.39,1.74±0.37,1.49±0.34。可以看出,滤泡性肿瘤更倾向于椭圆形或者卵圆形(图 8-48)。

由于滤泡状癌外周多存在包膜,因此与周围正常组织分界清晰,并且多数滤泡状癌形态规则,无分叶或毛刺样改变。

回声与结构 有韩国学者分析,65.2%的滤泡状癌表现为等回声,与笔者研究相仿。但是有美国学者在对 50 例滤泡状癌分析后认为,滤泡状癌以低回声居多。

乳头状癌细胞核体积较大并且异型,间质纤维化后细胞成分减少,形成界面反射少,因此常表现为低回声。而滤泡状癌形态学变化丰富,既包含分化良好的滤泡也存在细胞成分丰富的实体性增殖,同时滤泡中富含大量胶质,彼此之间声阻抗较大,容易形成多界面反射,因而声像图表现为高回声或等回声型(图 8-49)。滤泡状癌表现为低回声,笔者认为可能与炎症浸润有关。

与滤泡性腺瘤相比,滤泡状癌内部回声更加不均匀,但较少见到液化区。

周边暗带 滤泡性腺瘤周边暗带一部分由血管组成,另外由于结节与正常组织之间存在病理组织过渡层, 如果过渡层内相邻声阻抗差很小,声波就不会发生反射和散射,于是出现均匀纤薄的暗带。此外周围组织水肿,炎性渗出都可能参与周边暗带的构成。

有学者研究发现 86.6%的滤泡状癌也存在宽窄不等的暗带。局部癌细胞突破滤泡状癌周边包膜后,纤维组织随之覆盖,此过程会重复进行。当癌细胞突入周围正常组织较深时,声像图出现厚度不一的暗环或者局部暗带(图 8-50),甚至部分可呈毛刺样突起改变。

部分滤泡状癌结节可见侧边声影,一般认为是周边纤维化包裹的结果。

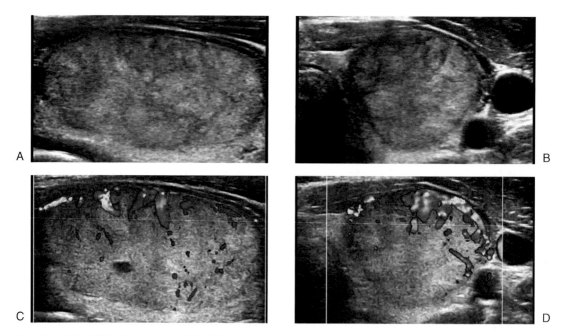

图 8-48　甲状腺滤泡状癌。(A)二维灰阶纵断面显像,等回声结节呈椭圆形。(B)二维灰阶横断面显像。(C)彩色多普勒纵断面显像,血流信号以周边型为主。(D)彩色多普勒横断面显像。

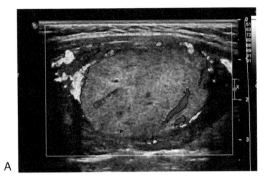
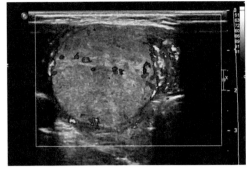

图 8-49 甲状腺滤泡状癌。(A)彩色多普勒纵断面显像,结节呈稍高回声。(B)彩色多普勒横断面显像,周边血流信号占优。

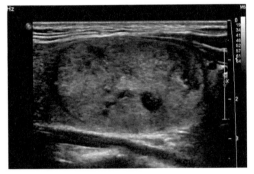

图 8-50 甲状腺滤泡状癌。结节周边见不规则无回声暗带。

钙化 滤泡状癌会出现钙化,但几乎不存在微钙化(图 8-51)。在液化区域,可能会存在由于胶质凝集产生的微小强回声,但其后方常伴有彗星尾征以及彩色闪烁伪像,并非是微钙化。

彩色多普勒显像

血流分布 有学者研究认为结节血流信号分布与病理分类无相关性,也有一些学者认为结节血流信号的检测依赖于结节的大小而非其组织学类型。日韩两国学者均认为二维灰阶超声无法鉴别滤泡性肿瘤的良恶性,但是其彩色多普勒血流分布形态有提示作用。与滤泡性腺瘤相比,滤泡状癌血流信号更丰富,按照四级分类法,86.3%的滤泡状癌结节血流信号在Ⅲ级以上(图 8-52)。

还有学者通过 META 分析推论中央主导型血流分布是滤泡状癌的特征性表现。另有学者选取 46 例增生结节、42 例滤泡性腺瘤、9 例滤泡性癌进行对比。运用免疫生化法观察滤泡细胞抗原抗体反应,进而评价细胞增殖活性,结果显示滤泡状癌的增殖活性大于滤泡性腺瘤以及增生结节。通过形态学观察,结节中央血管面积比分布为 (8.1 ± 2.2)%、(11.3 ± 2.5)%、(15.8 ± 2.7)%,滤泡状癌结节中央有大量微小血管聚集,周边血管明显少于中央,滤泡性腺瘤却以周边血管分布为主。据此,作者认为滤泡状癌结节细胞增殖活跃,中央血管丰富与细胞增殖活跃有关。

笔者研究认为滤泡性腺瘤和滤泡状癌的血流分布特点部分重叠,因此血流分布对滤泡状癌的诊断无统计学意义。

血流参数 日本学者认为血流参数如阻力指数(RI)、搏动指数(PI)、最高/最低流速比 V_{max}/V_{min} 有助于滤泡性肿瘤鉴别诊断。同时该研究认为 RI>0.70,PI>1.35,V_{max}/V_{min}>3.79 作为临界值鉴别甲状腺滤泡性肿瘤良恶性有较高的诊断价值。

有学者对 161 例腺瘤样结节、87 例滤泡性腺瘤、42 例滤泡状癌对比研究发现,舒张末期最低流速和搏动指数存在差异,而收缩期最高流速并无差异。并且将搏动指数 1.01 作为临界值诊断结节良恶性的敏感性为 69.1%,

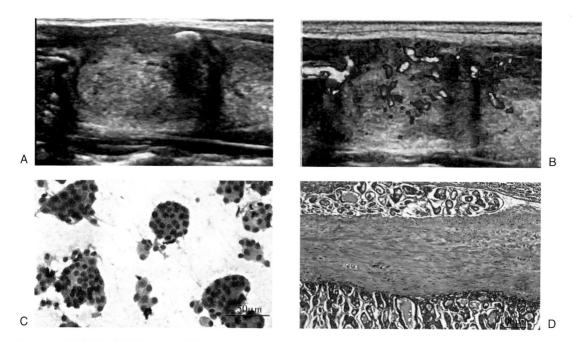

图 8-51　甲状腺滤泡状癌。(A)二维灰阶纵断面显像,结节周边见粗大钙化。(B)彩色多普勒纵断面显像,结节血流分布呈混合型。(C)穿刺标本显示多团小滤泡结构细胞并伴有胶质。(D)组织切片显示血管腔内见肿瘤细胞聚集附于管壁并由上皮细胞覆盖(HE 染色)。

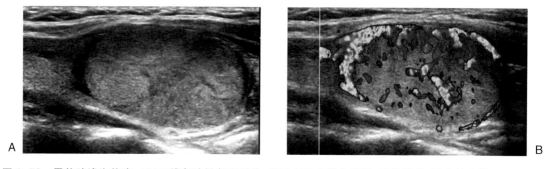

图 8-52　甲状腺滤泡状癌。(A)二维灰阶纵断面显像,等回声结节形态规则,呈椭圆形,周边见暗带。(B)彩色多普勒纵断面显像,结节血流信号丰富。

特异性为 79.0%,ROC 曲线下面积为 78%。

　　一些学者总结认为滤泡状癌和滤泡性腺瘤的血管形成和生物学特性相似,因此超声特点相似,要通过超声鉴别滤泡性肿瘤良恶性几乎不可能。

甲状腺髓样癌

　　甲状腺髓样癌 (medullary thyroid carci-noma,MTC)是起源于甲状腺 C 细胞(即滤泡旁细胞,parafollicular cell)的恶性肿瘤,在分化型甲状腺癌中属于中度恶性,10 年生存率达 40%~50%,约占甲状腺恶性肿瘤的 3.5%~10%。髓样癌一般可分为散发型和家族型两大类, 散发型约占 75%~80%, 家族型约占 20%~25%。其中家族型又可分为 3 种类型。第一型 MEN2A,包括甲状腺髓样癌、嗜铬细胞瘤及甲状旁腺功能亢进症，第二型MEN2B，包括甲状腺髓样癌、嗜铬细胞瘤及黏膜神经瘤，第三型是与 MEN 无关的家族类型。

病因及流行病学

C 细胞位于甲状腺侧叶上极，是神经内分泌细胞，与甲状腺滤泡细胞无关。C 细胞增生（CCH）表现为甲状腺腺体内多灶性 C 细胞簇，有学者认为，当相关癌基因激活以及抑癌基因失活时，CCH 就可以获得肿瘤细胞的表型，因此可以认为 CCH 是髓样癌的癌前病变。

散发型髓样癌多见于中老年患者，平均发病年龄为 50 岁左右，女性居多。结节常为单发性，局限于单侧叶。家族型髓样癌发病年龄比散发型提前约 10~20 岁，为常染色体显性遗传，男女发病率无差别。结节常为双侧多发。

有学者对 78 例甲状腺髓样癌追踪研究，发病年龄为 15~89 岁，平均 45 岁，男女比例为 1:2.9。其中散发型 70 例，MEN2A 型 3 例，MEN2B 型 2 例，非 MEN 家族型 3 例。该组病例平均追踪 15.9 年，平均存活期为 6 年，死亡 34 例（其中 4 例死于与本病无关的其他疾病）。22 例存活者的术后存活时间为 10~24 年，存活时间的长短主要取决于肿瘤的分期和就诊治疗时的年龄。

临床表现

髓样癌主要表现为单侧或双侧甲状腺肿块。肿块压迫气管、食管，可表现为胸闷、气促、吞咽梗阻。肿瘤累及喉返神经则表现为声音嘶哑。髓样癌主要转移方式为区域淋巴结转移，腺外型甲状腺癌的淋巴结转移高达 75% 以上。发生区域淋巴结肿大时表现为颈部肿块。常见转移部位是中央区淋巴结和颈侧区淋巴结，少数可转移至上纵隔淋巴结。肿瘤也可经血液转移至肺、肝脏以及骨骼。

甲状腺滤泡旁细胞属于 APDD 细胞系统（APUD 瘤），因此肿瘤能产生降钙素、5-羟色胺和前列腺素等生物活性物质。患者可出现头晕、乏力、心动过速、面部潮红、血压下降、顽固性腹泻等类癌综合征症状。肿瘤切除后症状消失，复发或转移时可重新出现。

临床检查

血浆降钙素水平测定是髓样癌的主要诊断依据，有较高的特异性，甚至部分学者认为诊断准确率高于 FNA。根据基础和激发后血浆降钙素水平升高，特别是后者，就可诊断髓样癌。如未完全切除肿瘤，降钙素不会降至正常。如术后复发或者广泛转移，降钙素可再度升高。

目前认为髓样癌术前定性诊断最有效的方法之一是细针穿刺细胞学检查（FNA）。文献报道术前确诊率高达 80% 以上，并且可明确组织类型。近年来，分子生物学技术的进展在很大程度上提高了术前髓样癌的诊断水平。从细针穿刺获取的组织中提取出 DNA，并对它进行 Ret 基因突变分析，如发现 Ret 基因突变，有助于髓样癌的诊断。

病理表现

组织学特征

髓样癌细胞一般呈圆形或多边形，细胞最大直径一般为 9~16μm。核圆形或卵圆形，染色质为细粒状，染色质常使胞核呈斑点状，这是神经内分泌肿瘤共有的特征。

大多数细胞胞质呈细颗粒状，嗜酸性或双性染色，胞质境界不清。间质可见钙化，肿瘤细胞也可见钙化，这些钙化缺乏板层结构。出血和坏死不常见。

70%~80% 的病例间质可见淀粉样物质沉积。淀粉样物质可在间质中呈均匀弥散分布，也可以形成小结节状沉积。一些研究发现，淀粉样物质缺失和预后不良有关。

免疫组化

95% 的髓样癌降钙素染色阳性。大多数

髓样癌 CEA 阳性,由于 CEA 表达稳定,因此 CEA 染色对降钙素表达低的髓样癌诊断有帮助。45%~80% 的髓样癌细胞质中可检测到 galectin-3,表达从灶性弱阳性到弥漫性强表达不等。

超声表现

二维灰阶显像

一些研究认为髓样癌和乳头状癌超声表现相似,但两者在某些特征上还是存在差异。

部位与大小　由于 C 细胞位于甲状腺侧叶上极区域,因此有学者研究认为,髓样癌好发于甲状腺上极。根据笔者研究发现,散发型髓样癌结节 18.18%(2/11) 位于甲状腺上极,家族型髓样癌结节均位于中下极。因此结节部位对于诊断髓样癌的价值还有待大样本研究的证实。

有学者通过对比研究发现,髓样癌平均体积明显大于乳头状癌 [(2.29±1.53)cm vs. (1.10±0.71)cm],两者差异有统计学意义。

形态与边界　笔者曾将髓样癌按照形态分为规则型和非规则型进行对比研究,两组超声征象迥然不同。规则型髓样癌和低回声滤泡瘤声像特点极为相似:卵圆形,边界清晰,内部呈低回声,唯一差异只是前者常有微钙化,而后者罕见。非规则型髓样癌则具备甲状腺恶性肿瘤的一些常见特征性表现,如形态不规则,边界模糊,低回声,常见钙化灶,引流区淋巴结异常等,但是与乳头状癌比较,前者体积更大,外形扁长,粗大钙化所占的比例更高。笔者推测两种类型髓样癌超声征象差异可能与肿瘤发展有关,髓样癌早期始于 C 细胞增生,随后为微小髓样癌,最终形成髓样癌。病变早期或者病程较短者,病灶局限,结节会表现为规则型,体积较小;一旦进入病程中晚期,结节则可能表现为非规则型,体积较大,部分向周围侵犯性生长。

研究发现髓样癌的结节更倾向表现为水平位生长的类圆形或椭圆形,而水平位生长的乳头状癌结节比较少见(67.4% vs. 40%),多数为垂直位生长(图 8-53)。在很多指南或文献里,上下/前后径比值(L/A 比)≤ 1 是甲状腺恶性肿瘤的特征性表现之一,其敏感性为 32.7%~83.6%,特异性为 60%~92.5%,阳性预测值为 8.3%~77.4%,阴性预测值为 67.4%~98%。基于相同体积下球面能使表面积最大化的理论,有学者提出假想,认为甲状腺恶性肿瘤呈“球状”或“站立状”生长是为了使更多肿瘤细胞与周围组织接触以获取更多营养,促进肿瘤细胞生长。但是实践中发现,L/A≤1 对诊断除乳头状癌以外其他组织类型的恶性肿瘤敏感性并不高。根据 Yoon 的研究,乳头状癌存在大片密集的纤维化,与良性肿瘤相比,可压缩性降低,从而导致其呈现站立状形态,因此笔者认为 L/A 比只适合作为诊断乳头状癌的超声指标。

回声与结构　与乳头状癌相同,多数髓样癌结节表现为低回声(58.7%)或极低回声(19.6%),内部结构多表现为不均质 (图 8-54)。有韩国学者研究认为,髓样癌比乳头状癌更易出现囊性变,但是囊性成分多数低于 50%。在笔者的研究样本中全部为实性结节,未发现混合型的髓样癌结节,其中原因需要进一步研究。

周边暗带　很多研究表明,髓样癌结节不存在周边暗带。

钙化　髓样癌患者血清降钙素能促进骨骼钙质沉着,降低血钙水平。由于钙质代谢异常,髓样癌结节超声钙化的显示率超过 55%。有学者把大于 2mm 的钙化称为粗大钙化,并且认为这样的钙化会出现在 53% 的髓样癌中。通过对比研究发现,69.2% 的髓样癌和 80% 的乳头状癌结节出现微钙化,30.7% 的髓样癌和 14.3% 的乳头状癌结节出现粗大钙化,两者钙化的大小、形态和分布特点并无明显差异(图 8-55)。

笔者研究认为,髓样癌出现钙化除上述原因,还可能基于如下因素:出血和坏死,并

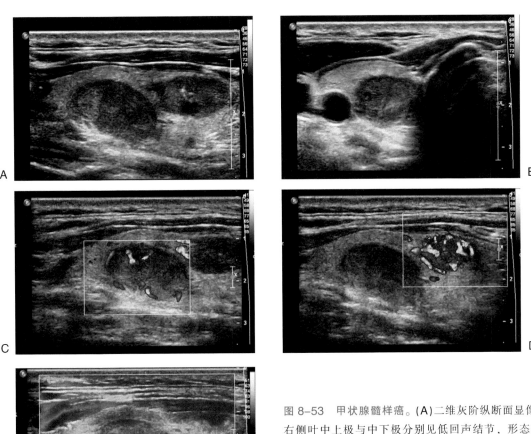

图 8-53　甲状腺髓样癌。(A)二维灰阶纵断面显像，右侧叶中上极与中下极分别见低回声结节，形态规则，边界清晰，中下极结节内部见微钙化。(B)二维灰阶横断面显像，显示结节边界清晰。(C)彩色多普勒显像，中上极结节以中央型血流为主。(D)彩色多普勒显像，中下极结节血流丰富，呈混合型分布。(E)弹性成像显示结节质地偏软。

不常见；出现于肿瘤细胞内部，类似于砂砾体的微小钙化；间质淀粉样物质沉积(amyloid deposit, AD)。AD 由于在间质中具备足够的存在空间，可以大片均匀地弥散分布，所以由此形成的钙化粗大浓密，超声显示钙化体积大，形态不规则，钙化面不光滑，可以呈锯齿状，多发的钙化可能连接成片状，与结节性甲状腺肿常见因营养不良导致的大块钙化很相似(图 8-56、图 8-57)。此外，颈部转移性病灶或者转移性淋巴结内部也可见多发粗大的钙化灶，对于诊断有提示意义(图 8-58)。此外，病理学发现还有 3.2% 的髓样癌结节未见 AD

沉积，48.4% 的髓样癌结节并未出现钙化，因此组织学的特征决定了 MTC 结节钙化表现形式的多变。

彩色多普勒显像

血流分布　目前对髓样癌彩色多普勒特征研究不多，根据笔者资料，髓样癌结节多数呈富血供，血流分布形态以周边型及混合型为主(图 8-59)。通过与乳头状癌对照研究发现，结节血流分布形态对于鉴别诊断意义不大。

血流参数　脉冲多普勒测定，髓样癌结节内部血流以动脉为主，阻力指数大于 0.60。与乳头状癌比较，差异无统计学意义。以上结

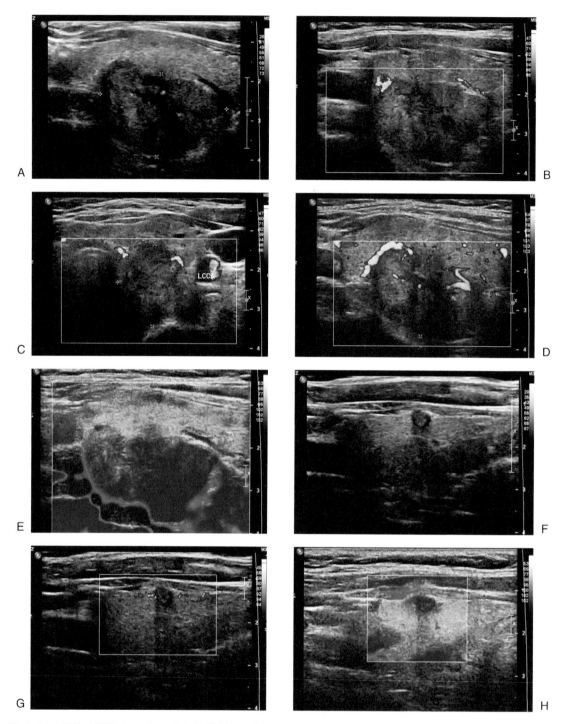

图 8-54 甲状腺髓样癌。(A)二维灰阶纵断面显像,左侧叶中极低回声结节,形态不规则,边界不清晰,内部呈不均质改变,见微钙化。(B)彩色多普勒纵断面显像,结节以周边血流为主。(C)彩色多普勒横断面显像。LCCA:左侧颈总动脉。(D)能量多普勒显示结节内部存在低速血流。(E)弹性成像显示结节质地较硬。(F)二维灰阶显像,右侧叶中极前包膜低回声结节,形态规则,边界较清晰,上下/前后径之比大致为1。(G)彩色多普勒显像,低回声结节以周边血流为主。(H)弹性成像显示结节质地较硬。

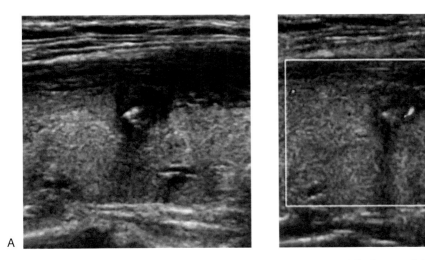

图 8-55　甲状腺髓样癌。**(A)**二维灰阶纵断面显像,低回声结节内部见微钙化。**(B)**彩色多普勒显像,结节以周边血流为主。

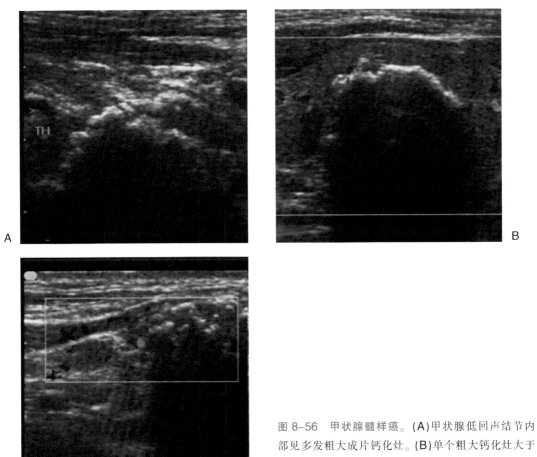

图 8-56　甲状腺髓样癌。**(A)**甲状腺低回声结节内部见多发粗大成片钙化灶。**(B)**单个粗大钙化灶大于15mm,钙化面粗糙不光整。**(C)**颈部淋巴结内见多发钙化灶重叠成片分布。

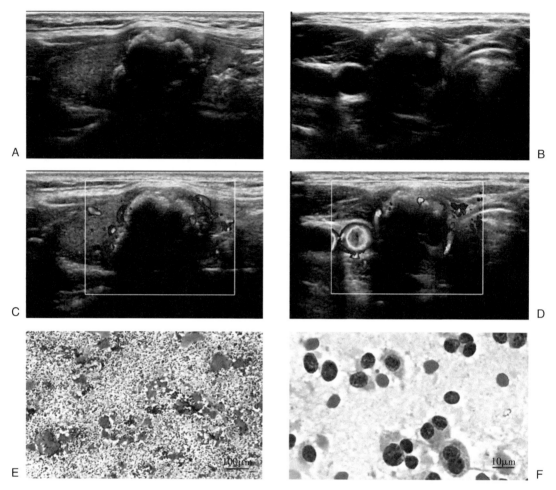

图 8-57　甲状腺髓样癌。(A)二维灰阶纵断面显像,低回声结节内部见多发粗大钙化。(B)二维灰阶横断面显像。(C)彩色多普勒纵断面显像,结节以周边血流为主。(D)彩色多普勒横断面显像。(E)穿刺标本显示大量无定形的降钙素染色阳性的非细胞物质。(F)组织切片显示癌细胞松散或黏附排列,呈圆形、立方形或者纺锤形,核染色质呈椒盐状(HE 染色)。

果还有待大样本研究进一步证实。

甲状腺未分化癌

　　甲状腺未分化癌是头颈部恶性程度较高的肿瘤,约占甲状腺恶性肿瘤的 2%~5%。其预后也较差,即使采用积极的治疗手段,平均生存时间不足 6 个月。

病因与流行病学

　　甲状腺未分化癌病因尚未明确,可能与环境、遗传和激素等因素有关。最近对甲状腺未分化癌的发病机制进行的研究认为抑癌基因(P53 突变和 N-ras 突变)可能在甲状腺未分化癌的进展中起着重要的作用。

P53 基因

　　P53 基因是一种转录因子,在细胞周期调节中起重要作用。DNA 受损时 P53 介导细胞周期产生阻滞,有助于 DNA 修复机制启动。P53 抑癌基因的改变是恶性肿瘤最常见的一种遗传性损伤,通常发生在肿瘤晚期。在甲状腺肿瘤中,P53 基因突变只见于低分化和未分化肿瘤。

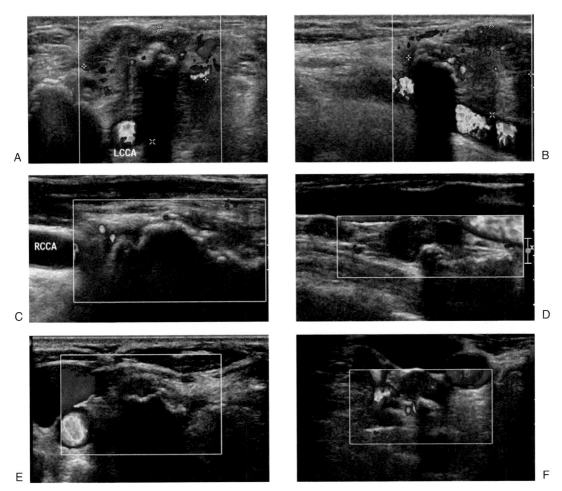

图 8-58　甲状腺髓样癌术后颈部转移复发。(A)左侧颈部转移性肿块横断面显像。LCCA:左侧颈总动脉。(B)左侧颈部转移性肿块纵断面显像。(C)右侧颈部转移性肿块(较大)纵断面显像,内部多发粗大钙化。RCCA:右侧颈总动脉。(D)右侧颈部转移性肿块(较小)纵断面显像。(E)右侧颈部转移性肿块(较大)横断面显像。(F)右侧颈部转移性肿块(较小)横断面显像。

Ras 基因

　　Ras 基因参与调控细胞的增殖和分化。点突变引起癌基因 Ras 活化,导致 Ras 蛋白维持在 GTP 结合状态而持续激活。这些 Ras 突变在恶性肿瘤转化及发展中起重要作用,也是恶性肿瘤中最常见的显性癌基因异常。癌基因 Ras 在未分化甲状腺癌的突变率高达 60%,特别是在 N-Ras 的 61 位密码子处的特定突变,与肿瘤的发展及临床生物学表现密切相关。

　　肿瘤好发于 70 岁左右的老年人,以女性居多。该病常见于地方性甲状腺肿好发地区,患者常有甲状腺疾病史。

临床表现

　　80%的未分化癌患者首发表现为颈部迅速增大的肿块,伴有声音嘶哑、呼吸或吞咽障碍。肿块常为单发,质硬,形态不规则,边界不清晰,活动度差。由于肿瘤的恶性程度高,且病情发展非常迅速,多数患者就诊时即已扩展至甲状腺外。甲状腺未分化癌早期即可通过血液和淋巴管发生远处转移,90%有局部

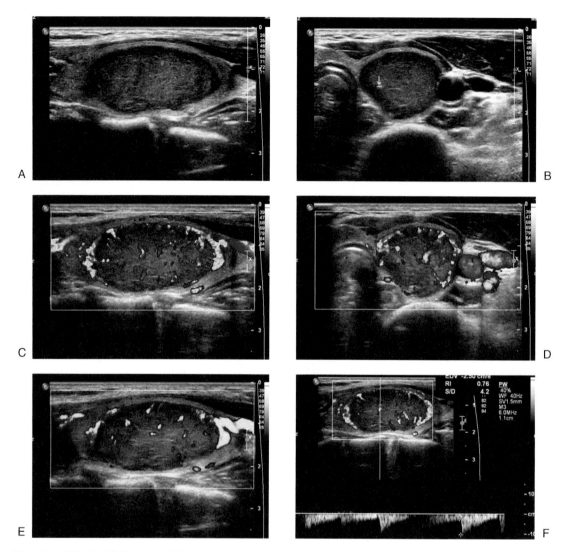

图 8-59　甲状腺髓样癌。(A)二维灰阶纵断面显像,左叶低回声结节呈椭圆形,形态规则,边界清晰。(B)二维灰阶横断面显像,结节内部见微钙化灶。(C)彩色多普勒纵断面显像,结节血流丰富,以周边血流为主。(D)彩色多普勒横断面显像。(E)能量多普勒纵断面显像。(F)结节内部测及动脉频谱,RI:0.76。

淋巴结转移。少数患者以远处转移为首发症状,转移灶常见于肺、骨、肝和脑。

多数患者甲状腺功能正常,部分患者由于广泛甲状腺腺体破坏,激素释放进入血液导致甲状腺功能亢进。

病理特点

未分化癌组织学改变复杂多样,但是多数具有以下特点:

1.显著的结构及细胞异型性;

2.明显的浸润性生长;

3.广泛肿瘤坏死;

4.多见核分裂。

超声特点

甲状腺未分化癌具有甲状腺恶性肿瘤的常见特征。

1.体积较大的低回声肿块;

2. 47%的患者有结节性甲状腺肿背景；

3. 78%的患者结节内部见坏死，58%的患者结节内部见粗糙钙化（图8-60）；

4. 1/3的患者出现包膜外侵犯，可以累及气管，食管，喉返神经，喉部和颈部血管；

5. 80%的患者有局部或者远处转移，转移淋巴结内部也常伴有液化坏死；

6. 彩色多普勒显像结节内部出现杂乱的丰富血流信号（图8-61）。

甲状腺癌颈部转移淋巴结

甲状腺超声检查过程中，淋巴结检查是不可缺少的一部分，是评估甲状腺肿瘤预后的重要参数。有文献报道，淋巴结单侧转移患者5年生存率下降50%，双侧转移患者5年生存率下降至25%。如果能够通过淋巴结反映的信息及早、准确地做出诊断，将会为临床医师确定恰当的手术方式带来便利，同时有助于提高患者的生存率。头颈部恶性肿瘤通常有特定的转移区域，因此，查找异常淋巴结有助于确定原发病灶。此外，少见区域的肿大淋巴结有可能提示病灶具有较强侵袭性。

与临床触诊相比，超声检查淋巴结具有较高的敏感性（73.3% vs. 96.8%），如果结合细针抽吸细胞学检查，特异性会提高到93%。

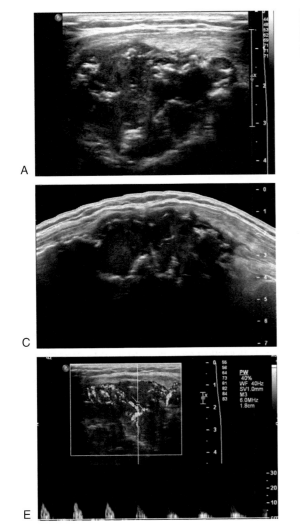

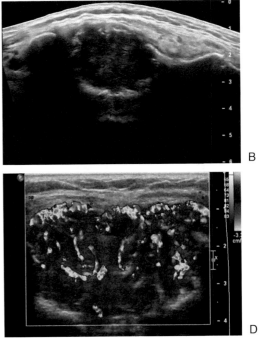

图 8-60　甲状腺未分化癌。(A)二维灰阶纵断面显像，甲状腺内低回声结节，充满粗大增强钙化灶。(B)宽景成像，胸骨柄转移灶。(C)宽景成像，胸壁转移灶。(D)彩色多普勒纵断面显像，甲状腺结节血流丰富。(E)频谱测定，阻力指数1.00。

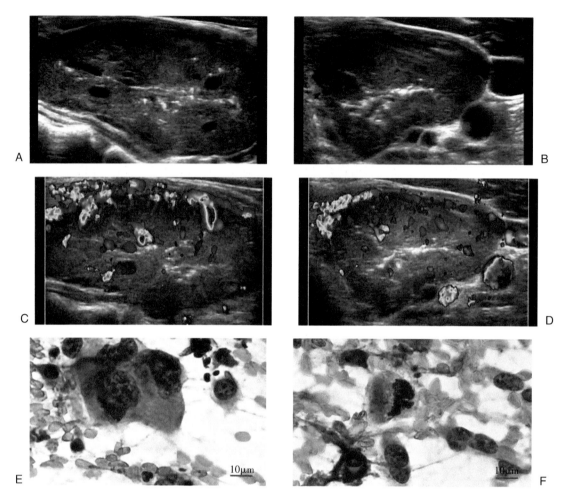

图 8-61　甲状腺未分化癌。(A)二维灰阶纵断面显像,甲状腺低回声结节,内部见多发微小钙化灶及液化区。(B)二维灰阶横断面显像。(C)彩色多普勒纵断面显像,结节血流分布呈混合型。(D)彩色多普勒横断面显像。(E)穿刺标本显示瘤细胞呈分离状,明显呈多形性。(F)组织切片显示多形性细胞中可见核分裂象(HE 染色)。

并且超声还具备其他影像检查不具备的优点,对于体积较小的淋巴结,超声评估更可靠,对微小钙化的描述更详尽。超声对于甲状腺癌患者淋巴结鉴别诊断的敏感性为 30%~86.65%,特异性为 57%~84.2%,准确率为 56%~81.48%。如果操作者经验丰富或者仪器分辨率高,这些数据还会更高。

淋巴结的分区

　　正常情况下颈部约有 300 多枚淋巴结,这些淋巴结分散于各处,要准确描述很困难。

1991 年美国耳鼻咽喉头颈外科基金学院为了临床应用方便,将颈部淋巴结分为 6 个分区,即:Ⅰ区包括颏下和颌下淋巴结,Ⅱ区为颈内静脉淋巴结上区,相当于颅底至舌骨水平,前界为胸骨舌骨肌侧缘,后界为胸锁乳突肌后缘;Ⅲ区为颈内静脉淋巴结中区,从舌骨水平至环状软骨水平,前后界与Ⅱ区相同;Ⅳ区为颈内静脉淋巴结下区,从环状软骨水平到锁骨上,前后界与Ⅱ区相同;Ⅴ区为颈后淋巴结群,包括枕后三角区淋巴结及锁骨上窝淋巴结,后界为斜方肌前缘,前界为胸锁乳突肌后缘，下界为锁骨；Ⅵ区为气管旁、气管前淋巴结群，上界为舌骨，下界为胸骨上窝，两侧界为颈总动脉和颈内静脉；Ⅱ~Ⅴ区为侧颈区，Ⅵ区为中央区(图 8-62)。后来美国癌症联合委员会(AJCC)在公布 TNM 分期时，又补充第 7 个分区，即上纵隔淋巴结群，目前这种分区建议已经为外科或肿瘤科医师接受并广泛使用。

为了适合超声检查，又有学者推出超声八分区，即颏下区、颌下区、腮腺区、上颈区、中颈区、下颈区、锁骨上区、颈后三角区。以颈动脉分叉或舌骨水平为分界，以上为上颈区，环状软骨以下为下颈区，中间为中颈区。

颈部恶性肿瘤常转移至固定的引流区淋巴结，例如：咽喉部恶性肿瘤或甲状腺癌常引流至颈内静脉链附近淋巴结，鼻咽癌引流至上颈区或颈后三角区淋巴结，淋巴瘤引流至颌下区、上颈区或颈后三角区淋巴结，非颈部转移癌引流至锁骨上区淋巴结，而结核常引流至锁骨上区及颈后三角区淋巴结。

异常淋巴结的超声表现

按超声特点可以将病理性淋巴结划分为三大类：反应增生性淋巴结、转移性淋巴结和恶性淋巴瘤。

反应增生性淋巴结源于各种病理过程，如接种、注射以及炎症等。根据感染的侵袭性、个体反应性以及机体免疫能力不同，表现不同。增生性淋巴结形态规则，边界清晰，门部结构清晰，门部血流分布丰富。急性或亚急性淋巴结炎，肿块多发，边界模糊，回声减低，皮髓质分界可能不清晰，门部血流丰富呈分支状。慢性淋巴结炎肿块多发，形态呈圆形，回声减低明显，门部或髓质回声增强，门部血流丰富活跃。

下面介绍转移性淋巴结的特征。

位置与大小

甲状腺癌区域淋巴结转移的几率为 9%~90%，其中 85%是单侧转移，15%是双侧转移。乳头状癌和髓样癌局部转移的几率达 18%~36%，滤泡状癌 7%~17%。外科手术发现淋巴结转移时，最常出现的区域是Ⅵ区(64.1%)，其次为Ⅲ区(37%)。但是目前研究发现，超声诊断的转移淋巴结多数位于Ⅲ和Ⅳ区(73.2%)，并且多数位于颈内静脉链附近(图 8-63)。中央区是甲状腺引流区淋巴结转移第一站，只有 8.2%的患者会发生跳跃转移，

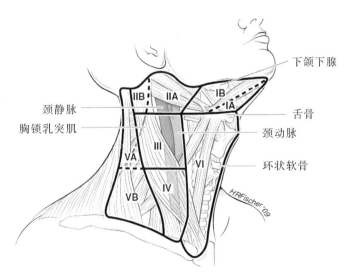

图 8-62　颈部淋巴结分区示意图。

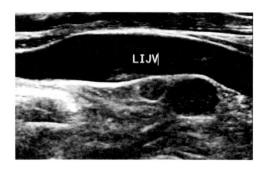

图 8-63　甲状腺乳头状癌颈部转移淋巴结。二维灰阶纵断面显像，淋巴结位于左侧颈内静脉后方。LIJV: 左侧颈内静脉。

但超声对中央区转移性淋巴结的检出率极低。可能原因在于甲状腺腺体的挤压以及气管推离作用，中央区异常淋巴结的显示率较低。

同时有研究发现分化型甲状腺癌术中发现 20%~50% 的患者有转移，而术前超声只能发现 20%~30%，这是因为超声对于"微转移"无能为力(图 8-64)。笔者认为，肿瘤细胞沿淋巴管转移是一个累积的过程，只有在转移发生到一定程度，超声才能捕捉到蛛丝马迹，而这些非特异性的征象，并不能提高超声医师诊断的信心。当转移肿瘤细胞堆积至足够数量直到质变时，超声才会表现出特异性的改变。因此，超声对于转移淋巴结的诊断是相对滞后的。

另外有一种观点认为，任何将颈内静脉

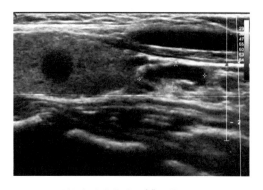

图 8-64　甲状腺乳头状癌及Ⅵ区转移淋巴结。甲状腺中下极低回声结节，边界不清晰；Ⅵ区淋巴结呈椭圆形，存在门部结构。

推离颈动脉鞘的淋巴结均应可疑为转移性淋巴结。

早期很多研究通过淋巴结的大小来鉴别其良恶性，研究参数包括最大长径(L)、最大短径(S)和长短径比值(L/S)。其中最大短径和 L/S 比值使用尤为广泛。有学者联合 CT 和超声研究颈部恶性肿瘤患者不同区域转移性淋巴结与非转移性淋巴结的特点，发现在Ⅰ区、Ⅱ区、Ⅲ区和Ⅳ区鉴别良恶性的最佳短径值分别为 8mm、9mm、6mm 和 7mm。另有研究认为在Ⅱ区鉴别的最佳短径值为 9mm，其余区域均为 8mm，诊断的准确率达 75%。由于颏下三角区、二腹肌周围以及颌下腺区周围的淋巴结可能比下颈区淋巴结大(图 8-65)，并且反应增生性淋巴结有时也表现为体积增大，因此如果以此前文献提到的 8mm 或 9mm 作为良恶性淋巴结界定值，会影响诊断的敏感性和特异性。因此淋巴结的大小不能单独作为判断良恶性的有效指标。但是在单例患者的系列随访过程中，淋巴结的大小可以作为分析病程进展或对治疗疗效评估的参考。

形态与边界

正常或反应增生性淋巴结多为扁长，L/S 比值大于 2。正常成人淋巴结长短轴之比为 2.9 ± 0.13，儿童为 2.4 ± 0.05。很多研究发现 L/S<2 是恶性淋巴结的特征，也有学者认为将 L/S<1.8 作为恶性淋巴结的标准可提高诊断准确性。非特异性肿大的淋巴结内部结构未被破坏，只是淋巴细胞数目增加，声像图表现为皮髓结构存在，但呈向心性增厚，形态为椭圆形，L/S 比值多>2(图 8-66)。恶性肿瘤较早侵犯淋巴结门部髓质，肿瘤细胞增生，常导致受侵淋巴结短径增加明显，而长径不明显，故形态上常呈圆形，L/S 比值多<2(图 8-67)。但需要注意的是在腮腺区或颌下腺区的淋巴结往往也呈类圆形。

正常或反应增生性淋巴结由于皮质多数

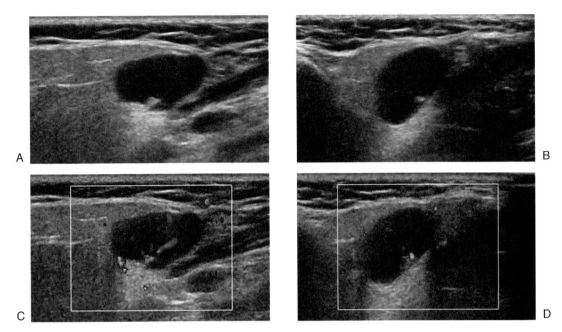

图 8-65　腮腺区炎性淋巴结。(A)二维灰阶纵断面显像,体积较大,存在门部结构。(B)二维灰阶横断面显像,淋巴结形态规则。(C)彩色多普勒纵断面显像,血流分布呈混合型,以门部为主。(D)彩色多普勒横断面显像。

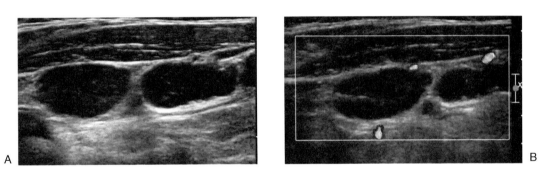

图 8-66　炎性淋巴结。(A)二维灰阶纵断面显像,淋巴结呈椭圆形,边界清晰,内部回声不均匀。(B)彩色多普勒纵断面显像,血流信号稀少。

呈低回声,与周围软组织对比清晰,因此边界清楚。由于淋巴结周围软组织存在水肿,结核性淋巴结相互粘连,边缘缺乏锐利感。转移性淋巴结内部结构紊乱,周边脂肪沉积减少,会降低淋巴结内部的声阻抗,使得边界辨认困难(图 8-68)。部分边缘模糊的淋巴结还需考虑结外播散(肌肉或软组织)的可能性,此类患者有 58% 的局部转移或 33% 的远处转移可能,平均存活年限不足 1 年。

回声与结构

正常或反应增生性淋巴结以及多数转移性淋巴结与周围软组织相比为低回声。但是据研究,87% 的乳头状癌转移性淋巴结内部回声增高,有学者认为是由于甲状腺球蛋白在结内沉积导致(图 8-69 和图 8-70)。淋巴结回声增高可以是单个淋巴结整体回声增高,也可是结内部分实质回声增高。淋巴结回

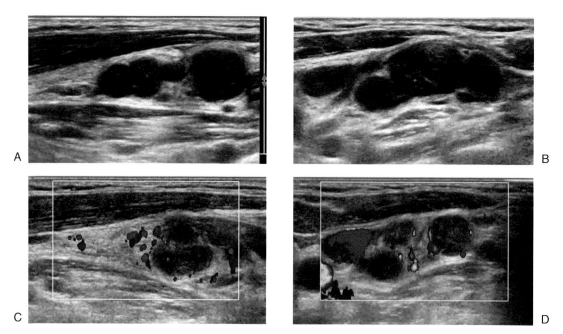

图 8-67　甲状腺乳头状癌转移淋巴结。(A)二维灰阶纵断面显像,淋巴结呈类圆形,门部结构消失。(B)二维灰阶纵断面显像,部分淋巴结融合。(C)彩色多普勒纵断面显像,以周边血流信号为主。(D)彩色多普勒纵断面显像。

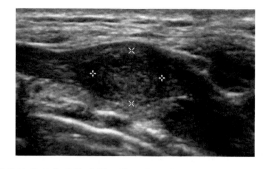

图 8-68　甲状腺乳头状癌转移淋巴结。淋巴结边界模糊,与肌群分界不清晰。

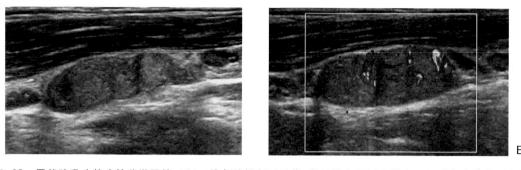

图 8-69　甲状腺乳头状癌转移淋巴结。(A)二维灰阶纵断面显像,淋巴结内部回声增高。(B)彩色多普勒纵断面显像,内部血流信号轻度增多。

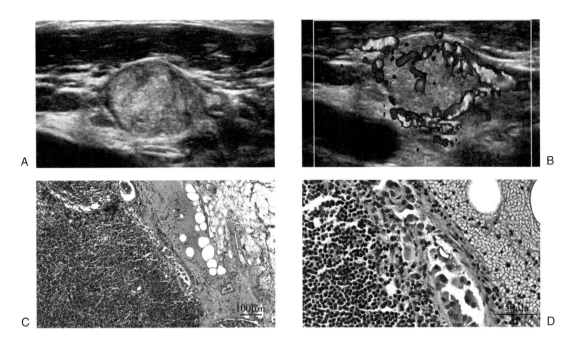

图 8-70　甲状腺乳头状癌转移淋巴结。(A)二维灰阶纵断面显像,淋巴结内部回声增高。(B)彩色多普勒纵断面显像,淋巴结内部血流信号增多。(C)组织切片显示淋巴窦内见转移灶。(D)高倍镜下可见具有乳头状癌核特点的转移肿瘤细胞(HE 染色)。

声增高可以作为早期异常较灵敏的指标。

　　门部是淋巴结连接附近脂肪的线状结构,90%最大短径大于 5mm 的淋巴结会表现门部(图 8-71)。以往研究认为门部结构扭曲错乱,或者消失是转移性淋巴结特有的征象。但是最近的研究发现很多转移性淋巴结在髓窦完全破坏之前,也可以存在正常的门部结构(图 8-72),因此门部结构的存在或者消失

不能作为鉴别诊断良恶性的单一因素。有学者对淋巴结门部及皮质厚度进行评估,其认为由于肿瘤细胞的浸润导致皮质非对称性(偏心性)增厚与恶性淋巴结联系紧密。

钙化和坏死

　　钙化是淋巴结内出现高回声或强回声,部分伴有纤细弱声影。微小钙化对于诊断甲

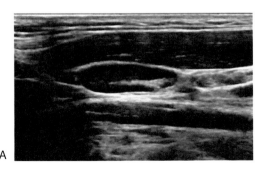
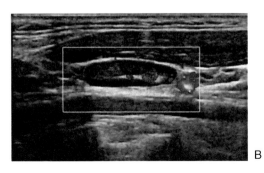

图 8-71　颈部增生淋巴结。(A)二维灰阶纵断面显像,门部结构清晰。(B)彩色多普勒纵断面显像,内部呈中央型血流分布。

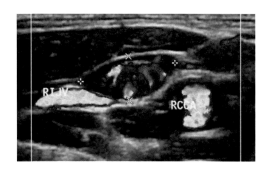

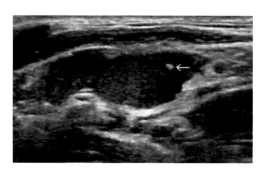

图 8-72　甲状腺乳头状癌转移淋巴结。门部结构存在，呈偏心分布，血流信号由门部向四周放射性分布。RIJV：右侧颈内静脉；RCCA：右侧颈总动脉。

图 8-73　甲状腺乳头状癌转移淋巴结。淋巴结内部孤立微钙化。

状腺癌淋巴结转移的特异性较高（图 8-73 至图 8-75），结合液化，回声增高等特点，诊断特异性更高（图 8-76）。但是需要区别的是乳头状癌和髓样癌的转移淋巴结内部均会出现钙化，后者的钙化比较粗大浓密，呈弧

形或片状融合，并且乳头状癌淋巴结内部回声多数增高，而髓样癌淋巴结常呈低回声。

淋巴结内部坏死可以表现为凝固性坏死和液化。前者比较少见，可以表现为淋巴结内部出现高回声（图 8-77），有时呈线状排列但不伴有声影。在回声增高的淋巴结内出现低

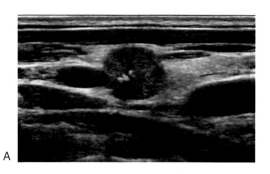

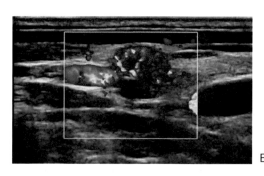

图 8-74　甲状腺乳头状癌转移淋巴结。(A)二维灰阶纵断面显像，淋巴结内部多发微钙化。(B)彩色多普勒纵断面显像，淋巴结血流信号丰富。

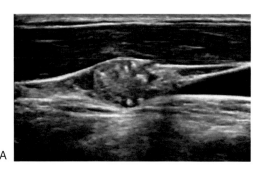

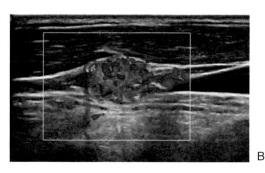

图 8-75　甲状腺乳头状癌转移淋巴结。(A)二维灰阶纵断面显像，淋巴结内部回声增高，多发微钙化。(B)彩色多普勒纵断面显像，淋巴结血流信号增多。

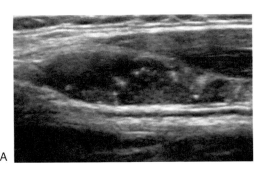
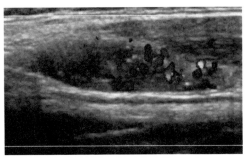

图 8-76　甲状腺乳头状癌转移淋巴结。(A)二维灰阶纵断面显像,淋巴结内部回声部分增高,并见多发微钙化及坏死液化区。(B)彩色多普勒纵断面显像,回声增高区域血流信号增多。

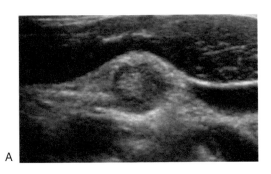
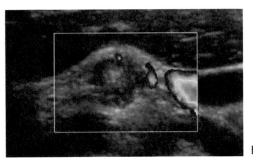

图 8-77　甲状腺乳头状癌转移淋巴结。(A)二维灰阶横断面显像,淋巴结内局部凝固性坏死,表现为局限性高回声。(B)彩色多普勒横断面显像,淋巴结周边见点状血流信号。

回声或者无回声是淋巴结发生液性坏疽的结果(图 8-78 至图 8-80)。液化区域多数形态不规则,内缘呈锯齿状。

血流分布形态

正常或反应增生性淋巴结,血流分布是有规律的,基本以门部向四周放射性分布或无血流分布(图 8-81)。

有研究对淋巴结血流分布形态进行划分:Ⅰ型,正常门部,中央单条柱状血流,分出规则小分支;Ⅱ型,富态门部,门部血流长径或宽径是正常的 2 倍,有 2 支以上的分支。Ⅲ

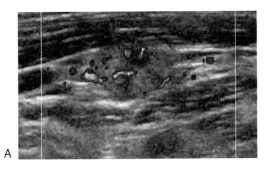
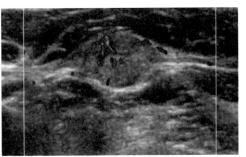

图 8-78　甲状腺乳头状癌转移淋巴结。(A)彩色多普勒纵断面显像,淋巴结内部局部液化坏死。(B)彩色多普勒横断面显像。

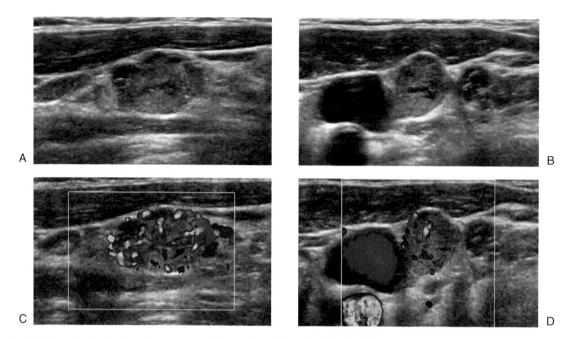

图 8-79　甲状腺乳头状癌转移淋巴结。(A)二维灰阶纵断面显像,淋巴结回声增高,内部见微钙化及液化坏死。(B)二维灰阶横断面显像。(C)彩色多普勒纵断面显像,血流信号增多。(D)彩色多普勒横断面显像。

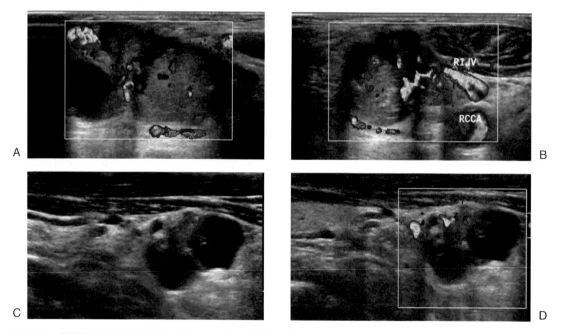

图 8-80　甲状腺乳头状癌转移淋巴结。(A)彩色多普勒纵断面显像,淋巴结呈囊实混合性　。(B)彩色多普勒横断面显像,实质部分血流信号增多。RIJV:右侧颈内静脉;RCCA:右侧颈总动脉。(C)二维灰阶纵断面显像,淋巴结液化坏死部分大于50%。(D)彩色多普勒纵断面显像,实质部分血流信号增多。

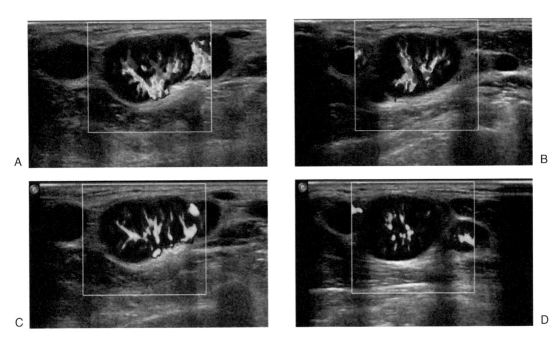

图 8-81　炎性淋巴结。(A)彩色多普勒纵断面显像,血流信号由门部向四周放射性分布。(B)彩色多普勒横断面显像。(C)能量多普勒纵断面显像。(D)能量多普勒横断面显像。

型,周边型,以周边血流为主,有三支以上分支由包膜向中央延伸。Ⅰ型诊断慢性炎症的敏感性为 85%,特异性为 90%。Ⅱ型诊断急性炎症的敏感性为 68%,特异性为 55%。Ⅲ型诊断转移性淋巴结的敏感性为 47%,特异性为 91%。

　　也有学者把血流分布划分为以下几型:Ⅰ,门部型:中央单一的动脉或静脉信号,无任何分支向周围实质延伸(图 8-82)。门部活跃型:门部血流放射性向四周延伸(图 8-

83)。Ⅱ,周边形:血流仅限于周边,而无来自中央,延伸至包膜下的血流(图 8-84)。Ⅲ,混合型:A,门部主要血流,周边见散在点状血流(图 8-85);B,无规律的杂乱的血流分布(图 8-86)。

　　很多转移性淋巴结均表现为周边型或者混合型血流(图 8-87),这与肿瘤细胞浸润后产生肿瘤血管生成因子有关,这些生成因子促成周边血管的包绕以及内部新生血管的形成。此外由于部分淋巴结内部发生液化坏死,因此血流也多以周边型为主(图 8-88)。有学者认为如果把二维灰阶超声特点(圆形、门部结构缺失、内部坏死等)和周边血流相结合,诊断恶性淋巴结的敏感性和特异性可达 100%。

　　淋巴瘤与增生性或者转移性淋巴结相比,其血流分布是最丰富的(图 8-89)。门部结构未破坏时,可见中央存在粗大血流信号,并呈分枝状向周围皮质分布。一旦门部破坏,血流信号杂乱,短小,呈不规则分布。

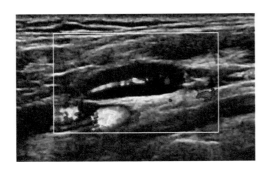

图 8-82　门部型血流分布。

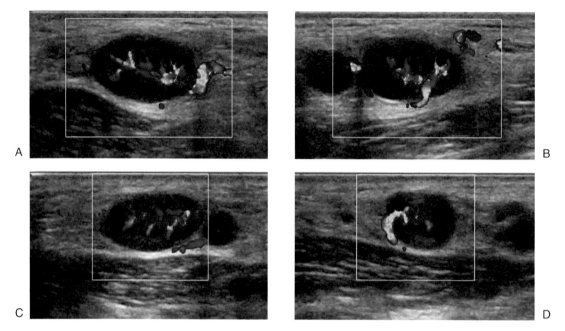

图 8-83　门部活跃型血流分布。(A)彩色多普勒纵断面显像,结内血流由门部向四周放射。(B)彩色多普勒横断面显像,门部血流。(C)彩色多普勒纵断面显像,结内血流由门部向四周放射。(D)彩色多普勒横断面显像,门部血流。

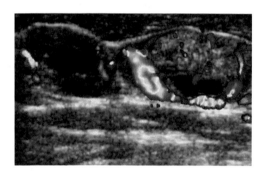

图 8-84　周边型血流分布。

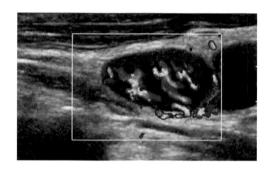

图 8-85　门部为主的混合型血流分布。

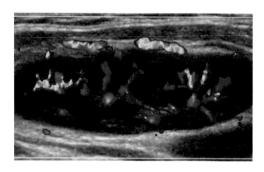

图 8-86　杂乱的混合型血流分布。

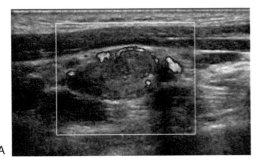 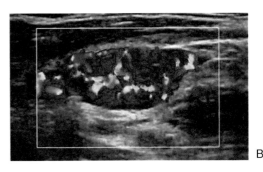

图 8-87　甲状腺乳头状癌转移淋巴结。(A)周边型血流分布。(B)混合型血流分布。

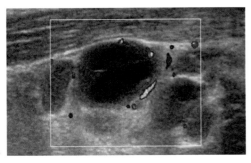 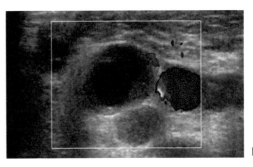

图 8-88　甲状腺乳头状癌转移淋巴结。(A)彩色多普勒纵断面显像,淋巴结内部液化坏死,周边见条状血流。(B)彩色多普勒横断面显像,淋巴结周边见条状血流。

阻力指数

　　血管阻力指数对鉴别淋巴结良恶性的价值尚有争议，有人认为恶性淋巴结阻力指数增高，有人认为良、恶性淋巴结阻力指数并无差异。很多学者以 0.6、0.7、0.8 等数值作为阻力指数临界值分别进行研究，敏感性为 47%~81%，特异性为 81%~100%。以 1.1、1.5、1.6 作为搏动指数临界值，敏感性为 55%~94%，特异性为 97%~100%。如果以阻力指数 0.7，搏动指数 1.4 作为临界值，敏感性为 86%、80%，特异性为 70%、86%。

甲状腺术后超声

　　甲状腺肿瘤患者术前超声检查具有重要意义，不但可以明确肿瘤的部位、大小以及性质，还可以了解肿瘤与周围脏器的相互关系，

帮助临床医师确定手术方式。甲状腺术后超声检查同样具有较高价值。术后短期内切口感染，皮下积血，中长期病灶残留或者复发，远处转移，超声检查均能明确诊断。

　　甲状腺术后颈部正常结构破坏。术后短期内，软组织充血水肿，对周围产生挤压；中长期可能会由于粘连或纤维化，牵拉扭曲相邻组织。这种解剖结构的紊乱，会干扰残留甲状腺组织的显像，为术后超声诊断带来难度。

　　要识别甲状腺组织首先必须了解甲状腺床解剖位置。甲状腺床前方为颈浅肌群，外侧为颈血管，后方为颈长肌，内侧是气管和食管等组织。除了远处转移病灶，无论是术后残留还是复发，超声发现的甲状腺腺体或者结节都应起源于甲状腺床区域。

　　此外详细了解病史，如术前病灶部位，病灶大小，淋巴结有无转移，同时结合手术方式及手术时间综合考虑，会对超声诊断有很大

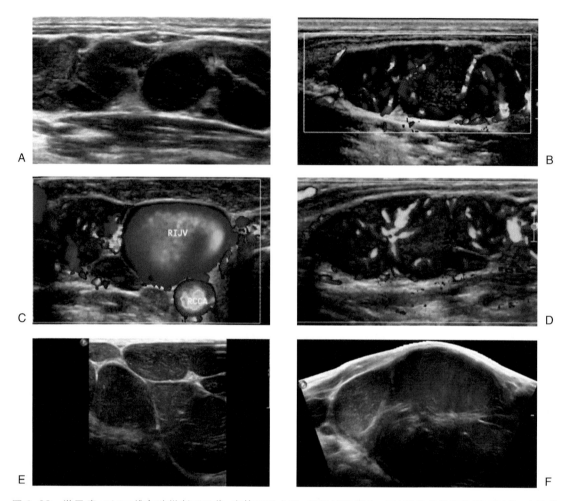

图 8-89　淋巴瘤。(A)二维灰阶纵断面显像,瘤体呈融合状,门部结构消失。(B)彩色多普勒纵断面显像,血流信号呈混合型。(C)彩色多普勒横断面显像。RIJV:右侧颈内静脉;RCCA:右侧颈总动脉。(D)能量多普勒纵断面显像,血流呈混合型分布。(E)二维灰阶纵断面显像,瘤体周边包膜清晰。(F)宽景成像,瘤体巨大。

帮助。

　　甲状腺术后超声应重点观察以下几方面:

　　1.甲状腺床有无腺体。

　　2.如存在腺体,则应描述其大小,边界,形态,与周围脏器相互关系。同时应重点关注腺体回声改变,内部结构以及彩色血流的分布,上述特点有助于对腺体及非腺体进行鉴别。

　　3.如存在异常回声,应描述其位置,大小,边界,形态,与颈浅肌群或者同侧正常涎腺回声比较,与周围脏器相互关系。

甲状腺术后各期表现

术后 1 周至术后 1 个月

　　甲状腺全切术患者,急性期甲状腺床一般为皮下脂肪或软组织填充。超声检查显示脂肪结缔组织填充原有甲状腺空间,由于水肿,内部回声减少不均匀。这样的改变很可能被误认为甲状腺组织残留(图 8-90)。

　　缝线松脱可能导致血肿形成,此外部分患者会有少量渗出液,甲状腺床会出现低回

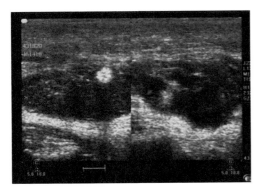

图 8-90　甲状腺乳头状癌全切术后 3 天。甲状腺床区为低回声充满，呈不均质，并见不规则无回声及组织机化形成的强回声团块。

快低回声区内会出现增强钙化斑块以及肉芽肿等结构。

术后 1 个月至术后 6 个月

甲状腺全切术患者，局部炎症反应导致纤维脂肪组织增殖并完全填充甲状腺床，不留有任何腔隙。同时颈浅肌群、颈动脉鞘、食管等组织向甲状腺床收缩靠拢。超声显示甲状腺床稍高且不均匀的软组织回声（图 8-92）。进行中央区淋巴结清扫患者，气管边界比较模糊（图 8-93），甲状腺床的软组织纤维化改变更加明显，超声显示甲状腺床结构致密的高回声软组织回声。

声或无回声区，形态不规则（图 8-91）。新鲜出血，内部回声较低，透声佳。合并感染，血肿内部会出现散在点状高回声光点，随体位改变活动，部分患者出现纤维分隔。如果血肿张力较大，可以沿手术切口渗透至皮下，超声检查显示血肿沿不规则腔隙走行至皮下或皮下软组织。血肿超声声像图短期内变化很大，很

侧叶切除或者侧叶部分、大部分切除患者，残留甲状腺组织体积减小，形态不规则，包膜欠清晰（图 8-94），部分患者因手术原因在包膜形成瘢痕，超声显示斑块状强回声后方伴声影（图 8-95）。部分患者采用肿块切除术，因此，甲状腺体积正常，回声均匀，肿块位置出现不规则低回声（图 8-96）。

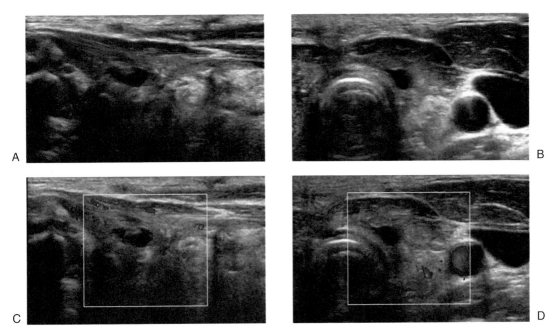

图 8-91　甲状腺乳头状癌全切术后 17 天。(A)二维灰阶纵断面显像，甲状腺床少量游离无回声区，UG-FNA 抽出血性液体。(B)二维灰阶横断面显像。(C)彩色多普勒纵断面显像。(D)彩色多普勒横断面显像。

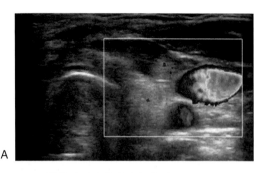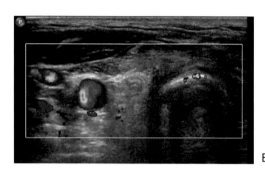

图 8-92　甲状腺乳头状癌全切术后 1 月。(A)彩色多普勒横断面显像,左侧甲状腺床。(B)彩色多普勒横断面显像,右侧甲状腺床。

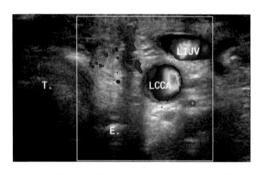

图 8-93　甲状腺乳头状癌合并颈部转移,肿块切除及左侧颈部淋巴结清扫术后 5 个月气管壁模糊。T:气管;E:食管;LCCA:左侧颈总动脉;LIJV:左侧颈内静脉。

甲状腺部分切除患者,残留甲状腺体积根据甲状腺功能情况而改变。甲状腺体积增大多见于甲状腺结节复发、甲状腺功能亢进或减退早期,进入甲状腺功能减退后期,甲状腺体积往往减小。使用彩色多普勒显像可以反映甲状腺血供情况,有助于诊断。

甲状腺小部分切除或者单纯甲状腺肿块切除患者,由于甲状腺代偿作用,体积可能会恢复至正常大小。

术后 6 个月以及更长时间

进入此阶段,接受甲状腺全切术患者的甲状腺床区会出现各种回声结构。这些外形类似结节状病灶的病理改变包含如下几种:

(1)残留甲状腺组织。有学者通过研究放射性核素显像发现,只有 7%的接受甲状腺全切术以及放射性碘治疗的患者,术后甲状腺床无任何残留。对于微小甲状腺组织或病灶,放射性核素显像要比超声更敏感。术后早期甲状腺床周围软组织水肿粘连,会影响残留甲状腺组织的超声显像,只有在软组织水肿消退后,残留腺体才有可能显示。使用彩色多普勒显像,可以观察到腺体内血流情况,进一步证实为甲状腺组织(图 8-97)。

(2)反应性淋巴结增生。此类情况多数发生在接受中央区淋巴结清扫的患者,淋巴结呈现增生或者慢性炎症改变。超声显像淋巴结形态规则,呈椭圆形或者卵圆形 (图 8-98),门部结构存在,但不清晰,需仔细辨认。血流稀少或者以中央型为主。

(3)术后瘢痕。超声很难确诊致密的纤维瘢痕,超声引导下 FNA 有时也不能提供明确诊断,但是放射性核素显像阴性。通过长期随访,可以发现瘢痕的大小或者回声结构基本稳定,超声只能发现极少数患者的瘢痕体积减小。

(4)缝线肉芽肿。外科使用非吸收性缝线会导致局部炎症改变,最终形成缝线肉芽肿。组织学特点为缝线周围包绕大量异物巨细胞。

(5)复发甲状腺肿瘤。分化型甲状腺癌患

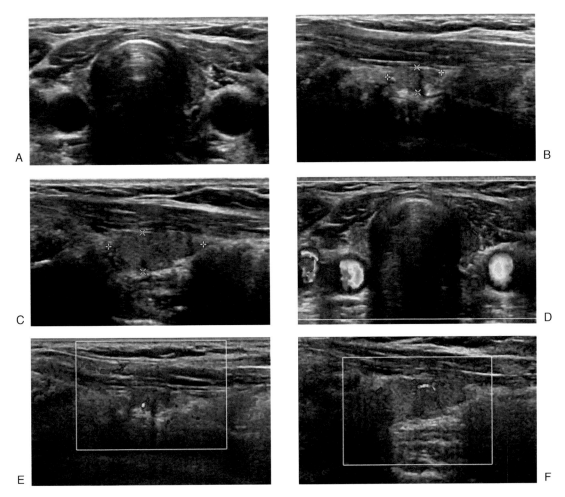

图 8-94　甲状腺次全切除术后。(A)二维灰阶横断面显像,双侧甲状腺床区腺体体积减小。(B)二维灰阶纵断面显像,左侧叶腺体。(C)二维灰阶纵断面显像,右侧叶腺体。(D)彩色多普勒横断面显像。(E)彩色多普勒纵断面显像,左侧叶腺体见少量短条状血流信号。(F)彩色多普勒纵断面显像,右侧叶腺体。

者有 9%~30% 的原位复发率。临床有患者术后随访,无论超声显像或者放射性核素显像较长时间内均未发现甲状腺组织。随后甲状腺功能测定偏高,此时超声检查可在甲状腺床发现低回声结节。有学者推测可能与手术中发生甲状腺细胞种植有关。原位复发的甲状腺肿瘤多数表现为低回声结节(图 8-99),边界模糊,内部存在高回声光点,彩色多普勒显像血流较丰富(图 8-100)。

(6)转移性淋巴结。有文献报道,甲状腺癌患者初次全切术后,有 30% 的患者可能会发生局部淋巴结转移。这些转移淋巴结最常见于Ⅲ及Ⅳ区,其次为Ⅵ及Ⅴ区,Ⅱ区相对较少涉及。甲状腺床区转移性淋巴结与Ⅲ、Ⅳ区转移性淋巴结多数超声特点相同,但该区转移性淋巴结多表现为低回声,较少呈现乳头状癌转移性淋巴结常见的高回声,其原因有待进一步研究。

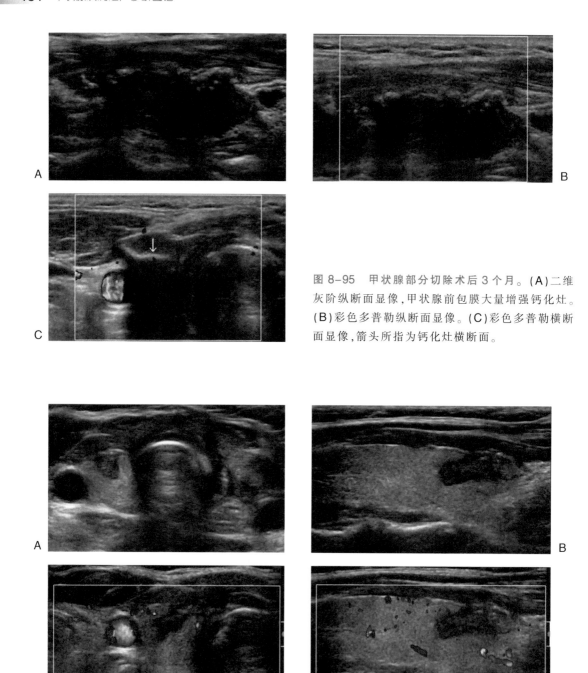

图 8-95　甲状腺部分切除术后 3 个月。(A)二维灰阶纵断面显像,甲状腺前包膜大量增强钙化灶。(B)彩色多普勒纵断面显像。(C)彩色多普勒横断面显像,箭头所指为钙化灶横断面。

图 8-96　甲状腺乳头状癌左叶全切,右叶部分切除术后 1 个月。(A)二维灰阶横断面显像,左侧甲状腺床区腺体缺失,右叶腺体回声不均匀。(B)二维灰阶纵断面显像,右叶腺体下极前包膜见不规则低回声区。(C)彩色多普勒横断面显像,低回声区血流不丰富。(D)彩色多普勒纵断面显像,低回声区以周边血流信号为主。

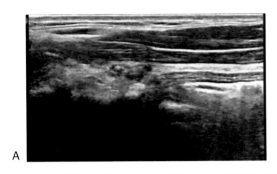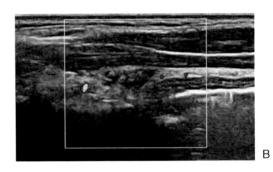

图 8-97　甲状腺乳头状癌全切术后。(A)二维灰阶纵断面显像,左侧甲状腺床低回声,核素扫描及 UG-FNA 证实残留甲状腺组织。(B)彩色多普勒纵断面显像,腺体内见点状血流。

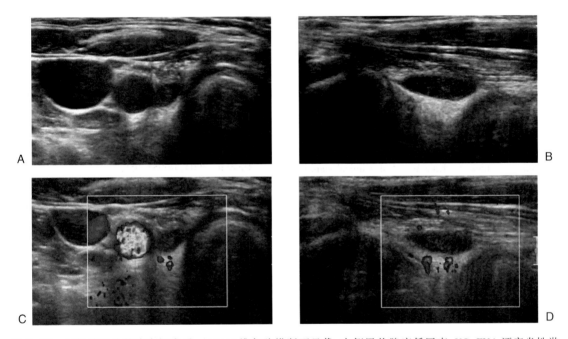

图 8-98　甲状腺乳头状癌全切术后。(A)二维灰阶横断面显像,右侧甲状腺床低回声,UG-FNA 证实炎性淋巴结。(B)二维灰阶纵断面显像,低回声形态规则,边界清晰。(C)彩色多普勒横断面显像,血流信号不丰富。(D)彩色多普勒纵断面显像。

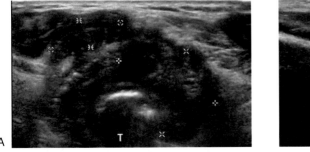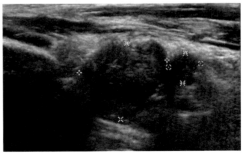

图 8-99　甲状腺乳头状癌全切术后 10 个月复发。(A)二维灰阶横断面显像,左侧甲状腺床及颈前偏右区域见低回声团块。T:气管。(B)二维灰阶纵断面显像,左侧甲状腺床低回声相互紧贴。

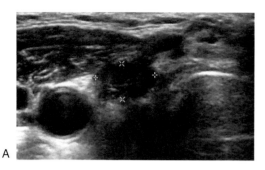
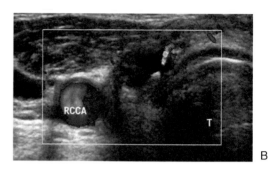

图 8-100　甲状腺乳头状癌全切术后 8 个月复发。(A)二维灰阶横断面显像,右侧甲状腺床区低回声团块。(B)彩色多普勒横断面显像,低回声团块血流信号较丰富。RCCA:右侧颈总动脉;T:气管。

参考文献

1. Ahn SS, Kim EK, Kang DR, et al. Biopsy of thyroid nodules: comparison of three sets of guidelines. AJR Am J Roentgenol, 2010, 194:31-37.

2. Ahuja A, Chick W, King W, et al. Clinical significance of the comet tail artifact in thyroid ultrasound. J Clin Ultrasound, 1996, 24:129-133.

3. Ahuja AT, Chow L, Chick W, et al. Metastatic cervical nodes in papillary carcinoma of the thyroid: ultrasound and histological correlation. Clin Radiol, 1995, 50:229-231.

4. Ahuja AT, Ying M, Ho SY, et al. Ultrasound of malignant cervical lymph nodes. Cancer Imaging, 2008, 8:48-56.

5. Ahuja A, Ying M, Leung SF, et al. The sonographic appearance and significance of cervical metastatic nodes following radiotherapy for nasopharyngeal carcinoma. Clin Radiol, 1996, 51:698-701.

6. Ahuja AT, Ying M, Yuen HY, et al. 'Pseudocystic' appearance of non-Hodgkin's lymphomatous nodes: an infrequent finding with highresolution transducers. Clin Radiol, 2001, 56:111-115.

7. Ahuja AT, Ying M, Ho SS, et al. Distribution of intranodal vessels in differentiating be nign from metastatic neck nodes. Clin Radiol, 2001, 56:197-201.

8. Ahuja A, Ying M. Sonographic evaluation of cervical lymphadenopathy: is power Doppler sonography rou tinely indicated? Ultrasound Med Biol, 2003, 29:353-359.

9. Alexander EK, Hurwitz S, Heering JP, et al. Natural history of benign solid and cystic thyroid nodules. Ann Intern Med, 2003, 138:315-318.

10. Alexander EK, Marqusee E, Orcutt J, et al. Thyroid nodule shape and prediction of ma lignancy. Thyroid, 2004, 14:953-958.

11. Appetecchia M, Solivetti FM. The association of colour flow Doppler sonography and conventional ultrasonography improves the diagnosis of thyroid carcinoma. Horm Res, 2006, 66:249-256.

12. Berker D, Aydin Y, Ustun I, et al. The value of fine needle aspiration biopsy in subcentimeter thyroid nodules. Thyroid, 2008, 18:603-608.

13. Bonavita JA, Mayo J, Babb J, et al. Pattern recognition of benign nodules at ultrasound of the thyroid: which nodules can be left alone? AJR Am J Roentgenol, 2009, 193:207-213.

14. Cappelli C, Castellano M, Pirola I, et al. Thyroid nodule shape suggests malignancy. Eur J Endocrinol, 2006, 155:27-31.

15. Chan BK, Desser TS, McDougall IR, et al. Common and uncommon sonographic fea tures of papillary thyroid carcinoma. J Ultrasound Med, 2003, 22:1083-1090.

16. Chow SM, Chan JK, Law SC, et al. Diffuse sclerosing variant of papillary thyroid carcinoma—clinical 6 Malignant Thyroid Condi tions 147 features and outcome. Eur J Surg Oncol, 2003, 29:446-469.

17. Cooper DS, Doherty GM, Haugen BR, et al. Re-

vised American thyroid association management guidelines for patients with thyroid nodules and differentiated thyroid cancer. Thyroid, 2009,19:1167–1214.

18. De Nicola H, Szejnfeld J, Logullo AF, et al. Flow pattern and vascular resistive index as predictors of malignancy risk in thyroid follicular neoplasms. J Ultrasound Med, 2005,24:897–904.

19. Frates MC, Benson CB, Doubilet PM, et al. Can color Doppler sonography aid in the prediction of malignancy of thyroid nodules? J Ultrasound Med, 2003,22:127–131.

20. Frates MC, Benson CB, Doubilet PM, et al. Prevalence and distribution of carcinoma in patients 6 Malignant Thyroid Conditions 145 with solitary and multiple thyroid nodules on sonography. J Clin Endocrinol Metab, 2006,91:3411–3417.

21. Furukawa MK, Furukawa M. Diagnosis of lymph node metastases of head and neck cancer and evaluation of effects of chemoradiotherapy using ultrasonography. Int J Clin Oncol, 2010,15:23–32.

22. Gharib H, Papini E, Valcavi R, et al. AACE/AME Task Force on Thyroid Nodules. American Association of Clinical Endocrinologists and Associazione Medici Endocrinologi, and European Thyroid Association medical guidelines for clinical practice for the diagnosis and management of thyroid nodules. Endocr Pract, 2006,12:63–102.

23. Gor DM, Langer JE, Loevner LA. Imaging of cervical lymph nodes in head and neck cancer: the basics. Radiol Clin North Am, 2006,44:101–110.

24. Hegedüs L, Bonnema SJ, Bennedbaek FN. Management of simple nodular goiter: current status and future perspectives. Endocr Rev, 2003,24:102–132.

25. Hoang JK, Lee WK, Lee M, et al. US Features of thyroid malignancy: pearls and pitfalls. Radiographics, 2007,27:847–860.

26. Iannuccilli JD, Cronan JJ, Monchik JM. Risk for malignancy of thyroid nodules as assessed by sonographic criteria: the need for biopsy. J Ultrasound Med, 2004,23:1455–1464.

27. Iared W, Shigueoka DC, Cristófoli JC, et al. Use of color Doppler ultrasonography for the prediction of malignancy in follicular thyroid neoplasms: systematic review and meta-analysis. J Ultrasound Med, 2010,29:419–425.

28. Jeh SK, Jung SL, Kim BS, et al. Evaluating the degree of conformity of papillary carcinoma and follicular carcinoma to the reported ultrasonographic findings of malignant thyroid tumor. Korean J Radiol, 2007,8:192–197.

29. Johnson NA, Tublin ME. Postoperative surveillance of differentiated thyroid carcinoma: rationale, techniques, and controversies. Radiology, 2008,249:429–444.

30. Kebebew E, Ituarte PH, Siperstein AE, et al. Medullary thyroid carcinoma: clinical characteristics, treatment, prognostic factors, and a comparison of staging systems. Cancer, 2000,88:1139–1148.

31. Kim BM, Kim MJ, Kim EK, et al. Sonographic differentiation of thyroid nodules with eggshell calcifications. J Ultrasound Med, 2008,27:1425–1430.

32. Kim HS, Han BK, Shin JH, et al. Papillary thyroid carcinoma of a diffuse sclerosing variant: ultrasonographic monitoring from a normal thyroid gland to mass formation. Korean J Radiol, 2010,11:579–582.

33. Kim TY, Kim WB, Kim ES, et al. Serum thyroglobulin levels at the time of 131I remnant ablation just after thyroidectomy are useful for early prediction of clinical recurrence in low-risk patients with differentiated thyroid carcinoma. J Clin Endocrinol Metab, 2005,90:1440–1445.

34. Kim EK, Park CS, Chung WY, et al. New sonographic criteria for recommending fine-needle aspiration biopsy of nonpalpable solid nodules of the thyroid. AJR Am J Roentgenol.2002,178:687–691.

35. Kwak JY, Koo H, Youk JH, et al. Value of US correlation of a thyroid nodule with initially benign cytologic results. Radiology, 2010,254:292–300.

36. Kwak JY, Kim EK, Youk JH, et al. Extrathyroid extension of well-differentiated papillary thyroid microcarcinoma on US. Thyroid, 2008,18:609–614.

37. Lagalla R, Cariso G, Midiri M, et al. Echo-Doppler couleru et pathologie thyroidienne. J Echograph

Med Ultrasons, 1992, 13:44-47.

38. Lee JY, Shin JH, Han BK, et al. Diffuse sclerosing variant of papillary carcinoma of the thyroid: imaging and cytologic findings. Thyroid, 2007, 17: 567-573.

39. Lee S, Shin JH, Han BK, et al. Medullary thyroid carcinoma: comparison with papillary thyroid carcinoma and application of current sonographic criteria. AJR Am J Roentgenol, 2010, 194:1090-1094.

40. Lyshchik A, Drozd V, Demidchik Y, et al. Diagnosis of thyroid cancer in children: value of gray-scale and power doppler US. Radiology, 2005, 235:604-613.

41. Mazzaferri EL. Managing small thyroid cancers. JAMA, 2006, 295:2179-2182.

42. Frates MC, Benson CB, Charboneau JW, et al. Society of Radiologists in Ultrasound. Management of thyroid nodules detected at US: Society of Radiologists in Ultrasound consensus conference statement. Radiology, 2005, 237:794-800.

43. Mazzaferri EL, Sipos J. Should all patients with subcentimeter thyroid nodules undergo fine-needle aspiration biopsy and preoperative neck ultrasonography to define the extent of tumor invasion? Thyroid, 2008, 18:597-602.

44. Moon HJ, Kwak JY, Kim MJ, et al. Can vascularity at power Doppler US help predict thyroid malignancy? Radiology, 2010, 255:260-269.

45. Moon WJ, Kwag HJ, Na DG. Are there any specific ultrasound findings of nodular hyperplasia ("leave me alone" lesion) to differentiate it from follicular adenoma? Acta Radiol, 2009, 50:383-388.

46. Moritz JD, Ludwig A, Oestmann JW. Contrastenhanced color Doppler sonography for evaluation of enlarged cervical lymph nodes in head and neck tumors. Am J Roentgenol, 2000, 174:1279-1284.

47. Nam-Goong IS, Kim HY, Gong G, et al. Ultrasonography-guided fine-needle aspiration of thyroid incidentaloma: correlation with pathological findings. Clin Endocrinol (Oxf), 2004, 60:21-28.

48. Papini E, Guglielmi R, Bianchini A, et al. Risk of malignancy in nonpalpable thyroid nodules: predictive value of ultrasound and color-Doppler features. J Clin Endocrinol Metab, 2002, 87:1941-1946.

49. Papini E, Petrucci L, Guglielmi R, et al. Long-term changes in nodular goiter: a 5-year prospective randomized trial of levothyroxine suppressive therapy for benign cold thyroid nodules. J Clin Endocrinol Metab, 1998, 83:780-783.

50. Rago T, Vitti P, Chiovato L, et al. Role of conventional ultrasonography and color flow-Doppler sonography in predicting malignancy in 'cold' thyroid nodules. Eur J Endocrinol, 1998, 138:41-46.

51. Reading CC, Charboneau JW, Hay ID, et al. Sonography of thyroid nodules: a "classic pattern" diagnostic approach. Ultrasound Q, 2005, 21:157-165.

52. Roti E, degli Uberti EC, Bondanelli M, et al. Thyroid papillary microcarcinoma: a descriptive and meta-analysis study. Eur J Endocrinol, 2008, 159: 659-673.

53. Rosario PW, de Faria S, Bicalho L, et al. Ultrasonographic differentiation between metastatic and benign lymph nodes in patients with papillary thyroid carcinoma. J Ultrasound Med, 2005, 24:1385-1389.

54. Rubaltelli L, Proto E, Salmaso R, et al. Sonography of abnormal lymph nodes in vitro: correlation of sonographic and histologic findings. Am J Roentgenol, 1990, 155:1241-1244.

55. Rubaltelli L, Khadivi Y, Tregnaghi A, et al. Evaluation of lymph node perfusion using continuous mode harmonic ultrasonography with a second-generation contrast agent. J Ultrasound Med, 2004, 23: 829-836.

56. Sheth S, Hamper UM. Role of sonography after total thyroidectomy for thyroid cancer. Ultrasound Q, 2008, 24:147-154.

57. Shin JH, Han BK, Ko EY, et al. Sonographic findings in the surgical bed after thyroidectomy: comparison of recurrent tumors and nonrecurrent lesions. J Ultrasound Med, 2007, 26:1359-1366.

58. Som PM. Detection of metastasis in cervical lymph nodes: CT and MR criteria and differential diagnosis. Am J Roentgenol, 1992, 158:961.

59. Spiezia S, Colao A, Assanti AP, et al. Usefulness of color echo Doppler with power Doppler in the diagnosis of hypoechoic thyroid nodules: work in progress. Radiol Med, 1996,91:616–621.

60. Taki S, Terahata S, Yamashita R, et al. Thyroid calcifications: sonographic patterns and incidence of cancer. Clin Imaging, 2004,28:368–371.

61. Vassallo P, Edel G, Roos N, et al. In-vitro high-resolution ultrasonography of benign and malignant lymph nodes. A sonographic-pathologic correlation. Invest Radiol, 1993,28:698–705.

62. Vassallo P, Wernecke K, Roos N, et al. Differentiation of benign from malignant superficial lymphadenopathy: the role of high-resolution US. Radiology, 1992,183:215–220.

63. van den Brekel MW, Stel HV, Castelijns JA, et al. Cervical lymph node metastasis: assessment of radiologic criteria. Radiology, 1990,177:379–384.

64. Wong KT, Ahuja AT. Ultrasound of thyroid cancer. Cancer Imaging, 2005,5:157–166.

65. Wong KT, Choi FP, Lee YY, et al. Current role of radionuclide imaging in differentiated thyroid cancer. Cancer Imaging, 2008,8:159–162.

66. Ying M, Ahuja A, Brook F, et al. Power Doppler sonography of normal cervical lymph nodes. J Ultrasound Med, 2000,19:511–517.

67. Ying M, Ahuja A, Brook F, et al. Vascularity and grey-scale sonographic features of normal cervical lymph nodes: variations with nodal size. Clin Radiol, 2001,56:416–419.

68. Yuan WH, Chiou HJ, Chou YH, et al. Gray-scale and color Doppler ultrasonographic manifestations of papillary thyroid carcinoma: analysis of 51 cases. Clin Imaging, 2006, 30:394–401.

69. Yoon DY, Lee JW, Chang SK, et al. Peripheral calcification in thyroid nodules. J Ultrasound Med, 2007,26:1349–1355.

70. Yoon SJ, Yoon DY, Chang SK, et al. "Taller-than wide sign" of thyroid malignancy: comparison between ultrasound and CT. AJR Am J Roentgenol, 2010,194:W420–424.

第 9 章

甲状旁腺疾病

1880 年,在一篇名为《在人类和几种动物中的一个新腺体》的论文中,瑞典 Uppsala 大学的学生 Sandstrom 描述了其在狗和兔的甲状腺包囊里发现一种大小类似于大麻种子,颜色鲜明,血管丰富的腺体,这是人类第一次正式描述甲状旁腺。1907 年,Halsted 和 Evans 描述了甲状旁腺的血供。1925 年,奥地利医生 Felix Mandl 为一名囊性纤维性骨炎的骨折患者切除甲状旁腺肿瘤,这是人类历史第一次施行甲状旁腺手术。1926 年,Lahey 为甲状腺部分切除患者施行了甲状旁腺自体移植术。1996 年,Gagner 首先使用内镜施行甲状旁腺手术并取得成功。

甲状旁腺疾病的发病率达 0.5‰~2‰,在内分泌疾病中位列第三。现有研究表明,肾结石或肾钙质沉着症,骨质疏松症,甚至十二指肠溃疡都不是相对独立的疾病,而可能与原发性甲状旁腺功能亢进有关。因此,我们应当重视甲状旁腺疾病的诊断。

目前甲状旁腺疾病的诊断方法包括非侵入性和侵入性检查,前者包括超声、CT、MR、放射性锝或碘显像、SPECT、PET 等,后者如细针穿刺抽吸细胞学检查。上述影像诊断方法,以超声和放射性核素显像应用最为广泛,前者侧重于解剖形态,后者侧重于功能测定,各有优缺点。超声便捷,无放射性,诊断时间短,检查费用少。但是超声并不能诊断所有甲状旁腺异常,对于一些体积较小的病灶,或者位置变异的病灶,超声不易清晰显示。有学者通过比较认为,超声的敏感性(92%)高于 CT(36%)和放射性核素显像(80%),但是特异性(96%)低于 CT(99%)和放射性核素显像(100%),阳性预测率较高。放射性核素显像能明确 85% 的甲状旁腺异常,但有时会因为甲状腺腺瘤的影响出现假阳性结果。因此,临床应当结合多种诊断途径,以提高诊断精确性。

甲状旁腺正常解剖及生理

甲状旁腺解剖

甲状旁腺是人体重要的内分泌腺,正常腺体为圆形或卵圆形。成人腺体长 2~6mm,宽 2~4mm,厚 1~2mm,儿童甲状旁腺体积约为成人的 1/2。成人单个甲状旁腺约重 35~50mg,总重量不超过 200mg。甲状旁腺外观呈棕黄色或者栗色,外层覆盖的纤维包膜延伸入腺体,并将腺体分隔成小叶,使腺细胞排列成索状或者条状。在这些细小的纤维分隔上分布着甲状旁腺的血管、神经和淋巴。随着年龄增长,腺体内部脂肪含量会逐渐增多,至成年期脂肪细胞含量最多,约占 50%。这种改变会导致腺体颜色发生变化,同时因为组织构成不同,腺体超声表现也会存在差异。

84% 的人群拥有 4 枚甲状旁腺,上下两组。约 1%~7% 的人群拥有 2~3 枚腺体,拥有 4 枚以上腺体的人群占 3%~13%。上组甲状旁腺位置相对固定，常位于甲状腺双侧叶中上段背侧，相当于环状软骨下缘水平。下组甲状旁腺位置常发生变异，但基本位于甲状腺下极附近(图9-1)。

甲状旁腺的血液供应来自甲状腺上、下动脉间交通支延伸的小动脉支，也可以直接由甲状腺上动脉或者甲状腺下动脉的分支供应。甲状旁腺的静脉回流至甲状腺中静脉和甲状腺下静脉的静脉丛。甲状旁腺的神经来自血管丛周围的交感神经纤维。甲状旁腺的淋巴引流至气管旁淋巴结和颈内静脉的淋巴结链。

甲状旁腺生理

甲状旁腺腺细胞分为主细胞、透明细胞和嗜酸细胞三种，后两者由主细胞演变而来。

主细胞是甲状旁腺实质的主体，细胞内的分泌颗粒释放甲状旁腺素(PTH)。PTH的主要作用是促进钙离子进入细胞并激活细胞内腺苷环化酶，使三磷腺苷转化为环磷酸腺苷，钙离子由线粒体内逸出，从而提高细胞质内钙离子浓度。环磷酸腺苷、钙离子激活蛋白激酶和胞膜上的钙泵，增强破骨细胞的溶骨作用。PTH还能增强骨和血中碱性磷酸酶活性，抑制近端肾小管对钙磷的重吸收，增强肠黏膜对钙、磷、镁的吸收。PTH和甲状腺滤泡旁细胞分泌的降钙素相互拮抗，并受血浆钙离子浓度的调节，以维持血钙水平稳定。

透明细胞含量较少，往往在甲状旁腺功能亢进时可以看到。

嗜酸细胞含量也少，但是其数量随年龄增长而增多。有学者认为甲状旁腺功能亢进时，嗜酸细胞可以分泌甲状旁腺素。

甲状旁腺素的分泌主要受血钙浓度的调控,血钙浓度降低可以促进其分泌,血钙增高则抑制激素分泌。另外血磷升高可使血钙降低，间接促进甲状旁腺素分泌，血镁增高、前列腺素PGE2都能促进甲状旁腺素分泌。

甲状旁腺超声检查学

甲状旁腺检查要点基本与甲状腺检查相同。由于甲状旁腺体积偏小，加之位置多变，可分布于各种回声的颈部软组织间隙，检出难度较大。探头频率一般要求10MHz以上，高频探头有助于检出腺体并显示其内部结构改变。

受检者平卧，在颈后或肩部垫以高度适中的软枕，使颈部充分仰伸。将高频探头置于颈部甲状腺正常解剖位置，由上至下双轴多切面反复探查，探头可采用平移法或十字交叉法。

能掌握甲状旁腺的生理位置以及解剖变异是诊断甲状旁腺异常的关键。腺体正常的解剖位置相对固定：上组甲状旁腺位于甲状腺双侧叶中上极背侧，下组甲状旁腺位于甲状腺双侧叶下极点下方或中下极后包膜背侧。当甲状旁腺位于气管或者食管后方以及胸骨后方时，超声显示率较低。未下降的甲状旁腺沿颈血管分布时，很容易与淋巴结混淆。

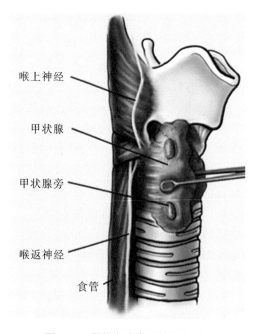

喉上神经

甲状腺

甲状腺旁

喉返神经

食管

图9-1 甲状旁腺常见解剖位置。

研究认为两组腺体完全显示的几率为91%。甲状旁腺胚胎起源于第三、第四对咽囊管,随后下降至颈部不同的位置,造成甲状旁腺解剖位置多变。上组旁腺源自第四咽囊管背侧上皮细胞,最终下降至甲状腺中上 2/3 处背侧。该组腺体由于起源相同,位置相对固定。第三咽囊管背侧上皮细胞衍生出下组旁腺及胸腺,并下降至颈部下段。约44%的下组腺体位于甲状腺下极点上溯 10mm 范围内的后包膜背侧,17%紧贴甲状腺下极点,26%与胸腺上极部分相邻。少数人群可异位于颈浅肌群,颈总动脉分叉处,颈动脉鞘,胸骨上窝,胸骨后及纵隔腔内等(图 9-2)。

超声检查时,首先观察解剖位置,随后观察甲状腺下极附近区域、气管食管凹陷、甲状腺胸腺韧带周围区域等。以下一些特征可能帮助超声识别甲状旁腺异常。

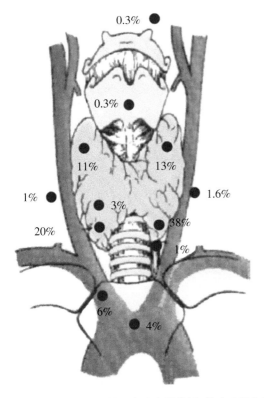

图 9-2 甲状旁腺解剖及常见变异位置(摘自 LiVolsi and Hamilton 1993)。

1.甲状旁腺周围包裹纤维包膜,正常情况下常规超声无法显示。当腺体增生或肿瘤出现时,膨大的腺体或瘤体会挤压包膜,超声可能显示高回声包膜线。甲状腺下极后包膜与甲状旁腺包膜不连续,存在 V 型凹陷。嘱受检者做吞咽动作,高回声包膜线两侧的甲状腺和甲状旁腺腺体可能会产生相对位移,借此鉴别甲状旁腺。

2%~5%的甲状旁腺结节是完全嵌入甲状腺腺体的,这种内嵌式关系常见于多发性结节病变,如甲状旁腺增生。

2.多数甲状旁腺肿瘤和正常甲状腺相比,表现为均匀的低回声。

3.由于周围解剖结构的挤压,甲状旁腺异常时形态多变,可以呈圆形、椭圆形、狭长形、三角形以及泪滴形等。甲状腺肿瘤少见此类表现。

4.大约 83%的甲状旁腺肿瘤患者可以看见甲状腺下动脉穿行于甲状腺与甲状旁腺之间,并有分支血流通入旁腺实质。也有学者认为大约 63%的甲状旁腺结节具有特异性的"血管弓形结构"分布其周边,覆盖角度 90°~270°。

5.甲状旁腺异常的患者肾功能异常,或者由于甲状旁腺增生引起钙、磷代谢异常,导致肾结石。因此肾脏超声有助于甲状旁腺异常的诊断。

超声检查甲状旁腺时需要与中央区反应增生性淋巴结、转移性淋巴结、甲状腺肿瘤、胸腺肿瘤、脂肪瘤等进行鉴别诊断。较大的甲状旁腺肿瘤会挤压周围甲状腺组织导致正常解剖结构变形,很难与甲状腺肿瘤区别,需要结合其他检查综合考虑。

甲状旁腺常见疾病

甲状旁腺增生

原发性甲状旁腺亢进是甲状旁腺本身病变引起的甲状旁腺素(PTH)合成与分泌过

多,通过对肾和骨的作用,导致高钙血症和低磷血症。继发性甲状旁腺亢进是由于各种原因所致的低钙血症,刺激甲状旁腺增生肥大,分泌过多 PTH,常见于肾功能不全、骨软化症等。甲状旁腺增生约占原发性甲旁亢患者总数的 10%,常累及 2~4 个腺体。

病因及流行病学

本病的病因尚未明确,可能与基因突变有关。近年发现,在多发性内分泌腺瘤病(MEN)Ⅰ型的甲状旁腺增生的细胞中,第 11 对染色体的 q13 基因有重组及缺失。此外,放射线照射也可能致病,据报道接受颈部放射治疗的患者发病率较正常人群增高近 10 倍。

原发性甲旁亢通过血钙测定发现发病率为就诊人数的 0.1%。女性多于男性,为 2:1~4:1。最常见于成人,发病高峰在 30~50 岁,但也可见于幼儿和老年人。近年因为血钙测定方法的改进,使无症状性甲旁亢检出率明显增高,据统计几乎半数患者为无症状性甲旁亢。

临床表现

起病缓慢,临床表现多样。

1. 高钙血症导致的中枢神经系统症状,如记忆力减退,情绪不稳定,轻度个性改变,抑郁,嗜睡,幻觉,狂躁,昏迷。

2. 泌尿系统结石、尿路感染以及肾功能减退。

3. 消化系统症状,如食欲减退,腹胀,消化不良,顽固性消化性溃疡。

实验室检查

血钙增高,血中总钙的正常值为 2.25~2.75mmol/L,几乎所有甲旁亢患者均有血钙增高。

血磷降低,血磷的正常值为 0.97~1.45mmol/L。由于 PTH 可抑制肾小管对磷的重吸收,使肾排磷增多,故典型患者血磷降低。高血钙伴低血磷更支持诊断,据此可与恶性肿瘤骨转移引起的高血钙伴血磷正常或增高者相鉴别。

超声表现

甲状旁腺增生常累及多个腺体,单个腺体的增生比较少见(图 9-3)。腺体体积增大,形态多变。

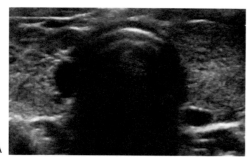

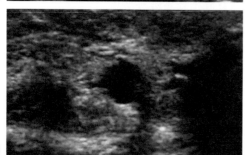

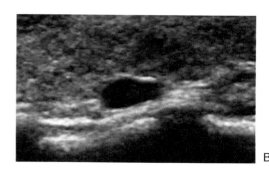

图 9-3 甲状旁腺增生。(A)二维灰阶横断面显像,双侧旁腺增生。(B)二维灰阶纵断面显像,左侧上组旁腺增生。(C)二维灰阶纵断面显像,右侧上组旁腺增生。

甲状旁腺内部回声多数均匀,稍高回声、等回声及低回声均可见。与甲状腺组织不同,正常成人甲状旁腺内含有大量脂肪细胞,与周围脂肪组织回声差异不大,一般很难识别边界。很多学者报道正常方式下甲状旁腺识别率很低。也有一些学者报道使用高频探头能探测到10%~20%的正常甲状旁腺。部分正常人群,甲状旁腺内脂肪组织的含量最高能达到80%的上限,脂肪细胞越多,甲状旁腺的回声也越高(图9-4)。一旦腺体增生,细胞内的脂肪小滴会明显减少,因此甲状旁腺增生的腺体呈低回声(图9-5)。如果发生因缺血导致的囊变或者营养不良导致的钙化,增生的腺体内还可能出现无回声或者强回声斑块。

增生腺体多数为周边型血流,少数腺体内部彩色血流轻度增多(图9-6)。有学者通过研究认为,划分增生甲状旁腺的彩色多普勒血流显像模式,有助于区分增生类型。同时也有学者认为分析增生腺体的血流显像模式有助于评判治疗效果。

甲状旁腺腺瘤

大约90%的甲状旁腺腺瘤累及单个腺体,下组腺体多于上组腺体。并且腺瘤还可随异位甲状旁腺出现于气管食管沟、颈动脉鞘周围以及纵隔腔内等处。

病因及流行病学

80~85%的原发性甲旁亢是由甲状旁腺腺瘤导致的,其发病原因并不明确,有观点认为可能是某种基因的过度表达。

患者以女性多见,好发年龄30~50岁,儿童和老人少见。

临床表现

高钙血症

1)神经精神症状:反应迟钝、记忆力减退、性格改变、抑郁、嗅觉失灵、听觉障碍、触觉异常、震颤、嗜睡,重症患者可出现精神错乱、幻觉,甚至昏迷。

2)神经肌肉的症状:肌无力、肌萎缩,特别以近端肌肉为主,下肢先于并重于上肢,重症患者下肢沉重、步履及活动困难,但无感觉异常。肌电图显示去神经样多相电位图像,振幅小、间期短,提示源于神经病变。心肌不应期缩短,心电图显示 Q-T 间期缩短、P-R 时

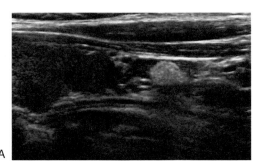
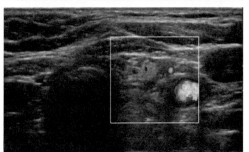
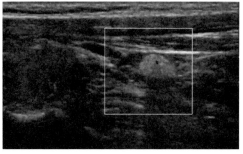

图9-4 正常甲状旁腺。(A)二维灰阶纵断面显像,腺体呈高回声,与软组织分界清晰。(B)彩色多普勒纵断面显像,腺体内部少量点状血流。(C)彩色多普勒横断面显像。

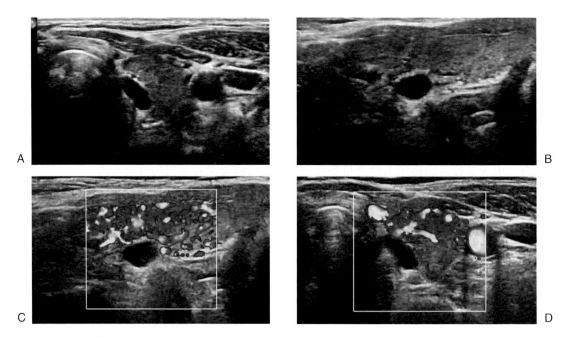

图 9-5　甲状旁腺增生。(A)二维灰阶横断面显像,左侧上组增生腺体呈低回声。(B)二维灰阶纵断面显像。(C)彩色多普勒纵断面显像,增生腺体内部未见血流分布。(D)彩色多普勒横断面显像。

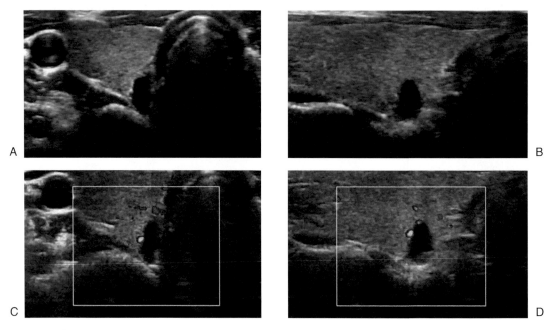

图 9-6　甲状旁腺增生。(A)二维灰阶横断面显像,右侧下组增生腺体呈低回声。(B)二维灰阶纵断面显像,增生腺体边界清晰。(C)彩色多普勒横断面显像,增生腺体血流分布呈周边型。(D)彩色多普勒纵断面显像。

间延长,可有室性心律失常;高钙危象时(血钙>3.75mmol/L)可出现致死性心律失常。

3)胃肠道症状:常有厌食、恶心、呕吐、腹胀、便秘和胃肠蠕动缓慢。由于高血钙可促使胃泌素分泌,胃酸增多,易于伴发消化性溃疡,尤其是多发性溃疡,约占总数 10% 以上,制酸剂治疗无效。

代谢性骨病

由于广泛的骨质吸收,患者普遍骨痛,尤以下肢、腰椎及足底最为常见,活动时加剧。久病或重症的患者常有纤维性囊性骨炎,病变所在部位易产生自发性病理性骨折。

肾脏病变

出现多饮多尿,重者呈尿崩症样症状。此外由于高钙尿,可促成肾结石及肾钙盐沉着。临床上最常见的肾损害为肾结石伴绞痛以及血尿。因结石往往随病程进展而增多,故多数为活动性复发性肾结石。据报道,甲旁亢引起的肾结石占所有活动性复发性肾结石总数的 3%~10%, 占所有高尿钙性肾结石的 5%~10%。

其他

由于血中钙磷的乘积超过正常可发生转移性钙化,如软组织、肺、肾、动脉、心肌及皮肤的钙化,后者可引起顽固的皮肤瘙痒和结膜下的钙沉着症。

实验室检查

(1)血钙增高,对诊断最有意义。早期病例的血钙轻度增高,呈波动性,故应多次反复测定。肾功能不全时血磷上升后血钙常降低,血钙浓度与血清甲状旁腺素浓度和甲状旁腺肿瘤重量之间存在平行关系。

(2)血磷多数低于 1.0mmol/L(3.0mg/dl),但诊断意义低于血钙增高。

(3)血清甲状旁腺素测定。在经病理证实的原发性甲旁亢中,90%患者的血清 PTH 和钙均明显高于正常值。如仅有血钙增高而 PTH 基本不增高则应考虑癌症或其他原因所致的血钙增高,继发性甲旁亢时血 PTH 也可明显增高,但血钙多数正常或偏低。

(4)血浆 1,25(OH)2D 增高。

(5)血清碱性磷酸酶。早期可正常,但有骨病表现者,几乎均有不同程度的增高,超过 12 金氏单位,有时可达 70 金氏单位以上。

(6)血清抗酒石酸酸性磷酸酶(tartrate resistance acid phosphatase,TRAP)在骨吸收和骨转换增高时,血清 TRAP 浓度增高。

超声特点

甲状旁腺腺瘤常累及单个腺体,且下组多于上组。上组腺瘤多位于甲状腺中上极背侧, 下组腺瘤多位于甲状腺下极点附近或者甲状腺胸腺韧带起始部(图9-7)。

腺瘤大小从 4mm 到 30mm 不等,有学者研究认为腺瘤前后径/横径比值范围为 0.33~1.47。腺瘤形态可为椭圆形、三角形或泪滴形(图9-8),包膜完整,与甲状腺分界清晰。

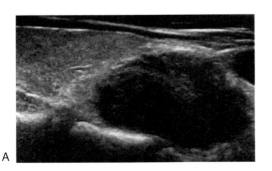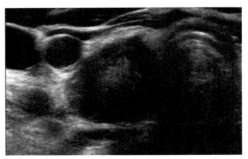

图 9-7　甲状旁腺腺瘤。(A)二维灰阶纵断面显像,下组旁腺腺瘤,形态规则,边界清晰。(B)二维灰阶横断面显像。

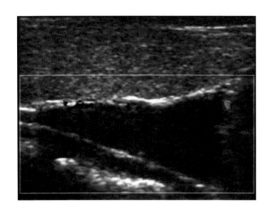

图 9-8　甲状旁腺腺瘤。彩色多普勒纵断面显像,结节呈三角形。

由于腺瘤实质内主细胞和嗜酸细胞增多,脂肪细胞减少,导致腺瘤内部回声减低,超声显示率增高。一部分较大的腺瘤内部呈现不均质改变(图 9-9),少数出现囊变。

甲状旁腺腺瘤实质血流多数增多,测及动脉频谱(图 9-10)。有学者把腺瘤的血流分布形态分 5 类。Ⅰ类,周边点状血流信号;Ⅱ类,周边血流为主;Ⅲ类内部实质血流为主;Ⅳ类,混合型血流为主;Ⅴ类,无血流信号。临床以Ⅱ及Ⅳ类分布形态多见。83%的腺瘤可以看到甲状腺下动脉的分支通入其内。另外有学者发现部分甲状旁腺腺瘤的营养血管由结节上、下极的一侧通入,然后呈树枝状逐步深入结节内部(图 9-11)。

有学者认为甲状旁腺增生和腺瘤在结节回声方面并无区别,但是如果发现甲状旁腺多处增大,应当考虑增生可能。如果常规超声鉴别诊断存在困难时,可以进行超声引导下细针抽吸检查。

甲状旁腺癌

甲状旁腺癌 (parathyroid carcinoma,PC)比较罕见,多数伴有甲状旁腺功能亢进表现,偶见无功能性甲状旁腺癌。De Quervain 于1909 年首次报道无功能性甲状旁腺癌, Am-

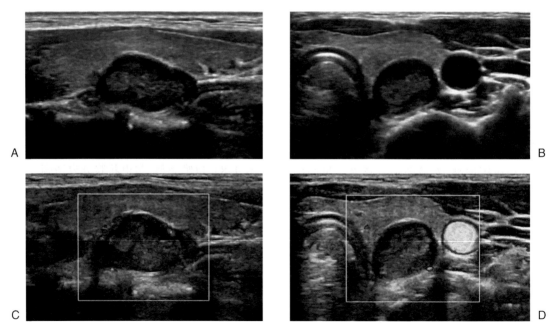

图 9-9　甲状旁腺腺瘤。(A)二维灰阶纵断面显像,甲状腺中极包膜后方低回声结节,内部呈不均质改变。(B)二维灰阶横断面显像,甲状旁腺腺瘤包膜清晰。(C)彩色多普勒纵断面显像,甲状旁腺腺瘤血流分布呈混合型。(D)彩色多普勒横断面显像。

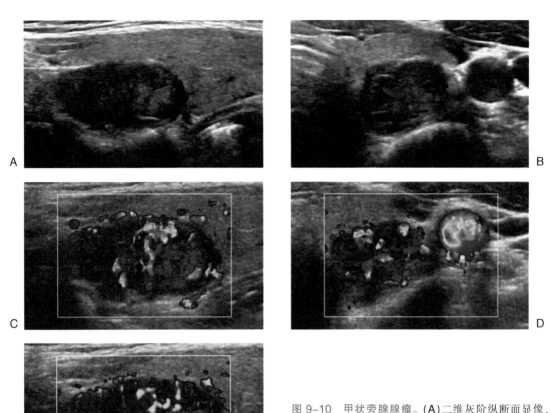

图 9-10　甲状旁腺腺瘤。(A)二维灰阶纵断面显像，低回声结节呈椭圆形。(B)二维灰阶横断面显像，与甲状腺分界清晰。(C)彩色多普勒纵断面显像，结节血流丰富。(D)彩色多普勒横断面显像。(E)能量多普勒纵断面显像，血流中度增多。

strong 于 1938 年首次报道表现为高钙血症的甲状旁腺癌，至今国内外文献报道甲状旁腺癌超过 500 例。

病因及流行病学

甲状旁腺癌病因尚未明确。有文献报道，家族性甲状旁腺功能亢进史及头颈部电离辐射史可能增加罹患甲状旁腺癌的危险性。甲状旁腺癌常与甲状旁腺增生同时存在，提示甲状旁腺癌可能由甲状旁腺良性病变转化而来。但是最近基因研究认为甲状旁腺癌和甲状旁腺良性病变有各自的分子病理基础。

甲状旁腺癌占原发性甲状旁腺功能亢进患者总数的 0.1%~5%。据文献报道，该病在日本发病率约为 5%，意大利约为 5.2%。甲状旁腺癌平均发病年龄为 45~55 岁，较良性病变引起的原发性甲旁亢约提前 10 年。与良性甲状旁腺疾病多见于女性不同，甲状旁腺癌的男女发病比例大致相等。该病预后较好，5 年存活率达 5%，10 年存活率约为 13%，平均存活 7.6 年。大多数患者并非死于原发病，而是死于继发性甲旁亢和难以控制的高钙血症，以及相关的肾衰竭、神经系统改变以及心律失常等。

临床表现

由于肿瘤组织分泌过多的甲状旁腺素，甲状旁腺癌主要表现出与高钙血症相关的症

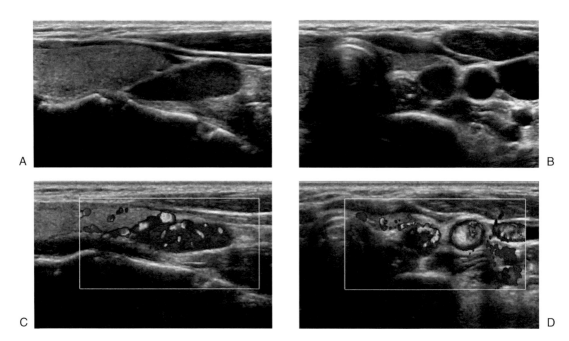

图 9-11　甲状旁腺腺瘤。(A)二维灰阶纵断面显像,低回声结节呈泪滴状。(B)二维灰阶横断面显像。(C)彩色多普勒纵断面显像,结节血流分布呈树枝状。(D)彩色多普勒横断面显像。

状和体征,并且比良性病变引发的原发性甲旁亢表现更严重。晚期表现较复杂,主要有:①高钙血症,患者血清钙水平显著升高,多数患者血钙超过 3.5mmol/L,部分患者可出现甲状旁腺危象;②骨损害,发生率 39%~73%,表现为骨质疏松,囊状纤维性骨炎及骨折;③肾脏损害,发生率 27%~64%,表现为肾结石或肾钙质沉着症,肾功能减退等;④复发或转移,36%~65%的患者术后出现局部复发,肿瘤组织局部浸润常累及甲状腺、气管、食管及带状肌等。11%~32%的患者发生颈部淋巴结转移。17%~32%的患者发生远处转移,常见部位有肺、骨、肝、肾、脑等;⑤颈部肿块,30%~76%的患者可触及质硬、固定的颈部肿块,若肿块累及喉返神经可表现为声音嘶哑。肾和骨同时受累强烈提示恶性甲状旁腺病变。

实验室检查

　　主要表现为高钙血症和高甲状旁腺素血症。血清钙多超过 3.5 mmol/L,血清甲状旁腺素水平多为正常值上限的 3~10 倍,血磷一般降低或正常,尿钙排泄增多,碱性磷酸酶升高,少数患者可有 α 和 β 人绒毛膜促性腺激素水平升高。

超声表现

　　甲状旁腺癌结节体积要大于甲状旁腺良性肿瘤或者增生结节,形态一般不规则,少数也可以表现为圆形或者椭圆形。有学者认为将甲状旁腺结节前后径/横径比值大于 1 作为诊断恶性肿瘤的指标,具有较高的敏感性和特异性。

　　甲状旁腺癌结节边界模糊不清,缺少包膜回声。结节常向周围结构呈浸润性生长,可累及肌肉和血管,这些特征有助于良恶性的鉴别诊断。

　　结节内部回声降低,并且呈现不均质结构。结节易发生钙化,有学者认为甲状旁腺结节一旦发现钙化应高度怀疑恶性肿瘤可能(图 9-12)。彩色多普勒显像结节血供增多。

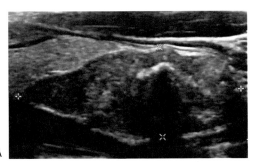

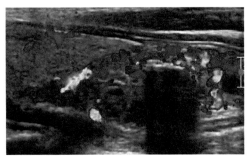

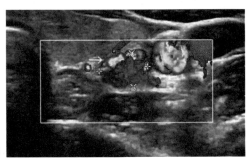

图 9-12　甲状旁腺癌。(A)二维灰阶纵断面显像，甲状腺下极后方低回声结节形态不规则，内部见粗大钙化灶。(B)彩色多普勒纵断面显像，结节血流丰富。(C)彩色多普勒横断面显像，结节上极部分与食管关系。

但是临床发现，具有典型恶性肿瘤特征的结节少见，一般情况下与甲状旁腺腺瘤或者增生较难鉴别。

甲状旁腺囊肿

甲状旁腺囊肿（parathyroid cyst，PC）临床少见。1905 年 Goris 首次报道该病，目前国内外文献报道近 400 例。1998 年 Victoria 首次提出单纯性甲状旁腺囊肿（clear parathyroid cyst，CPC）的概念，此类囊肿本身无功能，所以又称为无功能性甲状旁腺囊肿。另外一些囊肿伴有甲状旁腺功能亢进表现，称为功能性甲状旁腺囊肿，约占囊肿总数的 15%。

病因与流行病学

目前关于甲状旁腺囊肿的形成机制有下列几种学说：

1.甲状旁腺腺瘤退行性改变或者出血囊性变所致；

2.由微小囊肿融合所致；

3.第 3、第 4 鳃裂在胚胎发育过程中，下降沿途残留所致；

4.胚胎时第 3 咽囊管（Kursteiner 管）残留所致；

5.甲状旁腺细胞分泌物潴留所致。

多数学者认为功能性甲状旁腺囊肿是由于前两种机制形成的，特别是微小囊肿学说得到了尸检的证实。有学者在尸检中发现，42%的正常人群存在甲状旁腺微小囊肿，微小囊肿由于囊液潴留而增大，逐渐融合就形成临床囊肿。无功能性甲状旁腺囊肿多为胚胎源性，第三或者第四种学说可以解释其形成原因。

本病好发于女性，男女比例为 1:2~1:3.5。发病年龄多见于 40~50 岁。

临床表现

甲状旁腺囊肿一般无症状。体积较小的无功能性甲状旁腺囊肿多数由体检发现。如果囊肿较大可能压迫周围脏器引起相应症状，如气喘，呼吸困难，进食哽咽。如果压迫喉返神经还会引起声音嘶哑。

功能性甲状旁腺囊肿患者有甲状旁腺功

能亢进的症状或体征,如高血钙、低血磷,肾脏多发结石。严重者可出现自发性骨折,肾功能不全等。

实验室检查

1.血清甲状旁腺素测定;

2.血清钙浓度测定;

3.囊肿穿刺液检查,穿刺液为水样无色透明的浆液,其内含有高浓度的甲状旁腺素。

超声特点

囊肿多数位于左侧甲状腺中下极后包膜下后方,仅10%的囊肿位于纵隔腔。少数位于甲状腺中极后方的旁腺囊肿需要与甲状腺囊肿鉴别诊断(图9-13)。囊肿体积不定,大小多为10~60mm,部分患者表现为微囊肿,声像图表现为囊肿包裹于正常腺体

之中(图9-14)。囊肿形态规则,边界清晰,后方回声增强。囊肿内部多为无回声结构,如果合并出血,内部透声不佳,可见细小高回声光点飘动。彩色多普勒显像囊肿周边可见散在点状或条状血流信号(图9-15~图9-17)。

超声引导下细针穿刺既可以明确诊断,也可以达到治疗目的。囊液一般为无色或浅黄色。如抽出淡咖啡或褐色液体,则可能为囊肿出血。囊液送检如含有甲状旁腺素则可以明确诊断。对于无功能性甲状旁腺囊肿,超声引导下穿刺抽液可以缓解压迫症状,随后注射硬化剂,1~2次介入治疗即可治愈(图9-18)。而对于功能性甲状旁腺囊肿,穿刺抽液后可能引起甲状旁腺功能亢进危象,原因可能是囊壁旁腺细胞分泌的甲状旁腺素由毛细血管直接进入血液循环所致。

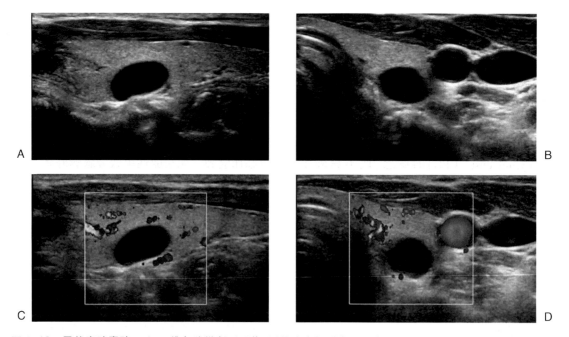

图9-13 甲状旁腺囊肿。(A)二维灰阶纵断面显像,甲状腺中极后方无回声。(B)二维灰阶横断面显像。(C)彩色多普勒纵断面显像,囊肿血流分布呈周边型。(D)彩色多普勒横断面显像。

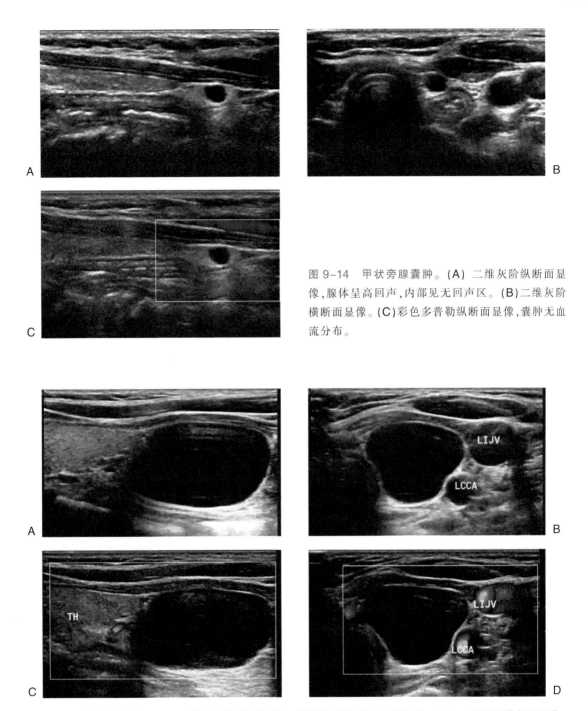

图 9-14　甲状旁腺囊肿。(A) 二维灰阶纵断面显像,腺体呈高回声,内部见无回声区。(B)二维灰阶横断面显像。(C)彩色多普勒纵断面显像,囊肿无血流分布。

图 9-15　甲状旁腺囊肿。(A) 二维灰阶纵断面显像,甲状腺下极下后方无回声。(B) 二维灰阶横断面显像,LCCA,左侧颈总动脉;LIJV,左侧颈内静脉。(C)彩色多普勒纵断面显像,囊肿血流分布呈周边型,点状血流为主。TH,甲状腺。(D)彩色多普勒横断面显像。

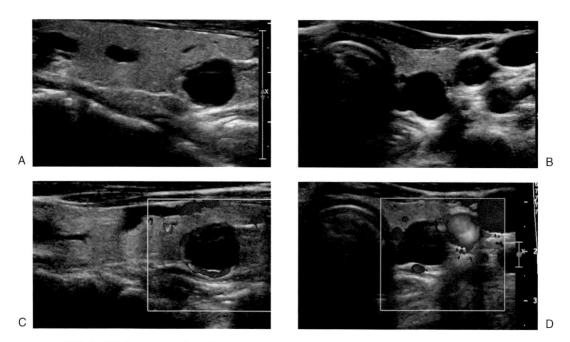

图 9-16　甲状旁腺囊肿。(A)二维灰阶纵断面显像,甲状腺下极后方无回声。(B)二维灰阶横断面显像。(C)彩色多普勒纵断面显像,囊肿血流分布呈周边型,条状血流为主。(D)彩色多普勒横断面显像。

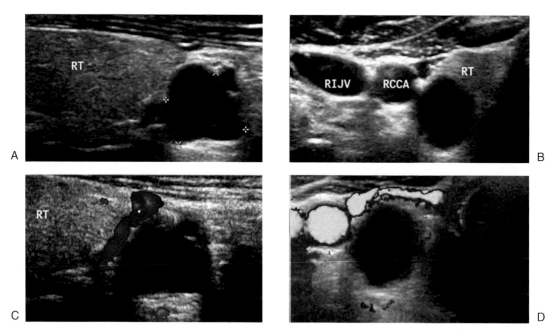

图 9-17　甲状旁腺囊肿。(A)二维灰阶纵断面显像,右侧叶甲状腺下极下后方无回声,形态欠规则。(B)二维灰阶横断面显像。RT,右侧叶甲状腺;RCC,右侧颈总动脉;RIJV,右侧颈内静脉。(C)彩色多普勒纵断面显像,囊肿血流分布呈周边型,条状血流为主。(D)能量多普勒横断面显像,囊肿周边见甲状腺下动脉绕行。

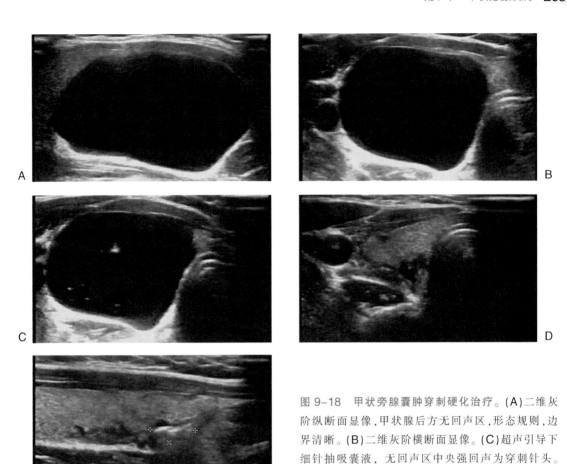

图 9-18 甲状旁腺囊肿穿刺硬化治疗。(**A**)二维灰阶纵断面显像，甲状腺后方无回声区，形态规则，边界清晰。(**B**)二维灰阶横断面显像。(**C**)超声引导下细针抽吸囊液，无回声区中央强回声为穿刺针头。(**D**)囊液基本抽尽。(**E**)治疗完毕，囊肿消失，病灶区呈现高亮回声。

参考文献

1. Yeh MW，Barraclough BM，Sidhu SB，et al. Two hundred consecutive parathyroid ultrasound studies by a single clinician: the impact of experience. Endocr Pract，2006，12:257-263.

2. Kamaya A，Quon A，Jeffrey RB. Sonography of the abnormal parathyroid gland. Ultrasound Q，2006，22: 253-262.

3. Lane MJ，Desser TS，Weigel RJ，et al. Use of color and power Doppler sonography to identify feeding arteries associated with parathyroid adenomas. AJR Am J Roentgenol，1998，171:819-823.

4. Pesenti M，Frasoldati A，Azzarito C，et al. Parathy-roid incidental discovered during thyroid ultrasound imaging. J Endocrinol Invest，1999，22:796-799.

5. Andre V，Andre M，Le Dreff P，et al. Intrathyroid parathyroid adenoma. J Radiol，1999，80:591-592.

6. Shane E. Parathyroid carcinoma. J Clin Endocrinol Metab，2001，86:485-493.

7. Wolf RJ，Cronan JJ，Monchik JM. Color Doppler sonography: an adjunctive technique in assessment of parathyroid adenomas.J Ultrasound Med，1994，13: 303-308.

8. Obara T，Fujimoto Y. Diagnosis and treatment of patients with parathyroid carcinoma: an update and review. World J Surg，1991，15:738-744.

9. Favia G，Lumachi F，Polistina F，et al. Parathyroid carcinoma: sixteen new cases and suggestions for correct management. World J Surg，1998，22:1225-

1230.

10. Haid SP, Method HL, Beal JM. Parathyroid cysts. Report of two cases and a review of the literature. Arch Surg,1967,94:421-426.

11. Rangnekar N, Bailer WJ, Ghani A, et al. Parathyroid cysts. Report of four cases and review of the literature. Int Surg,1996,81:412-414.

12. Victoria L, Van Fossen, Anthony J, et al. Clear parathyroid cysts and hyperparathyroidism. The American Surgeon,1998,64:1226-1228.

13. Emrah A, Uur T, Utku M, et al. Parathyroid cysts: diagnosis and treatment with fine needle aspiration. European J Radiology Extra, 2003,46: 97-100.

第 10 章

颈部肿块

颈部肿块比较常见,可以是肿瘤,炎症或者先天畸形。超声能提示肿块的位置、大小、形态、边界、内部结构、毗邻关系以及血供情况,从而判断肿块的来源以及性质。

分类

按照来源分类,原发性脏器外肿瘤比较常见,其中52.4%的肿瘤来源于间叶组织。

1.间叶组织来源肿瘤

(1)脂肪源性肿瘤,如脂肪瘤、脂肪肉瘤等;

(2)纤维源性肿瘤,如纤维瘤、纤维肉瘤等;

(3)血管源性肿瘤,如血管瘤、血管肉瘤等;

(4)肌肉源性肿瘤,如横纹肌肉瘤、平滑肌肉瘤等;

(5)其他少见类型,如软骨肉瘤、间质瘤等。

2.胚胎组织来源肿瘤

(1)甲状舌管囊肿;

(2)鳃裂囊肿;

(3)其他少见类型,如畸胎瘤、脊索瘤等。

3.神经来源肿瘤

(1)副神经节瘤;

(2)神经纤维瘤、神经纤维鞘瘤;

(3)脑脊膜瘤。

4.淋巴结病变,包括炎症、恶性转移等

按照病理性质,颈部肿块大致可分以下几类:

(1)肿瘤,如原发性肿瘤(包括霍奇金病、淋巴细胞肉瘤等);转移性肿瘤(可以来源于鼻咽部、甲状腺、乳腺、肺、消化道等);

(2)炎症,如涎腺炎症;颈部软组织化脓性感染;淋巴结炎症;淋巴结结核等;

(3)血管异常,如颈部动脉瘤;血管瘤等;

(4)先天畸形,如异位甲状腺;甲状舌管囊肿;鳃裂囊肿;皮样囊肿;囊状淋巴管瘤和畸胎瘤等。

分区

为了便于颈部肿块定位描述,常将颈部作如下分区:

以胸锁乳突肌前缘和斜方肌前缘为界,颈部可分为颈前、颈侧和颈后三区。颈前区为胸锁乳突肌前缘之前部分,以舌骨为界可分为颏下颌下区和颈前正中区。颈侧区为胸锁乳突肌前缘至斜方肌前缘部分,又可分为胸锁乳突肌区和颈后三角区,颈后三角区又被肩胛舌骨肌分为肩胛舌骨肌斜方肌区和锁骨上窝区。颈后区为两侧斜方肌前缘后方部分。

各类颈部肿块分布遵循一些特点,有些肿块紧邻起源组织,有些肿块转移或扩散按照特定路线。如颏下颌下区常见皮样囊肿或颌下腺炎症。颈前正中区好发甲状腺及甲状旁腺疾病以及甲状舌管囊肿。出现在颈侧区的肿瘤较多,常见如脂肪瘤、纤维瘤、血管瘤、颈动脉体瘤、鳃裂囊肿、囊状淋巴管瘤、神经鞘类肿瘤、淋巴结炎症、淋巴结结核、恶性淋巴瘤、恶性肿瘤的转移淋巴结等。锁骨上窝区多见各类恶性肿瘤的转移淋巴结。颈后区以脂肪瘤、纤维瘤以及神经鞘类肿瘤多见。

甲状舌管囊肿

病因

胚胎时期,甲状腺起源于舌盲孔水平,舌盲孔位于舌前 2/3 和后 1/3 交界点。随着胚胎发育成熟,甲状腺不断下降。在此过程中,甲状腺始终通过一根细长的管状结构与口腔底部的舌盲孔相连,这根细管就是甲状舌管(图 10-1)。甲状舌管位于舌骨前方,与舌骨紧密相贴,一般在胚胎发育第 3 周出现,至第 5 周开始退化,第 8 或第 10 周完全消退。如果甲状舌管上皮退化不良会造成部分管腔残留,上皮分泌物积聚便形成囊肿。如果合并局部炎症感染就会形成甲状舌管瘘。

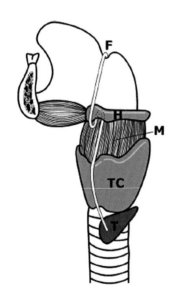

图 10-1　甲状舌管的解剖路径。F,盲孔;H,舌骨;M,甲状舌骨膜;TC,甲状软骨;T,甲状腺。

临床特点

甲状舌管囊肿比较常见,该病约占儿童颈部先天性异常的 70%,且无性别差异。发病年龄多数在 20 岁之前,仅有 15% 的患者年龄大于 50 岁。临床表现为颈前随吞咽动作上下移动的圆形囊状无痛性包块。位于舌骨下方的囊肿,会在囊肿与舌骨体之间触及条索,并随伸舌运动囊肿上下移动。部分患者可有颈部胀痛,吞咽异物感,合并感染者会出现疼痛感,伴有乏力低热等症状。

如果通过残留的甲状舌管与口腔相通,囊肿体积可能会变化。囊肿合并感染时,会引发疼痛,破溃则形成瘘管。瘘管口经常排出半透明黏稠液体,一段时间后,瘘管口可暂时结痂愈合,不久又会因潴留物感染破溃,反复发作。

超声特点

位置与大小

甲状舌管囊肿可以发生于颈前区任何部位,上自舌根,下至甲状腺水平。有学者报道 65% 的囊肿紧邻舌骨下方,15% 的囊肿位于舌骨水平。由于和舌骨相连,因此囊肿基本位于正中线(75%),如偏离正中线常位于左侧,偶尔会位于下颌三角内。

囊肿直径范围为 5~60mm,以 15~30mm 多见。

形态与边界

囊肿形态多数规则,呈类圆形或者椭圆形。囊壁清晰,厚度多不超过 2mm,与周围分界清晰。

结构与回声

囊肿多为单房结构,内部偶尔会出现纤维分隔呈多房样。囊肿内部回声可分为无回声(图 10-2)、低回声或者混合性回声三类(图 10-3 和图 10-4)。虽然是囊肿,但是甲状舌管囊肿内部呈现无回声的概率小于 30%，此类表现多数见于儿童患者。囊肿合并感染时，内部透声不佳，表现为低回声合并散在飘动的高回声亮点，随体位改变活动（图 10-5）。部分囊肿可表现为类似实质肿块的"假结节"回声（图 10-6），有学者认为这种表现并不是因为炎症导致，而是囊肿上皮分泌的类蛋白物质导致囊腔内透声类似于凝胶状改变。

如果在囊肿内部确实发现实质回声，应考虑异位甲状腺或甲状舌管癌可能。据报道，囊肿内部出现异位甲状腺组织的概率为 0.5%~5.7%。因此检查甲状舌管囊肿的同时应注意甲状腺床有无甲状腺组织，如果囊肿合并的异位甲状腺是其唯一功能组织，盲目

手术会导致甲状腺功能减退。甲状舌管癌临床不常见，发病率低于 1%。高灵敏度的彩色多普勒能帮助鉴别诊断，"假结节"回声内部探测不到血流信号（图 10-7），而甲状舌管癌则可能在囊肿的实质部分见到微小的血流信号。

鳃裂囊肿

病因

胚胎发育至第 3 周，头部两侧会出现 5 对斜形且平行的鳃弓。鳃弓之间，外侧凹进的沟为鳃裂，内侧凸出的为咽囊。鳃弓自第 3 或第 4 周开始成长，直到第 6 至第 8 周演化完

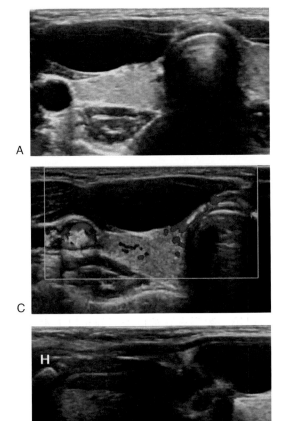

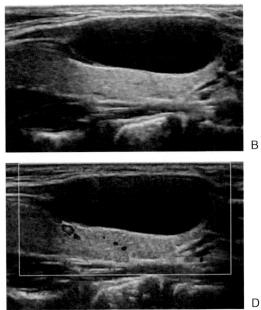

图 10-2　甲状舌管囊肿。（A）二维灰阶横断面显像，右侧叶甲状腺前方无回声。（B）二维灰阶纵断面显像，无回声呈单房结构，边界清晰，内部透声佳。（C）彩色多普勒横断面显像，内部无血流信号。（D）彩色多普勒纵断面显像。（E）舌骨与甲状舌管囊肿关系。H，舌骨。

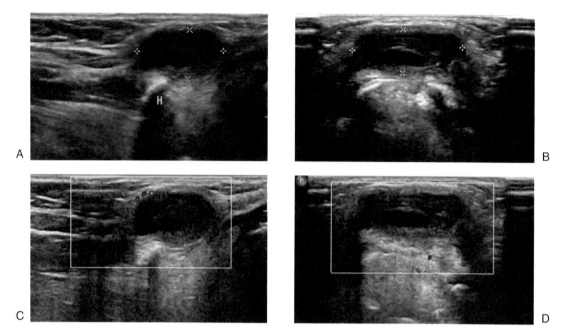

图 10-3　甲状舌管囊肿。(A)二维灰阶纵断面显像,舌骨前方混合性回声,H,舌骨。(B)二维灰阶横断面显像,混合性回声内部囊实成分各半。(C)彩色多普勒纵断面显像,混合性回声以周边血流为主。(D)彩色多普勒横断面显像。

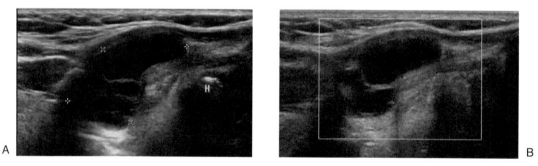

图 10-4　甲状舌管囊肿。(A)二维灰阶纵断面显像,甲状舌骨上前方混合性回声,内部存在纤维分隔,H,甲状舌骨。(B)彩色多普勒纵断面显像,混合性回声以周边血流为主。

成。如果鳃弓和鳃裂不能融合或者闭锁不全则发生鳃裂囊肿。理论上可有五对鳃裂囊肿,临床上实际只有第一至四对鳃裂囊肿,其中以第二对最常见。

临床特点

第一鳃弓和鳃裂会形成外耳道及中耳,所以第一鳃裂囊肿常位于下颌角以上水平及腮腺区附近;第二鳃裂囊肿常位于胸锁乳突肌前缘,相当肩胛舌骨肌水平;第三、四对鳃裂囊肿少见,主要位于锁骨上窝区。鳃裂囊肿发病年龄为 20~50 岁,第一鳃裂囊肿发病年龄更小。

第二鳃裂囊肿常位于舌骨水平,胸锁乳

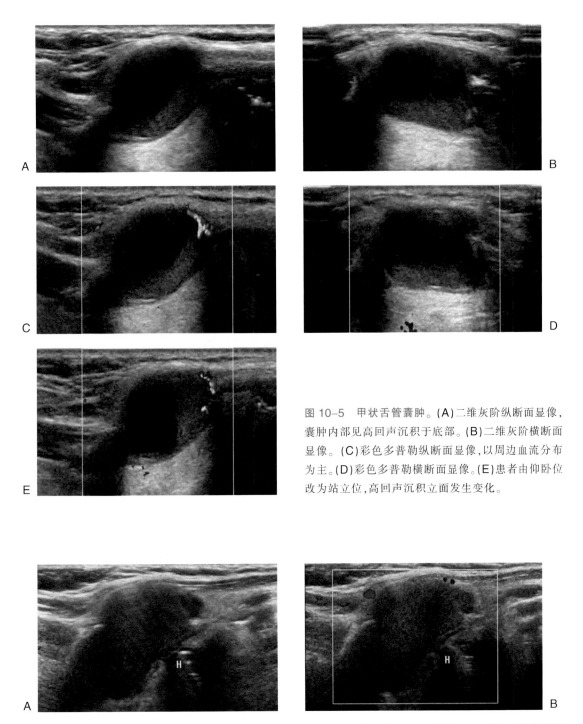

图 10-5 甲状舌管囊肿。(A)二维灰阶纵断面显像，囊肿内部见高回声沉积于底部。(B)二维灰阶横断面显像。(C)彩色多普勒纵断面显像，以周边血流分布为主。(D)彩色多普勒横断面显像。(E)患者由仰卧位改为站立位，高回声沉积立面发生变化。

图 10-6 甲状舌管囊肿。(A)二维灰阶纵断面显像，舌骨前方见"类实性"结节。H，舌骨。(B)彩色多普勒纵断面显像，结节呈周边血流分布。

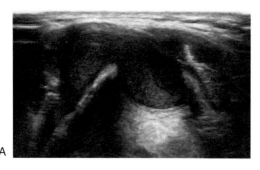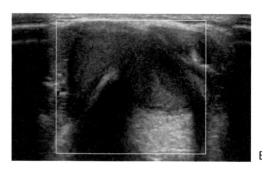

图 10-7　甲状舌管囊肿。(A)二维灰阶纵断面显像,舌骨前方见"类实性"结节。(B)彩色多普勒纵断面显像,结节周边及内部均未见血流信号。

突肌上段 1/3 前缘,囊肿较大时可能紧贴颈动脉鞘。囊肿形态规则,表面光滑,偶尔呈分叶状。肿块大小不定,生长缓慢,患者无自觉症状, 如发生上呼吸道感染后可以骤然增大。若有继发感染,可伴发疼痛,并放射至腮腺区。鳃裂囊肿破溃后,可以长期不愈,形成鳃裂瘘,先天未闭合者,称原发性鳃裂瘘。前者为不完全瘘, 即有外口无内口;后者为完全瘘,有内口也有外口。胚胎时,第二咽囊会形成扁桃体窝,因此原发性第二鳃裂瘘内口通向咽侧壁,外口一般多位于颈中、下段 1/3 处。

超声特点

临床以第二鳃裂囊肿多见。

位置与大小

多数囊肿位于下颌三角区附近,也可以沿咽扁桃体窝至锁骨上窝分布。最常见位于胸锁乳突肌上段前缘,颌下腺后方。

囊肿大小不一,小约数十毫米,大至五六十毫米均可。如存在瘘管,内容物排除后,囊肿体积减小甚至消失,再次感染后囊肿会重新出现。

形态与边界

囊肿形态规则,呈类圆形或者椭圆形。极少数囊肿形态不规则,呈分叶状改变。囊肿壁多数菲薄, 甚至难以辨识。少数囊肿合并感染,囊壁增厚,但是边界清晰。

回声与结构

囊肿以单房结构居多(82%),多房性鳃裂囊肿约占 18%。

囊肿内部回声可分四种类型:无回声(41%);低回声(23.5%),均匀分布,内部可见少量自由飘动的小碎屑;高回声(12%),呈实质样、"假结节" 状改变;混合性回声(23.5%),内部见不规则实质回声及增强纤维分隔。

鳃裂囊肿合并感染后透声差, 出现高亮点状飘动或实质回声。个别囊肿内部出现假性实质回声,这是由于上皮细胞、胆固醇结晶以及角蛋白等物质沉积所导致(图 10-8)。用探头轻轻挤压后, 会观察到内容物的移位现象,以此证实为囊肿。如果存在瘘口,囊肿内部还可见气体回声。

无回声型囊肿或以无回声为主的混合型囊肿后方回声多数增强,但是低回声型及"假结节"囊肿后方回声增强多数不明显。

鳃裂囊肿需与淋巴结病变、淋巴瘤、囊性淋巴管瘤、颈动脉体瘤等进行鉴别诊断。

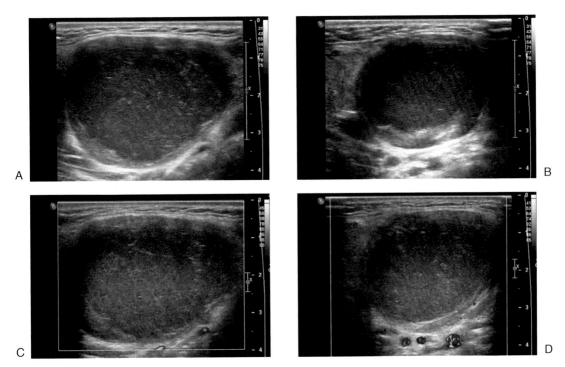

图 10-8　鳃裂囊肿。(A)二维灰阶纵断面显像,囊肿形态规则,囊壁增厚,内部透声不佳,见点状高回声及类实质回声。(B)二维灰阶横断面显像,囊肿内侧紧贴颌下腺。(C)彩色多普勒纵断面显像,囊肿内部及周边未见血流分布。(D)彩色多普勒横断面显像。

异位(异常)胸腺

病因

　　胸腺主要起源于第三咽囊的腹侧内胚层上皮,第四咽囊也有少量参与,其与下组甲状旁腺有共同起源。在胚胎发育第 6 周时出现胸腺原基,至第 7 周时,胸腺原基与咽囊管相连,稍后胸腺咽管最终由于上皮增殖而闭合消失(图 10-9)。随着胚胎成熟,胸腺经过一系列下降最终进入上纵隔腔。

　　从下颚三角至胸廓入口,胸腺沿胸腺咽管一路下降。如果胸腺最终下降至上纵隔腔,但是沿途留有少量残留组织,称为颈部异常胸腺,或称副胸腺(图 10-10)。另有少数患者,胸腺最终未能下降至上纵隔腔,停留于颈前区,则称为颈部异位胸腺。异位胸腺是唯一的功能腺体,应避免误诊为颈部肿块而手术切除。

临床特点

　　颈部异位(异常)胸腺可以表现为单侧无痛性包块,左侧多见,男女比约为 2:1。本病缺乏典型症状,只有当患者触及肿块时才会就诊,因此临床发病率较低,有学者报道约为 0.147‰。一个历时 23 年,针对 3236 例婴幼儿的尸检报告称,共发现 34 例异位(异常)胸腺,远高于此前报道的临床发病率。

超声特点

位置

　　婴幼儿或学龄前儿童由于胸腺下降不充分,常在甲状腺下极下方、胸骨上窝探及异位胸腺。青少年或青壮年异位胸腺可位于下降

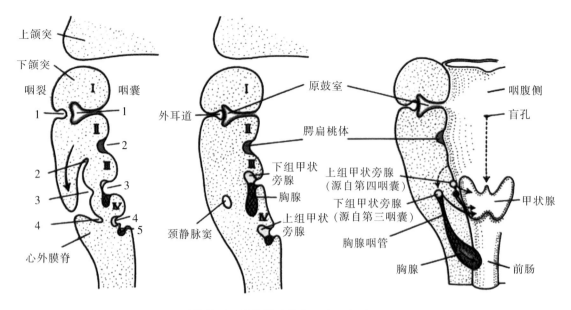

图 10-9　胚胎胸腺发育下降示意图。

沿途任何区域(图 10-11)。异常胸腺常位于上颈区腮腺周围。

结构与回声

　　青少年期,胸腺随体重增加而持续生长,在青春期达到最大重量。随后,其体积和重量随年龄增长而减小,经历了一个退化的过程。胸腺的上皮细胞随之萎缩,小淋巴细胞散布于丰富的脂肪组织之中,因此腺体回声与周围软组织回声极为相似。年龄越大,胸腺体积越小,脂肪含量越多,回声也越接近颈部软组织,因此可以解释超声很难识别成人异位胸腺。

　　腺体形态多变,边界清晰,内部多呈低或等回声,散在多发微小强回声(图 10-12)。也有部分腺体内部见细小短棒状结构,将腺体分隔成网状(图 10-13)。有学者描述其与淋巴结回声有些类似,但缺少门部结构。

　　另有学者报道甲状腺内异位胸腺。病灶并不表现为单纯圆形或椭圆形,形态可以呈规则的长梭形,或者呈不规则云朵状,边界常常可以辨识。病灶的局部常向周围甲状腺腺体组织延伸,相互融嵌。病灶内部呈低回声,可见点或短棒状高回声,与正常胸腺回声类似(图 10-14)。还有学者报道甲状腺内异位胸腺周围包裹异位甲状旁腺,这一发现也很好地证实了胸腺与下对甲状旁腺有共同起源这一观点。

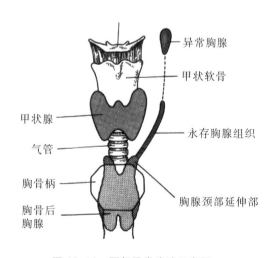

图 10-10　颈部异常胸腺示意图。

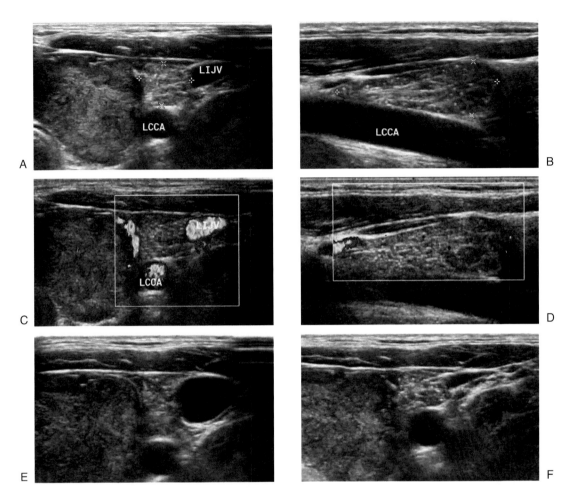

图 10-11　颈部异位胸腺。(A)二维灰阶横断面显像,左侧甲状腺外侧,左侧颈总动脉前方,颈内静脉内侧稍高回声团块。LCCA:左侧颈总动脉;LIJV:左侧颈内静脉。(B)二维灰阶纵断面显像,团块内部见细小纤维分隔及微小强回声。(C)彩色多普勒横断面显像,团块无血流信号。(D)彩色多普勒纵断面显像。(E)挤压前。(F)挤压后,团块形变。

皮样囊肿

　　皮样囊肿(dermoid cyst)是胚胎发育时期遗留在组织中的上皮细胞发展形成的囊肿。囊壁较厚,由皮肤和皮肤附件所构成,囊腔内有脱落的上皮细胞、皮脂腺、汗腺以及毛发等结构, 由于这些皮肤的附属器均来源于外胚层,故属于单胚层畸胎瘤。

病因

　　皮样囊肿可以是先天性异常或者由后天获得。先天性皮样囊肿是由于胚胎上皮细胞残余导致,获得性皮样囊肿多是由于外伤植入皮肤深层。皮样囊肿大多无症状,肿块因炎症肿大而产生压迫症状时,患者才会察觉。

临床特点

　　体表的皮样囊肿根据位置可以分为四型:眼眶(49.5%);鼻腔(12.6%);口底、颌下或下颚区(23%);沿腹正中线或脊柱线分布(14.6%)。另外也有学者报道,头颈部的皮样囊肿约占此病总发病率的7%。

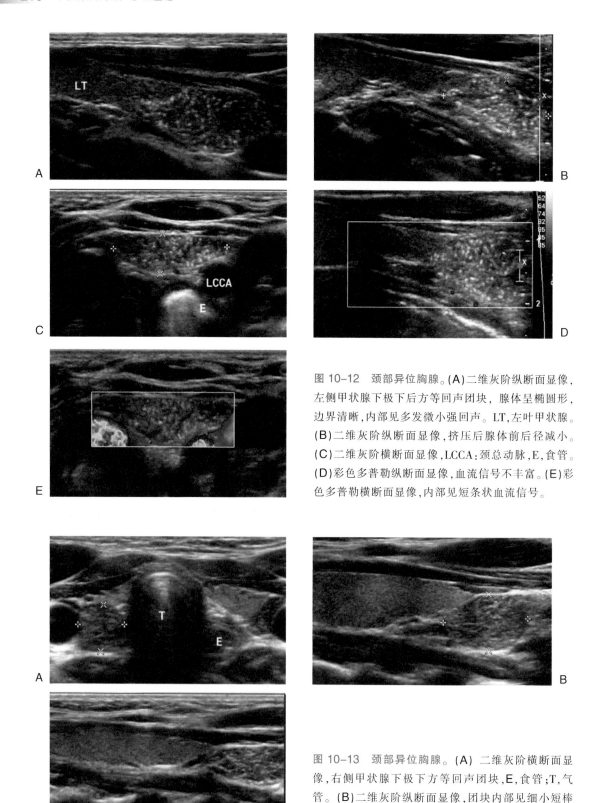

图 10-12 颈部异位胸腺。(A)二维灰阶纵断面显像，左侧甲状腺下极下后方等回声团块，腺体呈椭圆形，边界清晰，内部见多发微小强回声。LT,左叶甲状腺。(B)二维灰阶纵断面显像，挤压后腺体前后径减小。(C)二维灰阶横断面显像，LCCA:颈总动脉，E,食管。(D)彩色多普勒纵断面显像，血流信号不丰富。(E)彩色多普勒横断面显像，内部见短条状血流信号。

图 10-13 颈部异位胸腺。(A) 二维灰阶横断面显像,右侧甲状腺下极下方等回声团块,E,食管;T,气管。(B)二维灰阶纵断面显像,团块内部见细小短棒状结构。(C)二维灰阶纵断面显像,探头挤压腺体后形变。

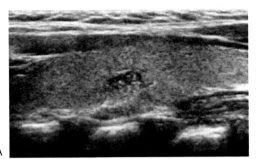

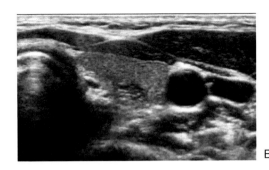

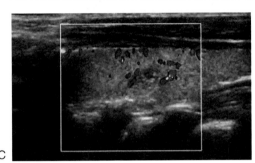

图 10-14　甲状腺腺内异位胸腺。(A)二维灰阶纵断面显像,低回声,形态不规则,内部见点状高回声。(B)二维灰阶横断面显像,内部见短棒状高回声。(C)彩色多普勒纵断面显像,周边见点状血流。

肿块多数质地较软,形态不定,按压无痛。肿块大小从 5mm 到 20mm 不等,如合并炎症,肿块迅速增大会有压迫不适感。

皮样囊肿需要和颈部其他肿块鉴别,如脂肪瘤、纤维瘤、血管瘤等来源于间叶组织的肿瘤。此外,出现在上颈区的皮样囊肿如果体积较大会挤压涎腺, 常被误诊来源于涎腺的肿瘤。

超声特点

头颈部的皮样囊肿多位于颏下颌下区,部分体积较大可向后外侧压迫腮腺。由于紧贴涎腺,很难鉴别囊肿起源。

二维灰阶超声肿块多表现为等回声或者低回声不均质团块,形态基本规则,部分肿块包膜不清晰。由于质地柔软,随患者咀嚼或吞咽,可以观察到肿块发生形变。皮样囊肿内部回声表现多样, 可以呈现类似颈部软组织回声(图 10-15),如混有软骨及骨则表现为强回声。

超声引导下细针穿刺可以抽得白色或者淡黄色脂肪样、豆渣样组织。

周围神经肿瘤

头颈部周围神经肿瘤一般分两类:神经鞘瘤(雪旺细胞瘤)和神经纤维瘤,约占软组织良性肿瘤的 5%。临床医师触诊容易将神经源性肿瘤误诊为颈部肿大淋巴结,超声对神经源性肿瘤诊断敏感性较高, 文献报道准确率可达 94.4%。

病因

神经鞘瘤可以自然发生,或由于刺激以及外伤导致,也可与多发性神经纤维瘤伴发。

临床特点

神经鞘瘤好发年龄为 20~50 岁。其起源于神经鞘细胞,沿神经偏心生长,因此肿瘤压迫而非浸润神经生长(图 10-16),一般有包膜覆盖,外科易于剥离。神经纤维瘤起源于神经内皮细胞,沿神经渗透生长,导致神经弥漫

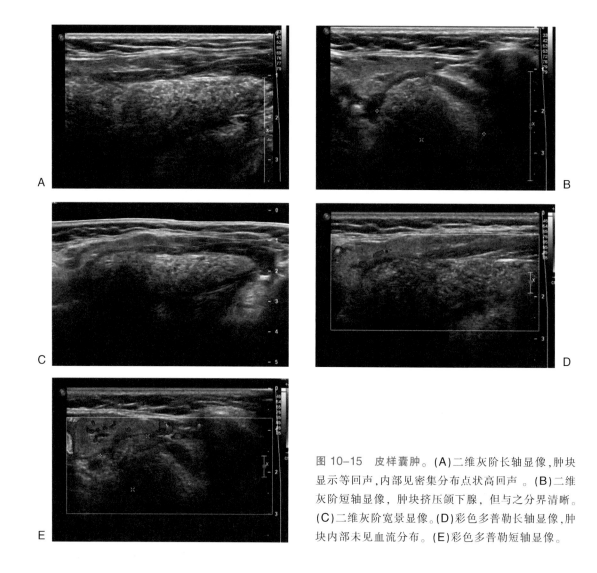

图 10-15 皮样囊肿。(A)二维灰阶长轴显像,肿块显示等回声,内部见密集分布点状高回声 。(B)二维灰阶短轴显像, 肿块挤压颌下腺, 但与之分界清晰。(C)二维灰阶宽景显像。(D)彩色多普勒长轴显像,肿块内部未见血流分布。(E)彩色多普勒短轴显像。

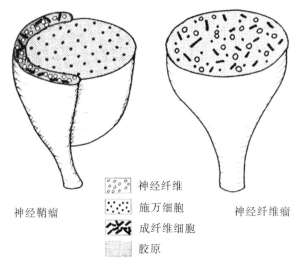

神经鞘瘤

神经纤维瘤

神经纤维
施万细胞
成纤维细胞
胶原

图 10-16 神经鞘瘤与神经纤维瘤区别。

性粗大,但并不破坏神经。神经纤维瘤无明显
包膜,且较少发生囊性变。

　　患者表现为颈部光滑无痛性肿块,病程
多较长,生长缓慢。肿瘤质地较韧,压迫神经,
可出现受累神经所支配区域麻木,感觉异常。
肿块沿长轴不能移动,可侧向推动。

超声特点

位置与大小

　　神经鞘瘤多发生于头、颈部以及肢体神
经主干,其次为四肢大关节屈侧。头颈部多见
于中颈区及下颈区,还可分布于颈后三角区
(图 10-17)。起源于迷走神经的神经鞘瘤多
位于颈总动脉和颈内静脉后方。肿瘤小至数

十毫米,大到四五厘米,如果瘤体较大,肿瘤
内部可以发生坏死液化。

形态与边界

　　神经源性肿瘤形态规则,多数呈卵圆形
或圆形。肿块边界清晰,与周围组织无明显
粘连。

结构与回声

　　临床以实质性肿瘤多见,囊实混合性肿
瘤仍以实质部分为主,实质部分偶尔可见点
状强回声钙化。部分神经鞘瘤因为液化坏死,
内部可见不规则无回声区。

　　肿瘤以低回声多见,内部回声均匀,后方
回声轻度增强。有学者认为因为同向排列的

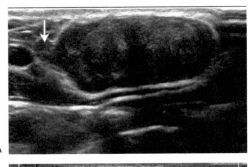
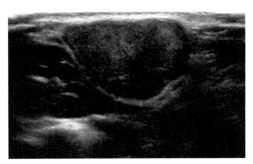
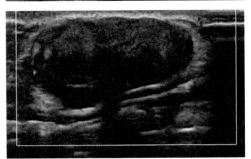
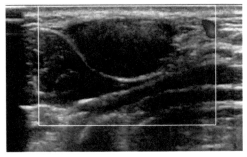
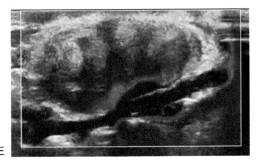

图 10-17　颈后三角区神经鞘瘤。(A)二维灰阶长轴
显像,箭头所示为神经束。(B)二维灰阶短轴显像。
(C)彩色多普勒长轴显像,内部见少量短条状血流。
(D)彩色多普勒短轴显像。(E)弹性成像显示瘤体偏
硬。

细胞有利于声束传导通过，因此肿瘤后方回声增强。部分患者瘤体两端见呈束状排列的带状低回声(图 10-18)。

彩色多普勒显像，肿瘤内部血流呈多样性，部分肿瘤血流较丰富(图 10-19)，囊实混合性肿瘤血流不丰富，分布无明显规律。有学者报道神经鞘类肿瘤血流信号的显示与探头挤压有关，因此建议检查时应轻置探头。

虽然神经鞘瘤与神经纤维瘤超声表现相似，但两者仍有各自特点：神经鞘瘤囊变多见，神经纤维瘤囊变少见(图 10-20)；文献报道神经鞘瘤血流较神经纤维瘤丰富；神经鞘瘤一般单发，神经纤维瘤常多发；神经鞘瘤有包膜，神经纤维瘤无包膜，但神经纤维瘤压迫神经引起的假包膜在超声上不易与神经鞘瘤

的真包膜鉴别；神经鞘瘤在神经干一侧呈偏心性生长，其内无神经走行，神经纤维瘤位于神经中心，沿神经走行呈浸润性生长，内部呈条索状回声。

多数神经源性肿瘤声像图很难与肿大淋巴结区分。一些增生性淋巴结体积增大，门部结构消失，回声较低，血流信号无特异性改变。超声诊断神经鞘瘤最特征性指标是寻找与肿瘤相连接的神经束，如能发现偏心的神经束，则诊断基本确立。

异物肉芽肿

所谓肉芽肿，是由巨噬细胞及其演化的细胞，呈局限性浸润和增生所形成的境界清

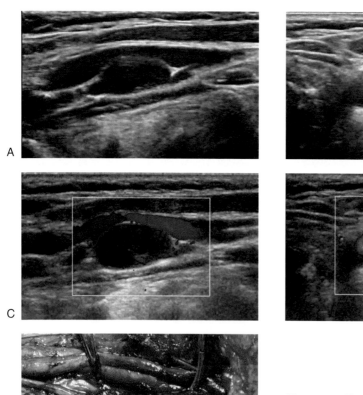

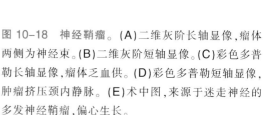

图 10-18　神经鞘瘤。(A)二维灰阶长轴显像，瘤体两侧为神经束。(B)二维灰阶短轴显像。(C)彩色多普勒长轴显像，瘤体乏血供。(D)彩色多普勒短轴显像，肿瘤挤压颈内静脉。(E)术中图，来源于迷走神经的多发神经鞘瘤，偏心生长。

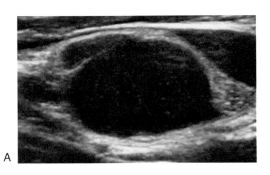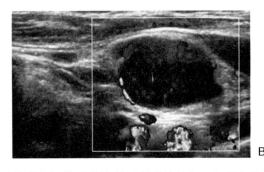

图 10-19　神经鞘瘤。(A)二维灰阶纵断面显像,低回声肿块形态规则,边界清晰,上极见神经束。(B)彩色多普勒纵断面显像,肿块内部血流信号轻度增多。

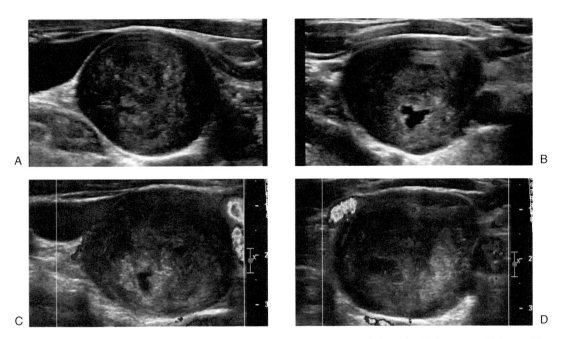

图 10-20　神经鞘瘤。(A)二维灰阶长轴显像,瘤体呈低回声,边界清晰,内部回声不均匀。(B)二维灰阶短轴显像,瘤体内部见不规则液化。(C)彩色多普勒长轴显像,瘤体内部血流不丰富。(D)彩色多普勒短轴显像,挤压颈总动脉及颈内静脉。

楚的结节状病灶。一些异物如鱼刺、麦秆和木刺等,由于各种原因进入颈部软组织后,未及时察觉处理,发生化脓性感染,进而感染局限包裹形成脓肿及异物肉芽肿。

病因

　　咽部可分为鼻咽、口咽和喉咽三部分,喉咽与食管相连。喉咽的上方是会厌,下方到环状软骨,前方是喉,两侧是梨状窝,梨状窝的内侧壁是杓会厌皱襞,外侧壁是甲状软骨和甲状舌骨膜,喉咽的后壁是颈椎前间隙。鱼刺多梗于舌根、腭扁桃体或喉咽部,一部分患者刺激反射后鱼刺可以移至口腔吐出。另一部分患者因喉咽前方的喉结构坚硬,相对不易刺破,鱼刺就会向后刺入咽后软组织,多数刺入环咽肌、椎前肌或者颈椎前间隙。甲状腺恰好也位于此结构水平，鱼刺进入软组织后一般会停留于甲状腺后包膜附近，少数会游走至颈侧颏下颌下区。

其他异物多由外伤途径进入颈部软组织。

临床特点

异物并发感染形成脓肿，严重者累及颈深筋膜，因此患者多以颈部肿块就诊。有学者报道从异物摄入至发病就诊的时间，55.6%的患者短于1周，30.6%的患者短于1个月。肿块质地偏软，有触痛，短期内肿块体积可增大，疼痛加剧，部分患者还有局部皮肤红肿。如肿块累及喉返神经，患者可以出现声音嘶哑，压迫气管或者食管后，会出现呼吸困难以及吞咽梗阻。血常规检查，白细胞总数增高，中性粒细胞比例增高。

超声特点

位置和大小

肉芽肿的位置主要取决于异物进入软组织的部位。鱼刺导致的肉芽肿多数位于甲状软骨水平，如鱼刺游走，则位置也可以发生相应变化，向上可达胸锁乳突肌前缘颌下腺下方，向下可至锁骨上窝。

肉芽肿直径从数厘米至十厘米不等，根据感染累及范围而定。

形态及边界

病变早期，感染未局限，也无假包膜形成。此时病灶形态不规则，与正常软组织分界不清晰。病变中后期，脓肿趋向局限，能分辨肉芽肿与正常颈部软组织之间边界。

回声及结构

病变多表现为低回声，内部呈不均质，如发生液化，可见不规则无回声区。如能在低回声内发现异物，如鱼刺、麦秸等，将是明确诊断的最佳依据(图10-21)。

彩色多普勒显像

感染早期血流信号比较丰富，病灶以周边型血流分布为主。内部可见少量点状及短条状血流(图10-22)。病灶一旦发生液化，血流信号减少或者消失。血流参数测定阻力指数不高。

食管憩室

病因

食管憩室(diverticulum of oesophagus)指与食管相通的囊状突出结构。按照发病部位食管憩室可分为三类：

1.咽食管憩室，又称Zenker憩室。此类型最常见，是食管黏膜通过环咽肌横纤维与咽下括约肌之间的肌性缺损向外突出形成的疝样结构，属于膨出性憩室。

2.食管中段憩室。此类憩室包含黏膜、黏膜下层和肌层等全部结构，憩室颈部较宽，多数为牵出性憩室。一般认为牵出性憩室是由于支气管旁的淋巴结炎症或结核产生的瘢痕收缩造成的。

3.膈上食管憩室。和咽食管憩室一样，属于膨出性憩室。憩室壁只由黏膜和黏膜下层组成，缺少肌纤维。此类憩室多合并食管反流，频繁的反流引起食管肌痉挛，食管腔内压力增高，造成憩室。

食管憩室在欧美发病率为0.01%~0.11%，患者发病年龄偏大，尤其是70岁以上男性多见。

临床特点

患者多数并无症状，仅在体检时偶然发现。少数患者有咽喉部发痒的刺激症状或吞咽梗阻的不适感，较大的憩室可出现食物潴留和食物反流等症状。并发憩室炎症时，患者往往有胸背部不适或疼痛感，极少数患者会

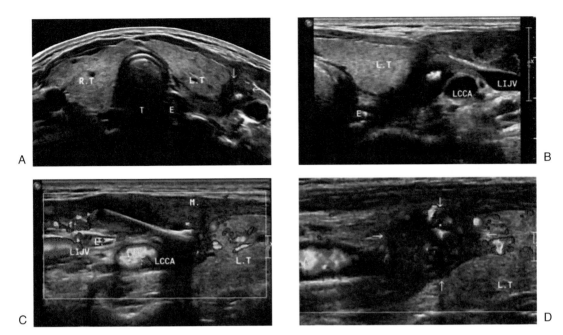

图 10-21 异物肉芽肿(鱼刺)。(A)二维灰阶宽景成像,箭头所示为异物肉芽肿。(B)二维灰阶横断面显像,肉芽肿位于甲状腺左侧叶后外侧,边界不清晰。(C)彩色多普勒鱼刺长轴切面显像,感染累及左侧叶上极以及胸锁乳突肌。(D)彩色多普勒鱼刺短轴切面显像,箭头所示为肉芽肿,* 为鱼刺短轴。L.T,左叶甲状腺;R.T,右叶甲状腺;T,气管;E,食管;LCCA,左侧颈总动脉;LIJV,左侧颈内静脉;M,胸锁乳突肌;L,淋巴结。

并发食管穿孔。

超声特点

位置和大小

多数憩室位于左叶甲状腺后方,易与甲状腺肿块混淆。憩室最大径可在 10~25mm 左右,憩室大小或者形态会在吞咽以及饮水后发生改变,可以借此进行鉴别诊断。

结构与回声

憩室以等回声及稍高回声多见,部分憩室由于内容物不多,腔隙塌陷,由食管黏膜和黏膜下层构成的低回声憩室壁揉缩成团,此时憩室表现为低回声,内部夹杂少量高回声或者强回声气体反射。

憩室内部结构因内容物不同而表现不同。最常见类型为憩室内强回声或等回声与低回声或无回声间隔分布,呈纱团样改变。另有一种常见表现为憩室被等回声占满,呈实性结节状,弥散分布点状强回声,后方伴有彗星尾征。

嘱咐患者做吞咽动作或少量饮水,在气体或者水进入憩室后,憩室内容物的回声或结构会发生变化,可见到闪动的明亮气体回声,并且无回声区面积增大,据此可诊断食管憩室(图 10-23~图 10-25)。部分憩室位置较高或者内容物比较黏稠、紧密,吞咽后水过气现象不明显,需仔细观察憩室内部有无蠕动现象。

彩色多普勒特点

憩室周围偶尔会有短条状彩色血流,为食管壁血液供应,憩室内部无血流分布。有时在憩室内部会出现彩色闪烁伪像,主要是高回声气体导致的,仔细辨别不应误认为是肿

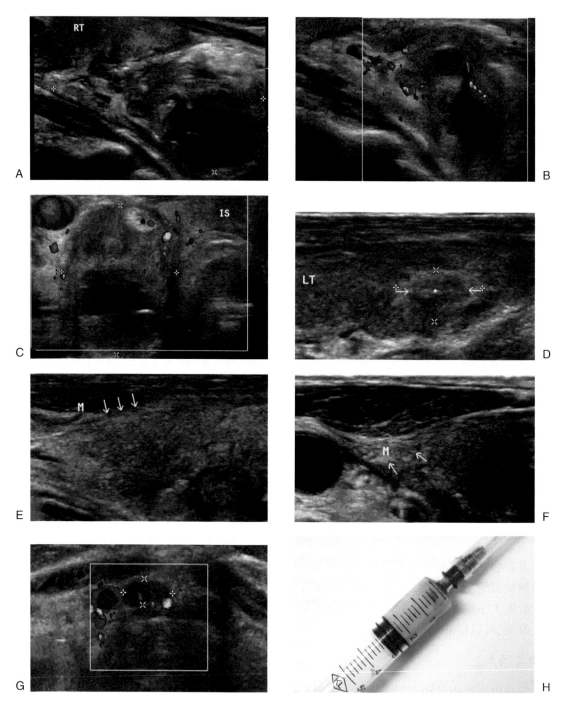

图 10-22　异物肉芽肿(鱼刺)。(A)二维灰阶纵断面显像,右叶下极肉芽肿显示混合性团块(测量标记之间),内部结构混乱,可见不规则液化部分。鱼刺已先行取出。RT:右叶甲状腺。(B)彩色多普勒纵断面显像,肉芽肿实质部分血流比较丰富,液化部分未见血流分布。(C)彩色多普勒横断面显像,肉芽肿实质部分及周边见少量点状血流,IS:甲状腺峡部。(D)感染累及对侧甲状腺,炎症区域回声轻度减少,周边回声稍增强。LT:左叶甲状腺。(E、F)感染累及同侧甲状腺,导致甲状腺腺体与颈浅肌群分界模糊,箭头所示正常肌间隙消失。M:胸锁乳突肌。(G)中央区肿大淋巴结。(H)超声引导下穿刺抽出血性脓液。

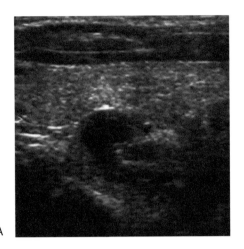 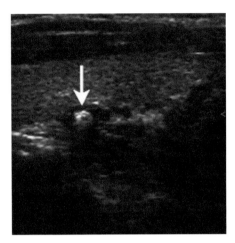

图 10-23 食管憩室。(A)左叶甲状腺后方低回声。(B)吞咽后,低回声团块内部见强回声,箭头所示为液体及空气组成的强回声进入憩室腔内。

块血流。

食管憩室应与甲状旁腺肿瘤或甲状腺癌鉴别,特别是内部气体形成的细小高回声光点应与甲状腺癌的微钙化灶进行区别。

囊状淋巴管瘤

病因

胚胎时,颈内静脉和锁骨下静脉交接处存在膨大,称为颈囊,一部分淋巴组织是由颈囊发育而成。在胚胎发育过程中,如果该部分淋巴组织未能逐渐退化,内皮细胞索持续发育、增大,并向周围组织生长,形成覆有内皮细胞并含有淋巴液的多房性囊腔,称为淋巴管瘤。组织学上根据窦腔的大小,可以将淋巴管瘤分为毛细管型、海绵窦状和囊状,其中囊状多见,有时这三类也可同时存在。部分淋巴管瘤中混杂有血管瘤组织,则称为淋巴血管瘤。

临床特点

颈部囊状淋巴管瘤主要位于颈外、颈后三角区域,向上可侵犯口底、颌下区、腮腺区、面颊部;向内侵及咽侧,推移压迫气管;向下延伸至纵隔、锁骨后,常包绕颈部重要血管和神经。临床上常表现为颈侧部无痛性包块,质软,界限不清。肿块随年龄增长可逐步缓慢增大,外伤后可出血,合并感染时可导致囊内实变并伴有疼痛,较大的肿块会对周围组织产生压迫症状。

超声特点

位置与大小

囊状淋巴管瘤好发于胸锁乳突肌后缘的颈后三角区与锁骨上窝处,少数也可以发生在颈前三角区。

结构与回声

囊状淋巴管瘤可分为单纯囊肿型和复杂多房型。

二维灰阶超声显示无回声包块,边界清晰,表面光滑,后方回声增强(图 10-26 和图 10-27)。合并感染时,囊壁增厚且不光滑,囊内透声不佳,可有点状回声飘动,随体位改变活动,探头加压会有痛感。淋巴血管瘤声像图表现为囊实混合性肿物,内呈多个分隔,似蜂窝状结构,应注意鉴别。

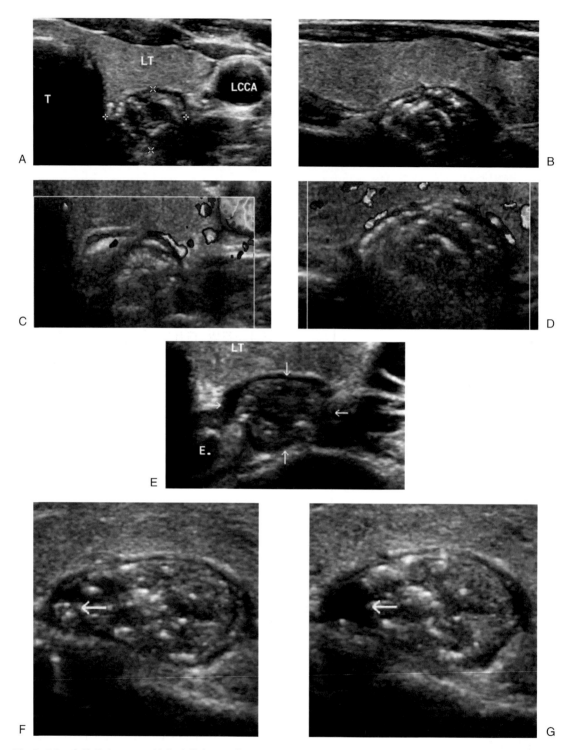

图 10-24 食管憩室。(A)二维灰阶横断面显像,憩室位于甲状腺左叶后方。T,气管。(B)二维灰阶纵断面显像,内部为强回声及低回声间隔分布。(C)彩色多普勒横断面显像,憩室周边见条状血流,为食管壁营养血供。(D)彩色多普勒纵断面显像。(E)憩室由食管缺损处向甲状腺膨出。LT,左叶甲状腺;LCCA,左侧颈总动脉;E,食管。(F,G)嘱患者饮水后,憩室上极内容物变化,无回声区面积扩大,表明水进入憩室腔内。

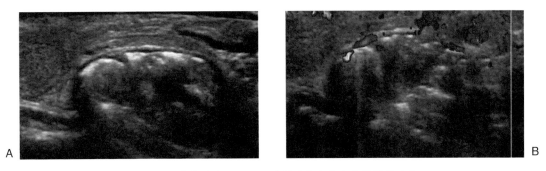

图 10-25 食管憩室。(A,B)吞咽后憩室腔内容物结构变化。

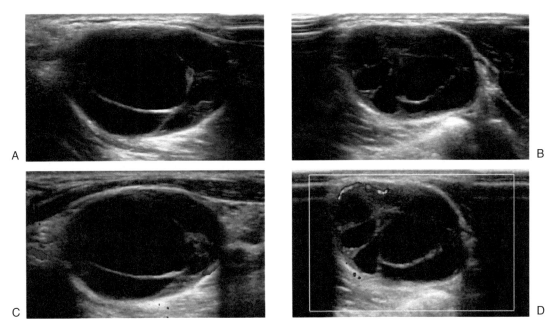

图 10-26 囊状淋巴管瘤。(A)二维灰阶纵断面显像,右侧颈部Ⅲ区无回声团块,形态规则,边界清晰。(B)二维灰阶横断面显像,内部见多发细小纤维分隔。(C)彩色多普勒纵断面显像,团块血流分布呈周边型。(D)彩色多普勒横断面显像,血流信号少量延伸至纤维分隔上。

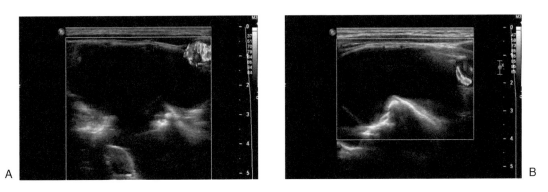

图 10-27 囊状淋巴管瘤。(A)彩色多普勒纵断面显像。(B)彩色多普勒横断面显像。

彩色多普勒显像

彩色多普勒单纯囊肿型常无血流信号，复杂多房型或淋巴血管瘤可在分隔上或实性部分测及少量点状及短条状动脉血流信号。

脂肪瘤

病因

脂肪瘤是最常见的间叶组织良性肿瘤。关于脂肪瘤的形成，有学说认为患者体内可能存在某种致瘤因子，正常情况下，这种致瘤因子处于失活状态。一旦机体抵抗力下降，机体内的淋巴细胞、单核细胞等免疫细胞对致瘤因子的监控能力下降，再加上全身脂肪代谢异常等因素，致瘤因子的活性被激活。当某些基因片断形成异常突变，正常脂肪细胞与周围组织细胞便发生异常增生现象，导致脂肪组织沉积并形成肿块。

临床特点

脂肪瘤可以发生于任何存在脂肪组织的部位，通常好发于皮下。肿瘤一般为多发，少数单发。触诊肿瘤可呈分叶状，边界清楚，与周围无粘连，质地韧，在皮下的肿瘤可推动。除局部肿胀外，通常无自觉症状或轻度疼痛，不引起功能障碍。此外脂肪瘤还可发生在肌间隔、肌肉深层及腹膜后等部位。发生于深部组织如腹膜后者可以恶变为脂肪肉瘤。多发性脂肪瘤有家族倾向，亦称家族性脂肪瘤病，肿物小，数目多达数百个，常在皮下。

超声特点

二维灰阶超声检查，肿块形态规则，边界清晰，多呈梭形或橄榄形，长短径之比为 1.5:1~2:1，由于质地较软，轻压形变，肿块后方回声无增强。

部分肿块外周有纤细强回声包膜，内部回声与周围软组织或者肌群回声相仿，以低回声或者稍低回声为主，内部见短棒状或者线状结构(图 10-28)。

彩色多普勒超声检查肿块内部或周边见少量点状或者短条状血流信号，频谱测定以低阻动脉或静脉频谱为主。

结核性淋巴结炎

颈部结核性淋巴结炎为最常见的浅表淋巴结结核病，中青年女性多见，发病部位以单侧多见，且右侧多于左侧。受累淋巴结粘连成串，或相互融合成团块状。

病因

结核杆菌通过上呼吸道进入口腔或者鼻咽部，引起扁桃体感染，随后沿淋巴管到达颈部深、浅层淋巴结；其他部位的原发性结核感染，也可由血行感染进入颈部。

临床特点

早期，仅表现为颈部单侧或双侧多个大小不等的肿大淋巴结，常位于胸锁乳突肌后缘，淋巴结无压痛，质地坚硬，可推动。随着病情发展，淋巴结可以相互粘连，融合成团块，不易推动，同时也可以和周围软组织或皮肤粘连。病变晚期，淋巴结发生干酪样坏死，液化形成寒性脓肿，破溃后会流出豆渣样坏死物，并有可能形成窦道。

超声特点

位置与大小

结核性淋巴结肿大多位于锁骨上窝或者颈后三角区。

形态与边界

由于结核杆菌的浸润，导致淋巴结形态发

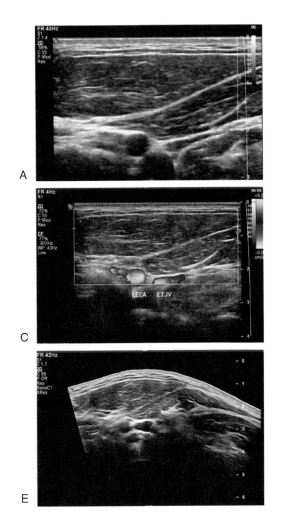

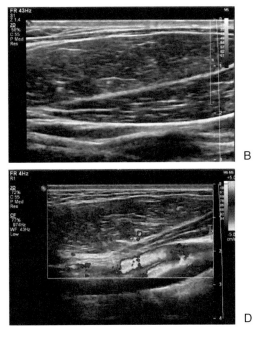

图 10-28　颈部脂肪瘤（下颌三角区）。(A)二维灰阶肿块短轴横断面,回声与肌肉相仿,内部见短条线状结构。(B)二维灰阶肿块长轴纵断面,后方为胸锁乳突肌。(C)彩色多普勒横断面显像,内部见少量点状血流,LECA:颈外动脉,LIJV:颈内静脉。(D)彩色多普勒纵断面显像。(E)宽景成像,测量标记之间为肿块。

生改变,多呈类圆形,长/短径比例减小。因为炎性反应,周围软组织水肿而表现为回声减低,并且筋膜间的层次感消失。本病常见多个异常淋巴结与周围水肿软组织相互融合,这一现象在转移性淋巴结或淋巴瘤并不常见(图 10-29)。

　　由于周边软组织水肿,淋巴结与周围组织回声差异减小,因此淋巴结边缘常比较模糊,不像良性肿大淋巴结那样锐利清晰。

回声与结构

　　病变淋巴结内部回声与病理改变密切相关。初期,病变淋巴结以炎性渗出为主,故包膜光整,皮髓质分界清晰,皮质相对增厚,回声减低,分布均匀。随着病程发展,淋巴结组织增生形成大量结核结节,髓质消失或被挤压到边缘,呈偏心窄带状,而皮质回声增粗不均匀。部分淋巴结内可发生凝固性干酪样坏死,导致声像图表现为结内无髓质回声,高回声呈网状结构分布。晚期淋巴结表现复杂,可能有两种以上病理改变同时存在,既可见液化坏死的无回声区,同时也有凝固性坏死或纤维化导致的点状高回声,陈旧性钙化会形成粗大强回声斑块(图 10-30)。干酪样坏死物可穿破淋巴结累及周围软组织,形成脓疡或窦道,表现为颈部低回声团块与病变淋巴结相通,腔内为低回声或者无回声,部分内部可见点状高回声,挤压后在脓疡内往复运动(图 10-31)。

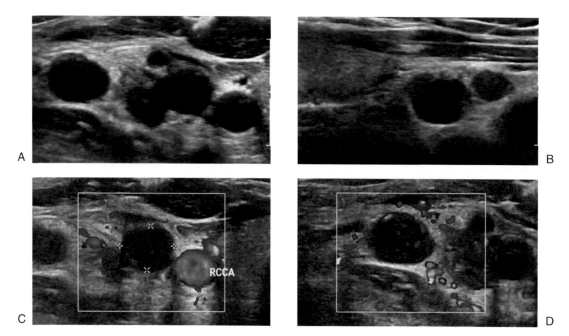

图 10-29　结核性淋巴结炎。(A)二维灰阶纵断面显像,颈部多发低回声肿大淋巴结,部分边界不清晰,与周围软组织融合。(B)二维灰阶纵断面显像,中央区肿大淋巴结。(C)彩色多普勒横断面显像,淋巴结血流分布呈周边型。RCCA:右侧颈总动脉。(D)彩色多普勒纵断面显像,淋巴结血流分布呈混合型。

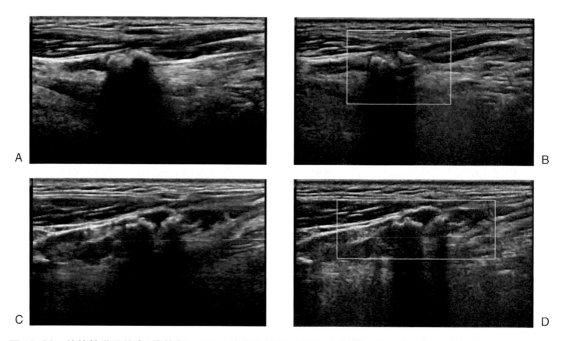

图 10-30　结核性淋巴结炎(慢性期)。(A)二维灰阶纵断面显像,左侧Ⅳ区淋巴结内部见多发增强斑块伴声影。(B)彩色多普勒纵断面显像。(C)二维灰阶纵断面显像,右侧Ⅲ区淋巴结边界不清晰,内部见多发增强斑块伴声影。(D)彩色多普勒纵断面显像。

彩色多普勒显像

本病的早、中期，淋巴结以渗出及增生为主，淋巴门尚未完全破坏，故血流分布以中央型为主；而进入中、晚期，淋巴结内部发生液化坏死、纤维增生，淋巴结门部血管受推移或破坏，故血流以周边型为主。如果整个淋巴结发生坏死，淋巴结内无血流信号。颈部脓疡因为炎症因子刺激，所以多数血流信号增多（图10-32）。

频谱测定阻力指数因病程不同而有差异，一般以低阻动脉频谱为主，如果坏死导致血管挤压扭曲，则阻力指数增高，其对于明确本病诊断意义不高。

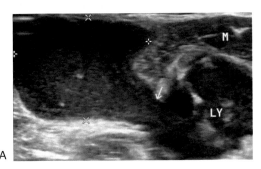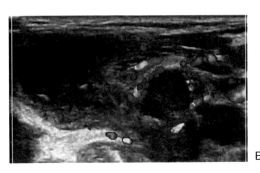

图 10-31　结核性淋巴结炎伴颈部脓疡形成。(A)二维灰阶纵断面显像，颈部低回声团块与淋巴结相通，内部见多发点状高回声，挤压后呈翻滚状。LY，淋巴结；M，颈浅肌群；测量标记间为脓疡，箭头为交通口。(B)彩色多普勒纵断面显像，淋巴结间隔部分血流信号轻度增多。

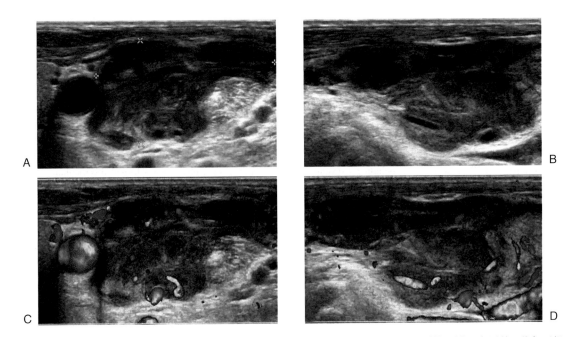

图 10-32　结核性淋巴结炎伴颈部脓疡形成。(A)二维灰阶横断面显像，左侧颈部Ⅳ区低回声团块，形态不规则，边界不清晰。(B)二维灰阶纵断面显像。(C)彩色多普勒横断面显像，团块内部血流信号轻度增多。(D)彩色多普勒纵断面显像。

参考文献

1. Ahuja AT, Wong KT, King AD, et al. Imaging for thyroglossal duct cyst: the bare essentials. Clinical Radiology, 2005, 60: 141–148.

2. Wadsworth DT, Siegel MJ. Thyroglossal duct cysts: variability of sonographic findings. AJR Am J Roentgenol, 1994, 163:1475–1477.

3. Kutuya N, Kurosaki Y. Sonographic assessment of thyroglossal duct cysts in children. J Ultra Med, 2008, 27:1211–1219.

4. Noyek AM, Friedberg J. Thyroglossal duct and ectopic thyroid disorders. Otolaryngol Clin North Am, 1981, 14:187–201.

5. Pribitkin EA, Friedman O. Papillary carcinoma in a thyroglossal duct remnant. Arch Oto laryngol Head Neck Surg, 2002, 128:461–462.

6. Samara C, Bechrakis I, Kavadias S, et al. Thyroglossal duct cyst carcinoma: case report and review of the literature, with emphasis on CT findings. Neuroradiology, 2001, 43:647–649.

7. Ahuja AT, King AD, Metrewell C. Second branchial cleft cysts: variability of sonographic appearances in adult cases. Am J Neuroradiol, 2000, 21:315–319.

8. Ahuja AT, King AD, Kew J, et al. Head and neck lipomas: ultrasound appearances. AJNR Am J Neuroradiol, 1998, 19:505–508.

9. Reynolds JH, Wolinski AP. Sonographic appearance of branchial cysts. Clin Radiol, 1993, 2:109–110.

10. Bale PM, Sotelo AC. Maldescent of the thymus: 34 necropsy and 10 surgical cases, including 7 thymuses medial to the mandible. Pediatr Pathol, 1993, 13:181.

11. Cacciaguerra S, Rizzo L, Tranchina MG, et al. Ultrasound features of ectopic cervical thymus in a child, Pediatr Surg Int, 1998, 13:597–599.

12. Wybenga JM, van den Bosch MA.A.J., Beek FJA., et al. Case Report: An Unusual Cause of a Neck Mass in a Child, Radiology, 2002, 6:1–3.

13. Han BK, Babcock DS, Oestreich AE.The normal thymus in infancy: sonographic characteristics. Radiology, 1989, 170:471–474.

14. Han BK, Yoon HK, Suh YL. Thymic ultrasound.
Pediatr Radiol, 2001, 31:480–487.

15. Avula S, Daneman A, Navarro OM, et al. Incidental thyroid abnormalities identified on neck US for non-thyroid disorders. Pediatr Radiol, 2010, 40:1774–1780.

16. Lignitz S, Musholt TJ, Kreft A, et al. Intrathyroidal thymic tissue surrounding an intrathyroidal parathyroid gland, the cause of a solitary thyroid nodule in a 6-year-old boy. Thyroid, 2008, 18:1125–1130.

17. Naujoks C, Handschel J, Braunstein S. Dermoid cyst of the parotid gland—a case report and brief review of the literature. Int. J. Oral Maxillofac. Surg, 2007, 36: 861–863.

18. Taylor BW, Erich JB. Dermoid cysts of the nose. Mayo Clin Proc, 1967, 42:488.

19. Corroller TL, Sebag F, Vidal V, et al. Sonographic diagnosis of a cervical vagal schwannoma.J clin ultrasound, 2009, 37:57–60.

20. King AD, Ahuja AT, King W, et al. Sonography of peripheral never tumors of the neck. AJR, 1997, 169:1695–1698.

21. Kikuchi K, Tsurumaru D, Hiraka K, et al. Unusual presentation of an esophageal foreign body granuloma caused by a fish bone: usefulness of multidetector computed tomography. Jpn J Radiol, 2011, 29:63–66.

22. Masuda M, Honda T, Hayashida M, et al. A case of migratory fish bone in the thyroid gland. Auris Nasus Larynx, 2006, 33:113–116.

23. Kim J, Kim YJ, Kim EK, et al. Incidentally found pharyngoesophageal diver- ticulum on ultrasonography. Yonsei Med J, 2002, 43:271–273.

24. DeFriend DE, Dubbins PA. Sonographic demonstration of a pharyngoesophageal diverticulum. J Clin Ultrasound, 2000, 28:485–487.

25. Jiang Lixin, HuBing, WangZhigang, et al. Sonographic diagnosis features of Zenker diverticulum。 Eur J Radiol, 2010, doi:10.1016/j.ejrad.2010.05.028.

26. Kim MH, Kim EK, Kwak JY, et al. Bilateral Killian-Jamieson Diverticula incidentally found on thyroid ultrasonography. Thyroid, 2010, 20(9):1041–1042.

27. Ahuja A, Ying M, Yang WT, et al. The use of sonography in differentiating cervical lymphomatous nodes from cervical metastatic lymph nodes. Clin Radiol, 1996, 51:186–190.

第 11 章

甲状腺介入性超声

介入性超声(interventional ultrasound)是指在实时超声的监视下，经皮将穿刺针或导管准确地置入病灶、囊腔或管道结构中完成抽吸、活检、引流以及注药等操作，最终达到诊断或者治疗目的。1880 年 Ehrich 首次进行肝粗针穿刺活检，1975 年 Hanche 首次进行胰腺癌超声引导下细针抽吸细胞学检查，从此介入性超声广泛运用于临床。由于具备实时、准确、简捷、安全等诸多优点，该技术的运用价值已得到临床一致认可。目前应用包括两方面：介入性诊断和介入性治疗。甲状腺介入性诊断主要包括超声引导下甲状腺结节细针抽吸检查和超声引导下甲状腺结节穿刺组织活检，其能够很好地将影像诊断学与细胞病理学相互结合，有效提高了临床诊断水平。甲状腺介入性治疗包括超声引导下甲状腺囊肿抽液、硬化治疗以及甲状腺非结节疾病的药物注射治疗。

甲状腺超声引导下细针抽吸检查

1972 年 Goldberg 首先报道超声引导下细针抽吸细胞学检查(ultrasound guided-fine needle aspiration，UG-FNA)，在其后的 1977 年，Walnsh 将此项技术运用于甲状腺结节。由于其安全、微创的优点，UG-FNA 已经被广泛接受。同时临床应用证明其是一项可靠的术前评估甲状腺结节的方法，现有的统计资料表明，UG-FNA 可以减少常规触诊 FNA 检查因标本原因导致无法诊断的比例，如果结合超声评估还可以降低诊断的假阴性率。文献认为 UG-FNA 对甲状腺结节良恶性鉴别诊断的敏感性和特异性都很高，由此可以减少甲状腺结节外科手术的数量。

甲状腺 FNA 检查有三种方式：

1.触诊法。即"盲穿"法，在无设备引导情况下，通过触诊决定穿刺目标。此方法适用于接近甲状腺包膜的较大结节或者向甲状腺表面突出生长的结节，对于体积较小的甲状腺结节常无能为力。有文献报道，FNA 给临床医师带来的困扰主要有两点：其一，大约 10%~15% 的样本无法提供足够数量的、有诊断价值的细胞；其二，10%~20% 的样本具有不确定性，无法做出明确诊断，因此接近 30% 的 FNA 结果与最终病理结果不符。通过触诊法检查，出现此类情况几率更高。

2.超声辅助法。首先进行超声检查，选择穿刺目标。同时明确结节的位置、深度以及进针角度，并在体表标注穿刺进针点，然后实施穿刺。此方法比较适用于体积较大的甲状腺结节。

3.超声引导法。超声检查明确穿刺目标，在实时监控引导下，穿刺针能够精确进入结节内部。UG-FNA 具有如下优点：实时操作，操作者能够掌握整个过程，随时对操作进行调整。定位精确，能够对临床触诊不到的较小肿块进行定位穿刺。样本可靠，超声不但指向性高,还能对呈现可疑征象的部位定向穿刺。例如囊性乳头状癌,UG-FNA 可以避开液化部分,定向于实质部分穿刺,降低诊断假阴性率。

文献认为 UG-FNA 使得因取材不足而导致的穿刺失败率由触诊法的 16% 下降至 7%。也有学者认为相对于传统 FNA（触诊法),UG-FNA 因为极大提高了细胞的质量和数量，能使涂片样本的合格率提高 30%~50%。Alexandrov 对以上三种穿刺方式进行比较，诊断敏感度分别为 68.5%、72.1%、80.3%,穿刺失败率分别为 17%、4.2%、0.2%。

UG-FNA 也存在一些缺点:①依赖于超声仪器的分辨率。一些可疑结节可能会因为设备分辨率较低而未表现出恶性征象，因而被排除在穿刺对象之外。②受限于操作者的经验及操作技巧。有研究表明，由经验丰富的操作者进行 FNA，出现因取材不足导致的穿刺失败率不足 5%~10%。③成功率取决于肿块特点。一些小结节因为紧贴搏动血管，显示清晰度下降，稳定性差，这些因素会影响取材精准性。有学者通过研究乳头癌的组织病理学特点发现，体积小于 0.5mL 的结节，其肿瘤细胞分布更容易呈现非均衡性，即肿瘤呈局灶性分布或者非肿瘤细胞成分占据 1/3 以上区域。相对于肿瘤细胞弥散分布的结节，此类型小结节的 FNA 结果更容易失真，与最终组织病理学结果不符合。

总体而言，文献认为 FNA 诊断甲状腺癌的敏感性为 70%~98%，特异性为 70%~100%，准确率为 87%~92%，假阴性率 2%~15%，假阳性率可达 20%。有学者认为 78.2%~83% 的 FNA 标本，其细胞学与组织学结论相一致。

适应证与禁忌证

适应证

在欧美，甲状腺结节 FNA 是常规诊断手段，甚至有学者认为可触及的肿块应该尽可能进行穿刺。但是甲状腺结节是常见病，并非所有结节都需要进行 UG-FNA，如果穿刺对象不加选择，将会耗费大量人力、物力。只有那些经过进一步评估，被认为有临床意义的结节才需要进行 UG-FNA 检查。一些放射性核素扫描诊断为热结节，但是缺乏明显临床症状的甲状腺结节是不需要进行 FNA 检查的，如果核素扫描诊断为凉结节或者冷结节，则建议进一步行 FNA 检查。

具备一些特定超声征象的甲状腺结节常被认为是良性的，如表现为囊性或者呈分隔囊肿样的结节基本可以确定为良性结节，不需要穿刺。有一项研究将超声征象与病理结果进行对比分析，最终发现 500 例甲状腺结节中有四种显像模式与良性肿瘤密切相关:①海绵样改变，病理结果多为良性增生结节;②伴有彗星尾征的囊肿，病理结果为胶质囊肿;③长颈鹿皮纹改变;④弥漫性高回声结节，甲状腺癌结节很少表现为高回声。

很多学者或者医学团体根据自身实践经验制定了各自的甲状腺 FNA 操作指南。其中争论的关键是结节的大小是否是判断进行 FNA 的标准。一些学者认为可触及结节和非触及结节的恶性肿瘤发病率相等。另外一些研究认为直径小于 15mm 的恶性结节，其侵袭性反而大于体积较大的结节。一项针对 494 例直径在 8~15mm 之间甲状腺结节的 FNA 研究表明，恶性肿瘤发病率在直径大于 10mm 和小于 10mm 的两组结节中基本相同，由此可见结节大小并不是判断是否进行 FNA 的主要指标。如果可疑结节不是最大结节，但是具备可疑超声征象还是建议进行穿刺。另一项研究包含了 402 例直径为 8~15mm 的非触诊甲状腺结节，超声将低回声、微钙化灶、不规则边界和存在内部血流作为恶性结节的诊断标准。最终病理证实符合上述标准的结节中有 31% 为恶性肿瘤，但是按此标准筛选后导致 13% 的恶性肿瘤漏诊。由此看出，没有任何一个单项指标可以作为入选 FNA 的满意指征。一项对 4495 例患者 6136 个甲状腺结节的研究表明，最佳的入选指征应具备两项以上可疑超声指征。

韩国学者 Kim 认为，穿刺对象的选择应根据超声征象，而非结节大小。具备下列超声征象的结节均应穿刺检查：明显的低回声，不规则、分叶状边界，微钙化灶，上下/前后径比<1。

美国临床内分泌医师协会建议，具备下列超声征象之一的低回声结节均应进行穿刺：不规则边界，内部血流，上下/前后径比<1，微钙化灶。

美国放射医师协会的入选标准则兼顾了超声征象和结节大小。他们认为具备以下超声征象的结节建议穿刺：直径在 10mm 以上，伴有钙化；直径在 15mm 以上，实性或者以实性为主，或者内部存在粗糙钙化；直径在 20mm 以上，混合性或者囊性有实质部分附着囊壁；无上述征象，但与前次超声检查相比迅速增大的结节。同时指南建议，即使甲状腺结节无恶性征象，如果颈部淋巴结有恶性征象，如长短径≤1，出现钙化或者液化，也建议对淋巴结或者同侧的甲状腺结节穿刺活检。

有学者将上述三种筛选标准进行比较，发现前两种方法选择穿刺目标更为精准，尤其按照第一种方法筛选，恶性肿瘤漏诊率最低(7.3%)，敏感性最高，而第二种方法特异性较高。

2007 年美国国立癌症研究院发起有关甲状腺结节 FNA 的主题讨论，内容涉及 FNA 指征，FNA 穿刺技术以及形态学诊断标准等。最后就结节筛选标准达成一致：

1. 排除完全囊性病变，直径为 10mm~15mm 的结节应进行 FNA；

2. 直径小于 10mm，但具备以下超声征象的结节也建议穿刺：低回声，实性，不规则边界，内部血流，微钙化灶，上下/前后径比<1，结节包膜外播散。

笔者认为根据我国情况，符合下列条件的高危人群建议穿刺活检：①年轻时头颈部曾接受放疗或辐射的患者。②有甲状腺乳头状癌或髓样癌家族史的患者。③未经治疗或者抑制治疗时，肿块短期内迅速增大的患者。④超声检查结节表现为低回声，合并下列征象之一的患者：形态不规则、边界不清晰、上下/前后径比<1、微钙化灶或者实质部分血流增多。⑤结节性甲状腺肿，具备超声可疑征象，但非最大结节。⑥多房性或者复杂性甲状腺囊性结节，实质部分血流丰富。⑦超声诊断与其他临床诊断结论存在矛盾，需要进一步明确诊断。⑧异位或者异常甲状腺组织、胸骨后甲状腺肿、复发性甲状腺肿以及颈部转移性淋巴结肿大。

禁忌证

1. 拒绝平躺者。

2. 精神系统异常者。

3. 血小板及凝血系统异常者。

4. 使用肝素、华法林、氯吡格雷以及大剂量阿司匹林等可能导致瘀斑或者血肿形成的药物患者。

5. 穿刺可能造成的血管损伤或引发的并发症影响大于穿刺的诊断价值。

介入设备

超声设备

超声仪器是 FNA 成功与否的重要影响因素之一。高性能的超声仪器可以提供清晰的图像，穿刺引导的指向性更强。特别是甲状腺介入性超声，由于该器官结构精细，血供丰富，周围存在重要大血管，为了提高取材准确性，减少并发症，建议使用配备高频 (7.5~12MHz)探头的中高档彩色多普勒超声仪器。

1972 年穿刺探头在丹麦诞生。穿刺探头一般分三类：第一类，携带附加器的探头，可以固定穿刺针并调节穿刺针进针角度。第二类,中心孔型探头,在探头中央留有穿刺针进针孔。此类探头缺点是不能显示穿刺针针尖活动。第三类,装备穿刺架的探头,穿刺针可以沿预订的角度和深度送入探查平面,进入目标,针尖运动过程显示清晰,极大提高了穿刺的精确度和可靠性。上述探头可以结合病灶位置以及操作者经验等诸多因素综合考虑,根据需要自由选用。

穿刺针

穿刺针一般由枕芯和针套两部分组成,每一部分又可以分为针尖、针干和针座。穿刺针按照针套外径划分规格,国内和国际略有差异。国际标号以 G 表示,G 越大外径越细,国内标号越小外径越细。国内 8、9、10 号相当于国际 21G、20G、19G,外径分别为 0.8、0.9、1.0mm。细胞学检查采用细针,即外径小于1mm 的 19G(10 号)的穿刺针。

由于甲状腺位置表浅,一部分学者建议使用普通高频探头引导,并由 5~10mL 一次性无菌注射器替代活检针。此方法操作自由度更高,机动性强,活塞柱易于负压抽吸,但是对操作者技术要求更高。还有一些学者选用铅笔式活检枪或者手枪式活检枪(陶氏),但是此类设备成本较高。

器械消毒

穿刺探头放入密闭器皿,用环氧乙烷气体消毒 24 小时或甲醛气体消毒半小时。穿刺时用无菌塑料薄膜或橡胶手套包裹后使用。探头一般不能用酒精及器械消毒液浸泡,只有少数高密闭性能的探头才能浸入消毒液。穿刺针或者穿刺架可用高压、煮沸消毒,也能浸泡在酒精或戊二醛等手术器械消毒液内。穿刺用耦合剂也要高压消毒后使用。

术前准备和术后随访

术前了解患者有无出血性疾病,询问患者是否服用影响凝血功能的药物,如果有

必要应检查患者的出、凝血功能。向患者详细解释检查过程,阐明可能存在的潜在风险以及可能出现的不良反应和并发症,对于患者所关注的问题应当一一予以回答,以减轻患者焦虑,获取配合。同时应当提前告知患者可能出现因样本问题导致无法诊断的细胞学结果。征得患者同意后签署知情同意书。

细胞病理学检查申请表上需要将结节的部位,大小,以及主要超声征象描述清楚。由于患者可能是多发结节,需要将可疑结节的确定信息传递给外科医师以及病理医师,有利于协助诊断以及其后的治疗。对于结节存在的背景,例如甲状腺是否合并存在甲亢或者桥本甲状腺炎也要讲述清楚,因为有一些甲亢患者的结节内部存在良性的多形性细胞可能会引起混淆。

术前需缓解患者焦虑情绪,如有必要可嘱其适当静坐数分钟,使呼吸和心率保持在正常范围。快速而深幅的呼吸会导致甲状腺移动幅度加大,细针划伤甲状腺包膜及组织。强烈的心搏传导至甲状腺会影响进针。此外还应嘱咐患者尽量避免吞咽。

术前常规超声检查范围应扩大,注意有无异常解剖结构。重点观察穿刺目标结节,了解结节位置、大小、毗邻关系、回声、有无钙化、血供程度。前三项观察内容有助于设计进针路径,避开重大脏器和血管。在排除纤维化可能后,结节内部的低回声区是穿刺取材重点部位。各种类型的钙化,尤其是周边钙化将阻碍细针进入结节内部取材,因此设计进针路径时应尽量避免钙化出现。结节的血供程度将决定取材方式。

患者一般不需要特殊准备,平躺仰卧,肩部或枕后垫高度适中的软枕。常规不需要局部麻醉,因为注射麻醉剂可能降低病灶区可视度,同时也会影响样本质量。对于背侧较小的结节,由于进针时间较久,距离较长,可能需要局部麻醉。局部麻醉建议使用 0.5mL 利

多卡因(1%),药物注射进入皮下脂肪层而非真皮层。但是如果局麻液混入样本,将会扰乱其后的细胞学评估,因此需要慎重选择进针部位以及注射量。患者可用酒精或者安尔碘消毒局部皮肤,探头覆以一次性消毒材料,并使用消毒或一次性导声胶。

穿刺完毕,应嘱咐患者用力压迫穿刺点止血 5~10 分钟。适当静坐或者静卧数分钟,方可离开穿刺现场。另外嘱咐患者或者患者家属在其后数小时内应注意血压及脉搏情况,如患者主诉不适或者有异常体征应及时联系医生。

穿刺技术

穿刺方式

UG-FNA 可以采取以下方式:

第一,徒手穿刺。此方式适合体积较大的结节并且操作者穿刺技术熟练。优点是进针具有高度自由性,操控性强,可以根据目标随时调整方向,针尖显示率高。操作者将探头置于穿刺目标上方,细针与超声束平行或保持一定角度进针,紧贴探头,自由调整方向。

第二,使用穿刺探头。此方式进针过程可调节性差,针尖显示率低,并且需要配备特殊的探头以及穿刺针。

第三,使用装备穿刺架的探头引导下穿刺,优点是进针精确,针尖显示清晰。但是固定结构限制了操作的灵活性,并且探头需要消毒。

进针模式

第一,平行法。进针点位于探头两侧,穿刺针与探头(声束)长轴平面平行(图 11-1)。此法进针路径较长,对组织损害稍大,但是其

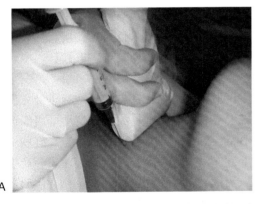
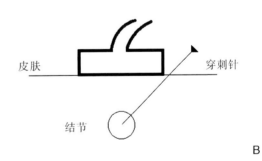

图 11-1　平行进针法。穿刺针与声束方向平行,由探头长轴一侧进针。

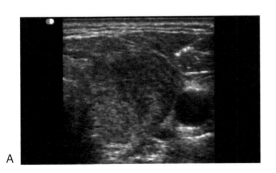
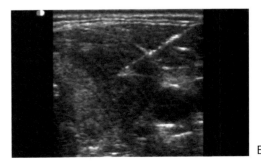

图 11-2　平行进针法。(A)细针由屏幕一侧进入。(B)继续进针,可以观察整个针体。

优点是能够让操作者观察到整个进针过程（图11-2）。显示屏的两侧即预计进针点，进针时针尖最好斜面向上，对向探头，声波入射方向与斜面形成一定角度，能够产生更大反射，因而针尖更明亮。穿刺针应尽量与探头保持在相同平面，如进针过程中发生偏离，将观察不到针尖。

第二，垂直法。进针点位于探头中央，而非探头两侧，穿刺针由探头（声束）短轴平面进入（图11-3）。此法与平行法相比进针路径短，组织损害相对较小。显示屏显示的进针点位于中央，针尖斜面也应尽量朝上，使针尖显示更明亮易于观察。进针过程中无法显示整个针体（图11-4），操作者需要细心理解体会穿刺针进针方向与声束方向之间的夹角。如果两者之间夹角过小，针尖会下降至目标下方；夹角过大，针尖会穿越目标上方垂直线，而未进入目标。

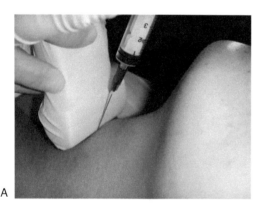

A

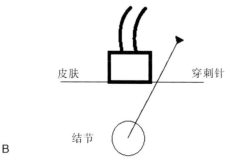

皮肤　　　　　　　　穿刺针

结节

B

图11-3　垂直进针法。穿刺针与声束方向垂直，由探头短轴中点进针。

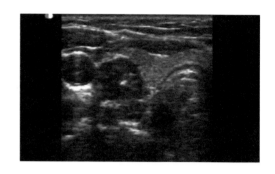

图11-4　垂直进针法。只能观察到结节内部高亮针尖回声，无法看到整个针体。

进针观察

进针过程中最关键的操作就是实时监控针尖的运动，自针尖进入皮下起，应全程动态观察针尖。尽管在设计进针路径时已经避开了重要脏器和主要血管，但是由于实际操作和预计解剖之间的差异，针尖在实际进针过程中还是可能会遇到障碍，为了避免较大伤害，应关注针尖的运动轨迹。如果针尖偏离进针路线或者未达到预计目标，应将穿刺针退至皮下，重新调整方向，再次进针。

如果在进针过程中，针尖目标丢失，可以采用下列方法寻找针尖。第一，沿进针方向轻轻上下移动针干，针尖会牵拉周围组织产生形变，有助于判断针尖位置。第二，有些情况下，进入彩色多普勒显像模式，针尖会产生闪烁伪像，有助于寻找针尖位置（图11-5）。第三，尝试将针芯拔出针套一段距离，然后重新塞回，针尖部可能会挤压出极少量气体，也有助于针尖显示。

取材方法

明确针尖进入结节目标区域后，可以采取以下两种方法提取样本。

第一种毛细原理法。拔去注射器，仅使用细针，用拇指和中指捏住针座，经皮进针。细针进入结节后，沿进针方向快速反复移动2~3次/秒，并沿针杆轴心旋转持续3~5秒。在此

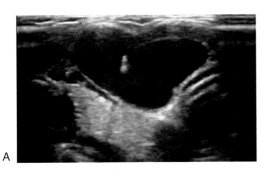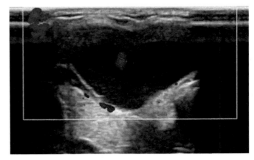

图 11-5 彩色多普勒协助寻找针尖。(A)二维灰阶横断面显像,甲状腺囊肿内部见穿刺针针尖。(B)彩色多普勒横断面显像,针尖伴随闪烁伪像。

过程针尖斜面切割结节,由于表面张力足够使细胞进入到针尖,因此不需要负压抽吸,然后用食指按住针座底部,迅速拔出。还有一种改良方式,拔去活塞柱保留注射器套管,针尖撤退时用食指按住套管尾端迅速拔出。后一种方法更有利于控制细针方向。毛细原理法避免抽吸,减轻了对组织的损害。在甲状腺和涎腺等血供丰富的组织使用此法,能减少血液的混入,涂片质量较高,但是细胞数量较少。因此为了提高样本有效性,应在结节不同部位取样 2~3 次。

第二种负压抽吸法。在超声监视下,确保针尖进入结节后,活塞柱快速做 3~5 次负压抽吸,利用大量负压抽取细胞获取样本。细针可以在结节内快速移动并且适度变换方向,最后解除负压,退出细针。此方法细胞数量较多,但会有血液混入样本,导致涂片质量下降,其适用于含有黏稠液体的混合性结节或者质地坚硬、纤维化的结节,但是针尖在快速抽吸中可能会偏离靶目标,导致结果假阴性。

有研究对 180 例结节采用以上两种不同方法提取样本,并进行比较,发现两组诊断结果和诊断精确性无明显差异。实际工作中可以根据情况交替使用两种方法。笔者认为,对于桥本甲状腺炎或亚急性甲状腺炎等结构疏松并且血供丰富的腺体,或者多普勒检查发现血供丰富的结节,采用毛细法可以有效减少过多血液干扰样本。如果进针时发现,针尖缓慢刺向结节很难突破边缘,并且周围正常组织发生位移形变,表明结节质地偏硬,可以采用抽吸法以便充分取材。

涂片方法

退出细针后,拔下针尖,将针筒活塞柱拔出,留有 3~4mm 气体,重新按上针尖,然后轻轻按下活塞柱,将标本挤压至载玻片,涂片固定。

取样得到细胞后需要及时固定,目的主要是保持细胞的形态与存活时相似,因为细胞内含有各种酵解酶用以维持其正常的新陈代谢,当细胞脱落死亡时,细胞内的酵解酶就破坏使之溶解消失。除了细胞内的酵解酶外,各种细菌和白细胞也都有破坏细胞的作用。涂片及时固定后,不但可以防止细胞的"自溶"和细菌性腐败,而且能使细胞内的物质如蛋白质、脂肪、糖等保持不变。因此在涂片制备完后,趁标本新鲜而又湿润时,立即放入盛有 95%酒精的固定缸内,基本可以避免细胞退变。不正确的涂片技术以及不恰当的转运手段都可能会影响细胞学诊断结果。此外有一种液基细胞学技术,可以单独使用或者作为细胞学涂片的合理补充。穿刺抽吸的针头可以用极少量的生理盐水(0.5mL)冲洗,这是保存细胞最理想的方式,可以避免因细胞处理不及时导致的变形。

如果不能同步提供快速镜下检查,为了

避免因样本问题导致无法诊断的结果出现，较为妥当的做法是在具有代表性的部位进行多点穿刺抽吸，然后涂片，细针用生理盐水冲洗后放入收集管中备用，以备进行液基细胞学检查或者细胞蜡块检查。

不良反应及并发症

FNA 检查后常有一些不良反应，这些反应按照区域可分为局部性和全身性。局部性反应包括疼痛、局部炎症和神经麻痹，全身性反应包括发热、甲状腺功能异常等。并发症的出现主要取决于操作者的经验、超声设备以及操作手法，发生率为 1%~12%。文献报道常见的并发症包括声音嘶哑，气管、食管及神经损伤，结节出血，皮下血肿，静脉血肿及动脉内壁血肿，肿瘤针道种植转移等。

穿刺后早期疼痛主要是因为穿刺点组织损伤以及血肿，疼痛强度取决于损伤程度，局部注射 1% 的利多卡因有利于减轻患者不适。局部血肿主要发生于甲状腺包膜下、筋膜间、肌肉间或皮下软组织。许多实质血供丰富的甲状腺弥漫性改变，如 Graves 病或者桥本甲状腺炎比较容易发生出血。甲状腺包膜下血肿表现为相应部位出现低回声，内部回声不均匀，可见不规则无回声及少量实质回声，压迫后可以形变(图 11-6)。彩色多普勒显示无明显血流。血肿 1 周内多数可以消失，超声无法辨认。

超急性期筋膜间或者肌肉间血肿超声表现为肌群回声减低，厚度增加(图 11-7)。急性期超声可见低回声(无回声)不均质区域，沿筋膜或肌肉间隙走行，挤压后形变(图 11-8)。

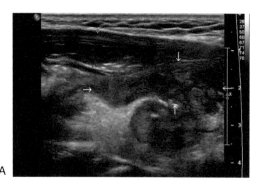
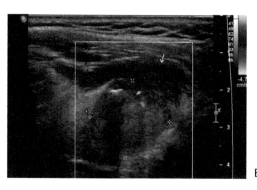

图 11-6　UG-FNA 后甲状腺包膜下血肿。(A)二维灰阶纵断面显像,箭头所示包膜下血肿,测量标记为颈浅肌群。(B)彩色多普勒横断面显像,箭头所示包膜下血肿,测量标记为结节。

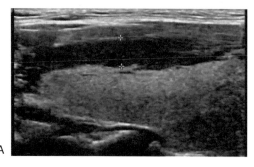
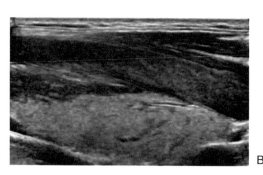

图 11-7　UG-FNA 后肌间血肿。(A)二维灰阶纵断面显像,肌群回声减低,前后径增加。(B)10 秒钟后,肌群前后径进一步增加。

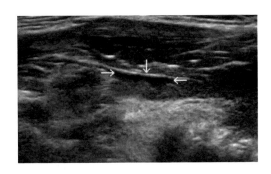

图 11-8　UG-FNA 后肌间血肿。箭头所示肌间隙无回声区。

穿刺针误入颈部大血管，会造成动、静脉损伤。超声显示管腔内强回声针尖或针体。大血管的损伤会产生血肿造成管腔狭窄，超声显示管壁异常增厚并附有新月形低回声，并且有引起血栓的可能。

临床评价

UG-FNA 无疑极大提高了甲状腺结节术前诊断率，但是此项技术本身也有缺陷，例如细胞学诊断的局限导致甲状腺滤泡状癌只能通过组织学改变才能确诊，因此 UG-FNA 无助于提高甲状腺滤泡状癌的术前诊断率。

另外，一些非人为因素或者技术因素也影响 FNA 的穿刺成功率。与组织学标本相比，细胞学检查最大的局限就是标本中有效细胞少，或者是标本中组织学结构消失，无法对肿瘤进行判断分类。一般认为 UG-FNA 检查的成功很大程度取决于下列因素：

1.操作者经验，有文献表明由经验丰富的操作者进行 FNA，检查失败率低于 10%。

2.结节大小，即使在超声引导下，一些非触诊结节的取样成功率也受到制约，主要决定因素为结节大小。一项研究发现 7mm 结节的样本充足率为 64%，而 11mm 结节的充足率为 86.7%。另有学者认为 FNA 检查对于直径 10mm 或者更小结节的诊断敏感性为35.8%，假阴性率为 49.3%。笔者认为如果结节直径小于 5mm，操作难度会加大，其一针尖无法准确指向结节；其二针干快速移动时，质地较硬的结节会避开针尖，无法取样。

3.结节的位置，一些紧贴搏动血管的结节由于稳定性较差，取样时可能会受到限制，导致取样细胞数量不足，影响最终 FNA 结果。

4.结节的超声特征，如果 UG-FNA 穿刺点位于液化区及纤维化区域，样本有效细胞数偏少，常导致细胞学出现非诊断结果。尽管目前在超声引导下，细针抽吸已经能够避开液化区取样，而对于纤维化区域，常规超声引导下穿刺却束手无策。由于很多乳头状癌内部细胞呈非匀态分布，即结节内部常可见大片纤维化区域，而细胞却局限在结节一侧，因此一旦细针位于纤维化区域，UG-FNA 很难获取足量细胞用以诊断。笔者研究发现，纤维化区域常规超声常表现为低回声，彩色多普勒表现为乏血供，并且弹性成像可以表现为应变率相对较小的蓝色区域。通过多因素回归分析发现，穿刺点的上述特征，如低回声、乏血供、弹性成像蓝色显像与非诊断结果联系紧密，并且为独立风险因素。因此如果可能，减少在上述区域取样有助于减低细胞学非诊断结果的比例。

有学者对 558 例结节进行 UG-FNA 检查，结果显示 307 例（61.4%）为良性，108 例（21.6%）为恶性，56 例（11.2%）性质不能确定，还有 5.8% 的样本不足无法诊断。在 Priollet 的研究中，96.2% 的患者取样充分，诊断精确性为 95%，特异性为 87.5%。由此看出，尽管 FNA 创伤小，并发症少，但是由于细胞学诊断的限制，并不是每次 FNA 检查都能做出诊断。为了避免检查结果假阴性，应遵循多点穿刺的原则，并且提高涂片、固定、染色的技巧有助于提高诊断成功率。

甲状腺超声引导下介入治疗

甲状腺介入治疗相对外科手术而言，具

有组织损伤少，严重不良反应和并发症发生率低，不需要局部或者全身麻醉，手术费用少等诸多优点，因此这种治疗方式也容易被患者接受。与 CT 或者 MR 引导下的介入治疗相比，超声引导下介入治疗更简单易行，更安全，更廉价。

超声引导下经皮注射糖皮质激素治疗亚急性甲状腺炎

临床常使用口服糖皮质激素治疗亚急性甲状腺炎，该疗法对多数患者有效，但是也存在如下问题：容易产生激素依赖，减药或者停药时症状容易反复或者加重；药物效能低，经过口服，激素能够进入到甲状腺发挥作用的部分较少；不良反应多，并且高血压、糖尿病和骨质疏松等并发症发生几率高。

经皮局部注射激素主要通过抑制细胞或者体液反应，增强甲状腺滤泡膜的稳定性，抑制巨噬细胞浸润，中性粒细胞聚集以及肉芽组织形成，从而缓解临床症状。相对于口服治疗，激素在甲状腺组织浓度高，维持时间长。有学者通过对比研究发现，局部注射治疗能够减轻不良反应和并发症的发生，炎症症状消退快，用药量少，复发率低。

适应证与禁忌证

适应证

1）亚急性甲状腺炎初次发作或反复发作者；

2）因消化道溃疡无法口服糖皮质激素药物者；

3）糖耐量异常或者糖尿病患者，长期口服激素引起血糖波动大者。

禁忌证

同甲状腺 UG-FNA（见前述）。

介入设备

可以选用 21~19G 号穿刺针，5~10mL 一次性注射器。余同甲状腺 UG-FNA（见前述）。

术前准备

同甲状腺 UG-FNA（见前述）。

介入技术

明确定位病灶：常规超声检查确定病灶部位，测量大小，估算治疗剂量。

精确引导细针：根据病灶部位和范围，以及操作者经验，采用平行法或者垂直法进针。

选择注射位置：不同的注射方式，注射点的选择也略有不同。一种方法是一边退针一边推注药物，适用于前后径较大的局限性病灶。此时注射点可以选择在病灶中心偏背侧或者回声最低处。另一种方法是多点注射，单点注射完毕，将细针退至皮下，改变方向后再次注射，适用于广泛性病灶。注射点可以选择在病灶的周围，有利于使病灶局限化，限制炎症进一步扩散。

注射时可以观察到细小强回声由针尖释放，迅速向周围弥散（图 11-9）。根据病情需要，每周治疗 1~2 次，重复 4~6 次，逐渐减药。

不良反应及并发症

最常见的不良反应是注射处局部疼痛，疼痛常向耳后放射，治疗后数小时消失。并发症主要是因为各种出血导致的血肿，多为甲状腺包膜下血肿或者肌间血肿，2~3 天后症状消失。患者偶尔出现声音嘶哑，可能是由于病灶接近甲状腺后包膜，穿刺或注射过程对喉返神经造成损害导致的。

疗效评判

除去患者临床主诉疼痛感减轻或者消失，超声评估糖皮质激素注射治疗效果主要包括以下几项：甲状腺体积减小；炎症范围缩小，或者分裂成小片状，炎症内部回声恢复至正常；炎症血供恢复至正常；肿大淋巴结消失。

根据笔者经验，72%的患者在注射治疗 3

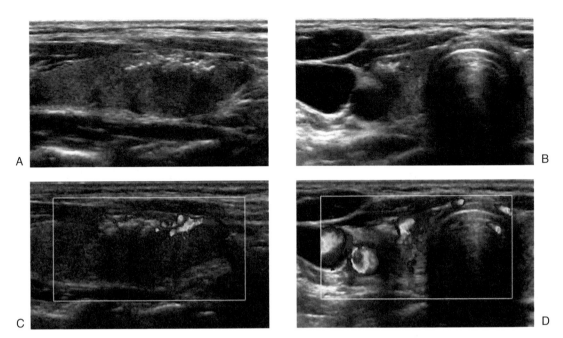

图 11-9　超声引导下注射糖皮质激素治疗亚急性甲状腺炎。(A)二维灰阶纵断面显像,药液注射后呈点状强回声分布于甲状腺中下极近前包膜。(B)二维灰阶横断面显像。(C)彩色多普勒纵断面显像。(D)彩色多普勒横断面显像。

天内疼痛、发热或者颈部不适感完全消失,87%的患者在 7 天内上述症状完全消失,96%的患者 2 周内症状完全消失。首次注射疗程结束时,91%单发病灶患者甲状腺回声恢复正常,54%多发病灶患者回声恢复正常。多发病灶患者中,66%的患者炎症面积减少 75%以上,88%的患者面积减少 50%以上,91%的患者长期随访未有复发。

但是需要注意的是,目前很多以颈部疼痛或者发热为主诉前来就诊的患者,最初拟诊亚急性甲状腺炎给予糖皮质激素治疗,长期反复治疗效果不佳,最后经过细胞或者组织病理学确诊为疼痛性桥本甲状腺炎（见甲状腺炎症一章）。疼痛性桥本甲状腺炎虽然也能采用激素注射治疗,但是其治疗疗程以及减药、撤药的过程与亚急性甲状腺炎截然不同。并且疼痛性桥本甲状腺炎最终炎症并不完全消退,而表现为弥漫性回声不均匀。

超声引导下经皮注射无水乙醇(PEI)治疗甲状腺囊性病变

向组织注射酒精后,细胞脱水、蛋白质变性、小血管血栓形成会导致出血性梗死以及反应性纤维化,最终造成组织不可逆性损伤。酒精的这种硬化特性被广泛运用于肝、肾肿瘤的硬化治疗,1990 年被引入甲状腺疾病治疗,最初是用来替代外科治疗甲状腺高功能腺瘤,如今主要用来治疗甲状腺或者甲状旁腺囊肿。过去 15 年的资料表明,90%经 PEI 治疗的高功能腺瘤患者转变成功能正常的亚临床甲状腺功能亢进患者。需要强调的是,尽管短期效果良好,4.2%~11.1%的患者将会观察不到结节,但是酒精并未真正消融结节,文献报道结节的复发率达 20.8%。研究发现,PEI 治疗结节的疗效与其初始体积有关,90%~100% 治疗有效的病例出现于体积小于 15mL 的结节,体积大于 30mL 的结节治疗效果比较差。最新研究认为酒精加小剂量放射性碘有助于治疗毒性结节。

甲状腺囊性病变比较常见，但是真正的甲状腺囊肿比较少见(不足 1%)，多数为腺瘤出血或者退行性变。细针穿刺抽吸可以抽出囊液，缩小结节体积，减轻症状，但是多数患者(最高 80%)可能会复发。近年来，PEI 被运用于甲状腺囊性病变的治疗，据报道，PEI 治疗使囊性结节平均体积下降 88.8%，而对于混合性结节，平均体积下降 65.8%，并能使 74.8%患者的压迫症状消失。

适应证与禁忌证

适应证

1.甲状腺囊性结节，囊性成分占 90%以上，并且无乳头样(可能提示恶性)结构。单房性囊性结节或者单纯性甲状腺囊肿效果较好，多房性或者存在纤维分隔的甲状腺囊性结节，因为无水乙醇流动性差，可能需要多次注射治疗。同时，由于纤维分隔的包裹作用，此类患者因酒精外泄造成的不良反应发生率低。

2.甲状腺高功能腺瘤。

禁忌证

1.精神障碍者；

2.凝血系统异常者；

3.高血压、心脏疾病者；

4.接受放射性治疗史或者甲状腺癌家族史者。

介入设备

可以选用 21~19G 号穿刺针，5~10mL 注射器，穿刺针通过 20~25mm 可弯曲软管与注射器相连。

术前准备

同甲状腺 UG-FNA(见前述)。

介入技术

甲状腺部位表浅，可以采用徒手穿刺方式，进针角度灵活，术中调节自由，针尖显示清晰。进针方法可根据操作者经验选择，穿刺技术熟练者可以采用垂直法，以减少组织损伤。在明确针尖进入到结节后，开始抽取囊液。抽出液体可放置于抗凝管，以备后续病理检查所用。同时也可以对结节实质部分行 UG-FNA 检查，标本送细胞学检查。

注入的无水乙醇量应大致为抽出液体的 50%~70%。显示屏可以观察到注入的无水乙醇在囊腔逐渐弥散。操作过程中应注意观察针尖，尽量保持针尖处于病灶中央，避免针尖划破囊壁，导致无水乙醇外泄损害组织。无水乙醇停留 5min，让其充分破坏囊壁上皮细胞，然后抽出(图 11-10)。重复 2~3 次后，完全抽出无水乙醇。对于囊腔内的无水乙醇是完全抽出，还是保留继续发挥作用，不同学者意见不同。有学者认为保留无水乙醇可能导致其泄露而引起相关并发症。但也有数据表明，对于治疗成功的患者，保留或不保留无水乙醇似乎并无差异。

拔出穿刺针前应使用生理盐水冲洗针道，减少乙醇沿针道扩散至皮下造成的疼痛。

治疗最好重复进行 2~3 次，以提高治疗效果。

不良反应及并发症

常见不良反应为注射部位或者局部颈部疼痛。疼痛可能会放射至耳后或者下颏。疼痛具有自限性，数小时内会消失。如果首次治疗后患者无法耐受疼痛，可以在拔针前用 2%利多卡因 1~2mL 封针，以减轻疼痛感。

最严重的不良反应为声音嘶哑，据报道有 3.9%的患者出现声音嘶哑，主要是因为暂时性喉返神经麻痹导致。其他并发症如持续性面神经瘫痪、颈内静脉血栓等少见。

疗效评价

如发生下列变化，则提示治疗有效：①结节体积减小；②结节内部结构变化，回声增强；

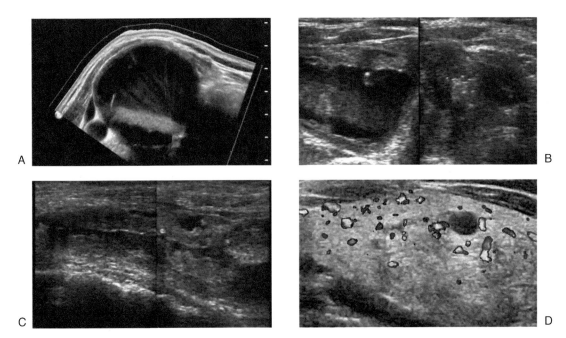

图 11-10 甲状腺囊腺瘤 PEI 治疗。(A)右叶甲状腺囊腺瘤宽景成像。(B)左图:超声引导下针尖进入结节内部开始抽吸,右图:注射无水乙醇,微小强回声由针尖释放。(C)PEI 第一次治疗后,腺体恢复正常大小,回声不均匀,仍见不规则暗区。(D)三次 PEI 治疗后,囊腺瘤消失,腺体质地不均匀,见小范围低回声暗区。

③结节边界模糊;④结节血流信号减少。

如果以结节大小作为衡量标准,超声检查结节消失并转变为钙化灶,或者体积较初始缩小 50%,可以认为效果满意。体积较初始缩小 25%~50%,认为治疗有效果,需要再次或者多次治疗。体积减小低于 25%认为治疗无效。

CDFI 在评价 PEI 治疗效果中的作用。治疗前将结节的血流分布分为三类:无血供或乏血供结节;低血供结节;富血供结节。对于第一类结节,CDFI 很难通过血流分布状态的改变对治疗效果进行评判。低血供结节治疗完毕也无法立即进行评估,需要在治疗 1~2 周后进行超声检查,如果发现血流信号减少,则可以认为治疗起效。有研究对 10~20mm 的富血供结节观察发现,治疗后 3~10min 后结节内部即可出现无血供区,这主要是由于小血管血栓以及凝固性坏死导致血流信号消失。此时进行脉冲多普勒测定,可以发现收缩期最高流速减低。研究同时发现,治疗后早期(1~2 周以内),结节血流信号的变化要早于结节体积的变化,预测价值更高。

参考文献

1. Takashima S, Fukuda H, Kobayashi T. Thyroid nodules: clinical effect of ultrasound-guided fine needle aspiration biopsy. J Clin Ultrasound,1994,22:536 – 542.

2. Danese D, Sciacchitano S, Farsetti A, et al. Diagnostic accuracy of conventional versus sonography guided fine needle aspiration biopsy of thyroid nodules. Thyroid,1998,8:15–21.

3. Carmeci C, Jeffery RB, McDougall IR, et al. Ultrasound-guided fine-needle aspiration biopsy of thyroid masses. Thyroid,1998,8:283–289.

4. Yang GCH, Liebeskind D, Messina AV. Ultrasound-guided fine-needle aspiration of the thyroid assessed by ultrafast papanicolaou stain: data from 1,135

biopsies with a two to six year follow-up. Thyroid, 2001,11:581–589.

5. Hagag P, Strauss S, Weiss M. Role of ultrasound-guided fine-needle aspiration biopsy in evaluation of nonpalpable nodules. Thyroid,1998,8:989–995.

6. Leenhardt L, Hejblum G, Franc, et al. Indications and limits of ultrasound-guided cytology in the management of nonpalpable thyroid nodules. J Clin Endo Metab,1999,84:24–28.

7. Rosen I, Azadian A, Walfish P, et al. Ultrasound-guided fine-needle aspiration biopsy in the management of thyroid disease. Am J Surg,1995,166:346–349.

8. Gharib H, Papini E, Valcavi R, et al. American Association of Clinical Endocrinologist/Associazone Medici Endocrinologi Medici guidelines for clinical practice for diagnosis and management of thyroid nodules. AACE/AME Task Force on Thyroid Nodules. Endocrine Practice,2006,12:63–192.

9. Papini E, Guglielmi R, Bianchini A, et al. Risk of malignancy in nonpalpable thyroid nodules: predictive value of ultrasound and color-Doppler features. J Clin Endo Metab,2002,87:1941–1946.

10. Kim E, Park CS, Chung WY, et al. New sonographic criteria for recommending fine-needle aspiration biopsy of nonpalpable solid nodules of the thyroid. AJR,2002,178:687–691.

11. Marqusee E, Benson CB, Frates MC et al. Usefulness of ultrasonography in the management of nodular thyroid disease. Ann Int Med,2000,133:696–700.

12. Baudin E, Travagli JP, Ropers J, et al. Microcarcinoma of the thyroid gland: the Gustave Roussy Institute experience. Cancer, 1998,83:553–559.

13. Zajdela A, de Maublanc MA, Schlienger P, et al. Cytologic diagnosis of orbital and periorbital palpable tumors using fine needle sampling without aspiration. Diagn Cytopathol,1986,2:17–20.

14. Layfield LJ, Cibas ES, Gharib H, et al. Thyroid aspiration cytology. Current status. CA Cancer J Clin,2009,59:99–110.

15. Schoedel KE, Tublin ME, Pealer K, et al. Ultrasound-guided biopsy of the thyroid: a comparison of

technique with respect to diagnostic accuracy. Diagn Cytopathol,2008,36:787–789.

16. Frates MC, Benson CB, Charboneau JW, et al. Management of thyroid nodules detected at US: Society of Radiologists in Ultrasound consensus conference statement. Radiology,2005,237:794–800.

17. Solbiati L, Giangrande A, DePra L, et al. Percutaneous ethanol injection of parathyroid tumors under US guidance: treatment for secondary hyperparathyroidism. Radiology,1985,155:607–610.

18. Livraghi T, Paracchi A, Ferrari C, et al. Treatment of autonomous thyroid nodule with percutaneous ethanol injection: preliminary results. Radiology,1990,175:827–829.

19. Martino E, Murtas MI, Liviselli A, et al. Percutaneous intranodular ethanol injection for treatment of autonomously functioning thyroid nodules. Surgery,1992,112:1161–1165.

20. Monzani F, Caraccio N, Goletti O. Five year follow-up of percutaneous ethanol injection for the treatment of hyperfunctioning thyroid nodules: a study of 117 patients. Clin Endocrinol,1997,46:9–15.

21. Lee SJ, Ahn I-M. Effectiveness of percutaneous ethanol injection therapy in benign nodular and cystic thyroid disease: long-term follow-up experience. Endocr J,2005,52:455–462.

22. Pacini F. Role of percutaneous ethanol injection in management of nodular lesions of the thyroid gland. J Nucl Med,2003,44:211–212.

23. Alexander EK, Heering JP, Benson CB, et al. Assessment of nondiagnostic ultrasound-guided fine needle aspirations of thyroid nodules. J Clin Endocrinol Metab,2002,87:924–927.

24. Ujiki MB, Nayar R, Sturgeon C, et al. Parathyroid cyst: often mistaken for a thyroid cyst. World J Surg,2007,31:60–64.

25. Ippolito G, Palazzo F, Sebag F, et al. A single institution 25-year review of true parathyroid cysts. Lagenbecks Arch Surg,2006,391:13–18.

26. Pacini F, Antonelli A, Lari R, et al. Unsuspected parathyroid cysts diagnosed by measurement of thyroglobulin and parathyroid hormone concentration in fluid aspirates. Ann Intern Med,1985,102:

793–794.

27. Baskin HJ. New applications of thyroid and parathyroid ultrasound. Min Endocrinol, 2004, 29:195–206.

28. Fugakawa M, Kitaoga M, Tominaka Y, et al. Guidelines for percutaneous ethanol injection therapy of the parathyroid glands in chronic dialysis patients. Nephrol Dial Transplant, 2003, 18:31–33.

29. Lewis BD, Hay ID, Charboneau JW, et al. Percutaneous ethanol injection for treatment of cervical lymph node metastases in patients with papillary thyroid carcinoma. AJR, 2002, 178:699–704.

30. Lim CY, Yum JS, Lee J, et al. Percutaneous ethanol injection therapy for locally recurrent papillary thyroid carcinoma. Thyroid, 2007, 17:347–350.

第 12 章

甲状腺超声弹性成像

弹性成像的发展

不同组织生物学特性不同，因此其弹性系数不同。超声弹性成像是根据组织在施加外力后形态变化的不同，比较加压前后组织弹性信息的超声图像及病变的应变来说明组织的硬度。

1991 年 Ophir 团队在对动脉硬化斑块进行血流动力学研究时提出了血管内超声弹性成像(vascular elastography)的概念。当时他们的研究模型是一种柔软的硬化斑块和一段较硬的血管壁仿体。在低压情况下，硬化斑块和血管壁都没产生位移，此时截取超声图像。然后对模型施加一定压力，由于硬化斑块和除附着斑块以外的血管壁都存在不同程度的形变，因此稍后截取的超声图像与前次图像存在差异。通过对比他们确定了硬化斑块的位置。

1996 年 Sarvazyan 等人提出了剪切波弹性成像(shear wave elasticity imaging)的概念，他们通过调制聚焦超声波在组织内产生剪切波，由于聚焦区外声波迅速衰减，因此该剪切波只针对于局部组织产生作用，进而通过检测剪切波的传播特性进行组织弹性评估。该技术的主要优点是利用了剪切波传播距离有限的性质，解决组织弹性重构边界条件的统一问题。

1998 年 Fatemi 提出了超声激发振动声谱成像概念，又称为振动声成像(vibro-acous-tography)。此理论是一种对定点动态辐射力产生力学反应的弹性成像方法。该方法利用两束有频差的共焦超声波聚焦于组织内部，使该组织受到交变辐射力作用而振动，从而向外辐射有频差的声波，将共聚焦区组织的弹性信息转化成图像就可以得到振动声图像。

1999 年 Catheline 等提出了瞬时弹性成像(transient elastography)的概念。利用超高帧频的超声成像系统采集数据，掌握瞬间产生的剪切波在组织内的传播特性，从而估算组织形变及位移。该技术减少了因低频振动而产生的衍射现象，其会影响组织内部的成像效果。该技术目前主要用于慢性肝病纤维化的定量评价。瞬时弹性成像所检测的肝组织相当于肝脏活检所获得组织标本量的 100 倍，因而其比肝脏活检更具代表性。但是有学者认为该技术受肋间隙、腹水及肝脏脂肪组织堆积程度等多因素影响，具有一定局限性。

弹性成像的原理

弹性成像需要有外力施加的压缩动作或者低频振动，也可以由诸如心脏的跳动、血管的搏动或者是人体的呼吸等内在的力学激励产生。这两者均能让组织产生形变或位移，通过采集组织形变前、后的信号，进行分析比对得到组织内部的应变分布。应当注意的是，压缩过程中把组织假设为一个同性的弹性体，因而忽略了组织的黏弹性，然后利用杨氏模型以及泊松比两个常数描述组织对机械负载的响应。

组织被压缩时，组织内所有的点都会产生一个轴向应变，如果组织内部弹性系数分布不均匀，组织内的应变分布也会有所差异。弹性系数较大的区域，引起的应变比较小；反之弹性系数较小的区域，相应的应变比较大。通过互相关技术对压缩前、后的射频信号进行估计，可以估计组织内部不同位置的位移，从而计算出组织内部的应变分布情况。横向应变和纵向应变结合，又可以计算出组织内部的泊松比分布情况。通过横向位移与纵向位移也可以计算出组织的剪切应变，从而估计组织内部的移动性，在临床上用于分辨良性与恶性肿瘤。

外力施加的激励，最常见的就是由探头提供外界压力。把探头轻置于感兴趣区上方皮肤表面，由超声医师人工按压。软件将分析感兴趣区内部多点及周围正常组织的形变，并比较形变系数。感兴趣区内各点的相对硬度会以彩阶形式在二维声像图上叠加反映。一般红色代表较大的弹性应变，也就是组织较软；蓝色代表该区域无应变，非常硬。内力产生激励的典型代表就是利用颈动脉搏动作为弹力源。由于甲状腺位于颈动脉和气管之间，颈动脉收缩引起的侧向膨胀可以把甲状腺挤向气管。腺体可以产生前后方向的形变，因为与声束轴平行，所以容易被探头捕捉到产生的变化。当结节位于腺体外侧接近颈动脉时，这种技术更有效。但是有报道称颈动脉的搏动也是产生弹性成像伪像的主要来源。

弹性成像在临床中的应用

超声弹性成像已在许多领域广泛使用，它对于乳腺、甲状腺及前列腺肿瘤的鉴别诊断有较高临床运用价值，在血管壁弹性的评估上也显示了潜力，此外其还被应用于检测射频消融或高强度聚焦超声引起的热损害。

乳腺

在乳腺诊断方面，弹性成像应用较早，技术也比较成熟。将乳腺内组织硬度按照从小到大的顺序做出排列，依次为脂肪组织、腺体组织、纤维化组织、非浸润性导管癌组织、浸润性导管癌组织。不同的硬度会用不同的弹性系数表示，由于存在清晰的结构层次，弹性成像能够应用于乳腺肿瘤的鉴别诊断。

有学者研究发现联合使用常规超声和弹性成像，能将乳腺良恶性病变鉴别的灵敏度提高至93%，明显高于单独运用常规超声。另外有学者比较了常规超声、超声弹性成像以及钼靶检查对乳腺肿瘤鉴别诊断的价值，结果表明超声弹性成像的特异性最高（95.7%），假阳性率最低（4.3%）。一些早期的研究认为对于乳腺结节，弹性成像预测良恶性有很高价值，甚至有研究认为这项技术有接近100%的敏感性和特异性。随着研究深入，一些学者发现这可能是由于取样偏差导致的。一个大样本的研究显示弹性成像对乳腺结节诊断的总体敏感性可达86%，特异性为90%，但是这一水平还不足以替代穿刺细胞学检查在诊断中的重要位置。

此外，有些乳腺恶性肿瘤，如髓样癌或者黏液癌因为独特的组织结构导致其质地柔软，常常因评分较低造成弹性成像诊断假阴性。而一些良性肿瘤却因为内部发生纤维化或者钙化，超声弹性成像会因为质地坚硬误诊为恶性肿瘤。超声医师应当正确认识弹性成像在诊断中的价值，以常规超声为基础，根据不同的病理类型，分析乳腺肿瘤的弹性成像。

肝脏

目前有多种超声弹性成像方法来评估肝纤维化，但是研究发现瞬时弹性成像的测量结果与病理结果相关性最佳。肝组织发生纤维化时硬度增加,弹性也发生变化,这就为弹性成像提供了基础模量。通过测定超声剪切波在肝内的运行速度,得到弹性压力值进而判断肝脏纤维化、肝硬化的分级。肝组织质地越硬,超声剪切波在肝内运行的速度越快,得出的弹性压力值越高。

有学者利用超声瞬时弹性成像对丙型肝炎患者进行肝纤维化评估,认为可以将 14.6 kPa 和 9.6 kPa 作为诊断肝硬化和重度纤维化可靠的非创伤性指标。也有学者将超声瞬时弹性成像用在肝移植后患者复发性丙型肝炎肝纤维化的监测。研究对象同时进行肝穿刺和超声瞬时弹性成像检查,将肝穿刺得到的纤维化评分与超声瞬时弹性成像得出的硬度进行比较,结果表明超声瞬时弹性成像可以用来监测丙型肝炎患者的肝纤维化。

近期还有一种无创性评估肝组织硬度的超声成像技术,称为声脉冲辐射力成像技术(ARFI)。成像时先确定感兴趣区,探头发射脉冲,组织受力后产生纵向压缩和横向振动,计算出横向剪切波速度值,其可以间接反映组织的弹性程度。此技术基本原理是由于肝纤维化后肝内胶原纤维逐渐增多而导致肝组织弹性增加,因此声脉冲辐射力成像技术可从横向弹性参数上间接反映肝组织的弹性硬度,从而推测肝纤维化的程度。

总之,目前大多数国外临床资料均认为超声弹性成像是一种无创的新型肝纤维化评价手段,但是对于弥散性疾病组织硬度的测量还需要一个确定的标准。超声弹性成像在肝纤维化中的应用价值,仍需大宗的多中心临床研究进一步验证。

前列腺

目前,前列腺癌的诊断手段包括血清学检查(前列腺特异性抗体),超声检查,放射性核素检查,但最终诊断以超声引导下穿刺活检为主。但是由于肿瘤组织和正常组织结构成分有差异,因此两者弹性成像也表现出不同。有学者将超声弹性成像与病理结果进行对比发现,弹性成像诊断恶性肿瘤的灵敏度为51%,特异性为83%。2006 年,另外有学者将二维灰阶超声、彩色多普勒超声、超声弹性成像以及磁共振等多种影像诊断方式进行比较,结果表明弹性成像对前列腺癌的检出率最高。此外研究还发现,弹性成像有助于提高前列腺前叶肿瘤的检出率。

弹性成像在甲状腺诊断中的应用

甲状腺弹性成像发展

研究表明,甲状腺恶性结节质地往往比良性结节坚硬。因此长久以来,外科触诊评价甲状腺结节非常重要,临床一直认为质地偏硬的甲状腺肿块有恶性的可能。但是这项检查主观性较大,很大程度依赖于外科医师的经验。

尽管常规超声对甲状腺恶性肿瘤的诊断敏感性要大大高于其他影像诊断方式,但是受限于诊断医师的认知和判断能力,常规超声的误诊几率仍较高。弹性成像的出现使超声评价甲状腺结节的硬度成为可能。通过测量结节在外界压力下产生的形变,弹性成像可以评估结节的软硬度。通过初步研究认为,弹性成像反映的结节硬度和病理结果有很大的相关性,恶性结节形变小于周围正常组织。

2005 年,在针对 52 个甲状腺结节的前瞻性研究中,作者采用实时弹性成像模式分析以及脱机变量分析两种方法比较了结节和周围正常组织的应变率,结果变量分析远优于显像模式分析,诊断特异性为 96%,敏感性为 82%,结果认为定量分析具有较高的独立预测价值。

2007 年有学者对不同类型甲状腺肿瘤的弹性成像表现进行研究,病理类型包括了乳头状癌、滤泡状癌和腺瘤样结节,其将弹性成像模式分成四类：Ⅰ类,结节为匀质的绿色覆盖,代表质地较软;Ⅱ类,结节中央为绿色覆盖,周边见少量蓝色;Ⅲ类,结节内部红、绿、蓝三色混杂;Ⅳ类,结节完全为蓝色覆盖。作者认为乳头状癌弹性成像多表现为Ⅲ或Ⅳ类图像特点,其中囊性乳头状癌尽管其液化部分呈现红色覆盖,但其实质部分完全为蓝色覆盖。而良性腺瘤样结节或滤泡状腺瘤以Ⅰ类表现居多,滤泡状癌则以Ⅱ类居多(87.5%)。最后,他认为弹性成像对于了解肿瘤病理类型以及内部组织结构有较大帮助。Rago等根据弹性成像模式对96例甲状腺实性结节进行1~5级评分,通过回归分析他们认为弹性评分是最终病理组织结果的独立预测因素。并且他们认为4、5级评分对于预测甲状腺恶性肿瘤的敏感性达97%,特异性为100%。由于上述研究样本选择的偏差,研究结果并不具备推广性,因为上述研究的恶性肿瘤发病率约为31%~43%,而多数研究样本的恶性肿瘤发病率为2%~5%,弹性成像的预测价值将会随样本恶性肿瘤的发病率而变化,未来重点应在未经选择的人群中进行研究。

通过分析成像模式可以定性研究结节的良恶性,虽然可以看到随着评分的增高,对恶性结节的诊断预测率也随之提高,但是高分对恶性结节的预测价值远低于低分对良性结节的预测价值(58.97% vs 90%)。应变指数是一个反映病变区和周围正常组织硬度比的定量参数,有研究认为如果能找到合适的界定值,其诊断结节的敏感性和特异性要优于评分法。

并不是所有的甲状腺结节都适合进行弹性成像检查,由于超声波是无法穿透结节周边的环状钙化,因此这类结节不适合进行弹性成像评估。同样对于以液化为主的混合型结节,由于弹性波更多的是以液化部分为参照,而非实质部分,结果会产生一定偏差。另外结节性甲状腺可能也不适合进行弹性成像检查,因为结节相互紧贴,占据大部分甲状腺

组织,如果没有足够的正常腺体组织作为参考,就无法获取应变率参数。

对于弹性成像在甲状腺结节诊断中的作用,我们认为其可以作为常规超声诊断的有效补充。很多指南中认为只有在结节表现出甲状腺癌的可疑征象时,比如低回声、蟹足或毛刺改变、微钙化等,才有穿刺的必要。直径小于15mm的肿块如无上述特点,欧美学者建议只需要超声随访。但是,如果弹性成像认为常规超声并无可疑之处,结节质地偏硬时,就应该进行穿刺。有学者认为甲状腺硬度指数大于18时就应进行FNA。

另外,有学者对颈部淋巴结的弹性成像进行研究,多数良性淋巴结因为和周围的解剖结构弹性系数相似,显示明亮度也与周围结构相同,因此边界很难辨认。与此形成反差的是,恶性淋巴结因为弹性系数差异很大,因此边界较易辨认。同时作为定量参数,恶性淋巴结与正常组织的应变率之比大于1.5。

甲状腺弹性成像检查方法

首先进行常规超声检查,选取清晰的二维画面后,设置感兴趣区。感兴趣区应大于结节范围并包括足够的甲状腺周围正常组织,同时应尽量避开颈部大血管。进入弹性模式,操作时,探头轻轻施压后适度放松,频次保持每秒2~3次。在操作中,探头位移控制在2~4mm,当弹性图像一侧的振动频率指数显示理想,并稳定维持数秒后冻结图像。图像满足下列条件则视为有效:①结节周围腺体显示为均匀的黄绿色;②甲状腺包膜周围组织显示为条带状红色;③甲状腺周围肌肉组织显示为均匀的黄绿色。选取数帧满意图像存储。

甲状腺弹性成像的定性分析

甲状腺弹性成像的定性分析就是按照图像显示颜色的比例和分布特性进行评估。国际上以四分法或五分法居多,少数研究为了适应分级评分诊断采用三分法。国内一般按

照罗葆明改良五分评分标准:1 分,病灶整体或大部分显示为绿色;2 分,病灶显示为中心呈蓝色,周边为绿色;3 分,病灶范围内显示为绿色和蓝色所占比例相近;4 分,病灶整体为蓝色或内部伴有少许绿色;5 分,病灶及周边组织均显示为蓝色,内部伴有或不伴有绿色显示。但是研究发现,现有的评分标准并不够完善,不能涵盖全部成像特征。目前笔者采用以下分型原则:Ⅰ 型:病灶 90%以上为绿色覆盖,其余少量组织为黄色或蓝色覆盖;Ⅱ 型:病灶为红、绿、蓝多色覆盖,所占比例大致相同,混杂分布;Ⅲ 型:病灶中央为绿色覆盖,绿色覆盖区外为蓝色区环绕;Ⅳ 型:病灶90%以上为蓝色覆盖, 其余少量组织为黄色或绿色覆盖;Ⅴ 型:病灶完全为蓝色覆盖,病灶外少量腺体组织也为蓝色覆盖。

弹性成像的定量分析

弹性成像作为常规超声的补充, 较为客观地反映了结节的相对硬度, 作为一项量化参数,弹性应变率客观性更高,在甲状腺结节良恶性鉴别中有一定价值。

一些研究表明,弹性应变率在结节鉴别诊断中敏感性和特异性都比较高,但是尚未建立最佳的界定值。笔者临床实践发现,如果对照组感兴趣区(ROI)选择正确,则得到的弹性应变率也较为准确。相同深度如果ROI 包络红色区域较多, 弹性应变率偏大;如果 ROI 包络蓝色区域较多,则弹性应变率偏小,一般应多选绿色匀质正常腺体作为参考。

应变率分析也存在假阳性或假阴性的情况,主要与结节内部结构有关。假阳性主要是因为结节内部囊变出血张力增大,导致硬度增加;或者结节内部钙化较密集,特别是出现周边环状钙化时, 结节硬度明显增加。假阴性的原因可能是结节内部纤维化较少,不伴有钙化或砂砾体等。而分化良好的滤泡癌因结节内充满胶质,质地较软,髓样

癌内部肿瘤细胞呈滤泡状排列,除非出现大片状淀粉样物质沉积,否则多数结节质地较软, 这些病理类型的恶性肿瘤质地普遍较软, 因此常容易漏诊。

有研究认为应变率分析诊断效价与成像模式相比差异无统计学意义, 两者联合诊断有助于进一步提高诊断准确性。

常见疾病的弹性成像表现

甲状腺乳头状癌

镜下观察, 约 2/3 的乳头状癌以乳头结构占优势,除了乳头轴心内间质发生纤维化,另外可见散在的纤维化区域, 这些分散或者联系的纤维束可能局限于肿瘤一方, 也可能纵贯整个肿瘤。此外约有 40%~50%的乳头状癌瘤体内可见砂砾体, 这些钙化位于肿瘤的间质或者淋巴腔隙。纤维化和砂砾体会增加肿瘤的硬度, 导致乳头状癌多数质地坚硬,弹性成像表现为Ⅳ 型, 这种情况在微小癌尤为突出, 有学者研究认为小体积乳头状癌结节内部纤维化比例更高, 质地更硬(图 12-1)。乳头状癌可以突破肿瘤包膜向外侵犯, 也可以通过淋巴管在腺内播散,27%~78%的肿瘤可发现卫星灶,另外 25%~40%的肿瘤周围组织会发现显著的淋巴细胞浸润, 这些因素有可能增强了周围组织的硬度。因此,部分乳头状癌弹性成像表现为Ⅴ 型(图 12-2)。

但是并非所有的乳头状癌结节都表现为均质的高硬度,部分乳头状癌结节以乳头结构占绝对优势,纤维化成分极少,因此与周围腺体相比结节质地适中,表现为病灶为蓝绿两色覆盖,比例接近,如果以Ⅳ 或者 Ⅴ型作为诊断标准很容易造成误诊(图 12-3、图 12-4)。

滤泡性肿瘤

80%的滤泡性肿瘤为微滤泡亚型, 其余20%的肿瘤为含有大量胶质的正常滤泡亚型

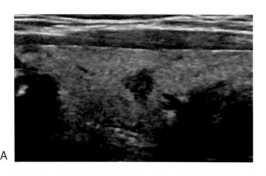
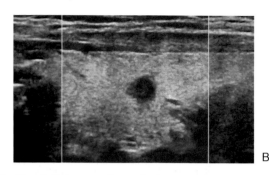

图 12-1 甲状腺乳头状癌。(A)二维灰阶纵断面显像,低回声结节。(B)弹性成像结节完全为蓝色覆盖。

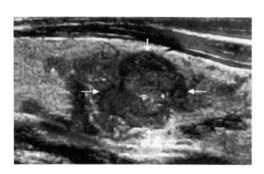

图 12-2 甲状腺乳头状癌。弹性成像结节及周边部分腺体为蓝色覆盖,箭头所示为结节。

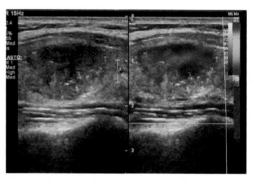

图 12-3 甲状腺乳头状癌。弹性成像结节内部为蓝绿两色覆盖,比例近半,表明结节质地较软。

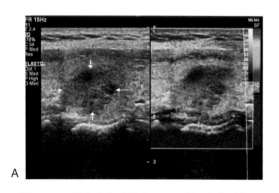
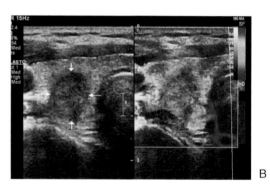

图 12-4 甲状腺乳头状癌。(A)弹性成像纵断面显像,结节为蓝绿两色覆盖。(B)弹性成像横断面显像。

或者巨滤泡亚型,由于瘤体内部罕见致密的纤维化区域,因此滤泡性肿瘤整体而言质地偏软。

滤泡性肿瘤一般有完整的包膜,厚度为1~3mm,包膜由平行排列的胶原纤维组成,内部含有血管。滤泡状癌的包膜较滤泡性腺瘤更厚,并且组织学表现为细胞结构消失,成纤维细胞增多。另外,由于癌细胞浸润血管以及包膜后反复突破,纤维组织覆盖,此过程不断重复导致滤泡癌邻近包膜腺体及周边组织质地较硬。因此瘤体周边组织较中央腺体质地更硬,因此弹性成像表现为中央为绿色,而周围腺体为蓝色(图 12-5、图 12-6)。笔者通过实践认为,以Ⅲ型显像模式诊断滤泡性肿瘤的敏感性和特异性均比较高。

增生结节及结节性甲状腺肿

一些胶样结节如果内部以液体为主,弹性成像可以表现为典型的 RGB 现象,即结节内部可以观察到红色(RED)、绿色(GREEN)和蓝色(BLUE)三种颜色呈带状分层分布(图 12-7),这种征象可以成为囊性结节的典型表现。

一些增生结节内部以大小不一的腺泡为主,并含有大量胶质,因此质地较软,弹性成像主要表现为Ⅰ型(图 12-8)。

结节性甲状腺肿结节之间的硬度与结节所处不同病程有关,同时组成成分也影响了

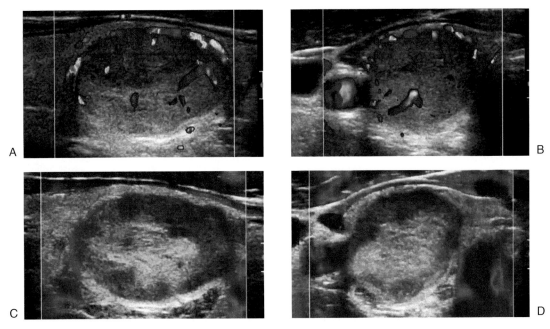

图 12-5　滤泡性腺瘤。(A)彩色多普勒纵断面显像,稍低回声结节,形态规则,混合型血流分布。(B)彩色多普勒横断面显像。(C)弹性成像纵断面显像,结节中央绿色,周围见蓝色区域环绕。(D)弹性成像横断面显像。

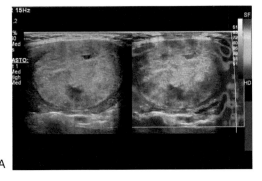
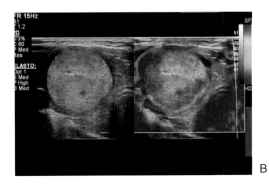

图 12-6　甲状腺滤泡癌。(A)弹性成像纵断面显像,结节中央质地较软,周边为蓝色区域环绕。(B)弹性成像横断面显像。

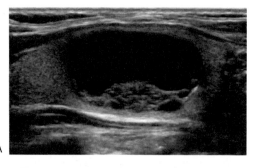

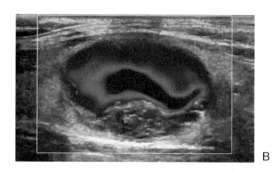

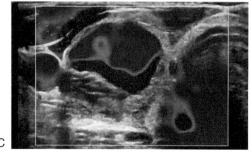

图 12-7　甲状腺胶样结节。(A)二维灰阶纵断面显像,结节多数为液性成分,见少量纤维分隔。(B)弹性成像纵断面显像,结节内部见 RGB 征象。(C)弹性成像横断面显像。

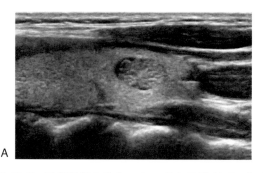

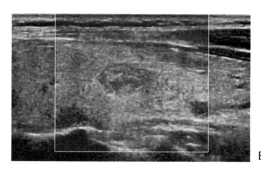

图 12-8　甲状腺增生结节。(A)二维灰阶纵断面显像,结节内部呈网格样。(B)弹性成像纵断面显像,结节完全为绿色覆盖,呈Ⅰ型显像模式。

弹性成像模式,当其发生一系列继发性改变,如出血、纤维化或者钙化时,结节质地发生变化,弹性评分也相应改变(图 12-9 和图 12-10)。当 ROI 区域包含上述钙化或者液化区域时,最后的结果将会有所偏差,应当尽量避开。

弹性成像在甲状腺结节误诊鉴别中的价值

　　一些甲状腺良性病变由于声像特点与恶性肿瘤相似,极易造成误诊,临床以甲状腺退

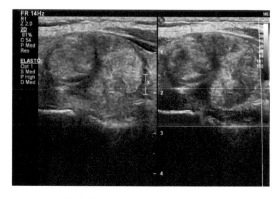

图 12-9　结节性甲状腺肿。弹性成像显示灰阶超声不同回声区域相对硬度不同。

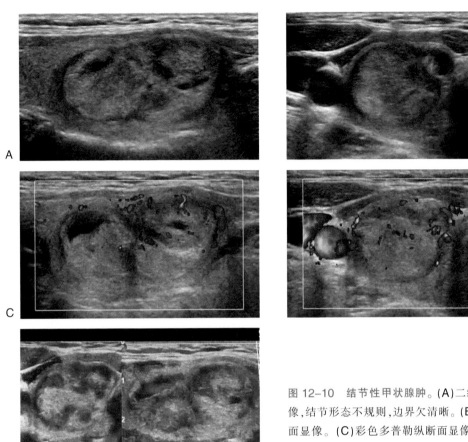

图 12-10　结节性甲状腺肿。(A)二维灰阶纵断面显像,结节形态不规则,边界欠清晰。(B)二维灰阶横断面显像。(C)彩色多普勒纵断面显像,结节血流分布呈混合型。(D)彩色多普勒横断面显像。(E)弹性成像显示结节内部以蓝绿两色为主,液化部分质地偏软。

化结节、甲状腺孤立钙化灶合并周围炎症以及局灶性甲状腺炎症三类疾病最常见。病灶多表现出恶性肿瘤常见的一些特征,如低回声,边界不清晰,偶尔内部存在微小强回声,很容易造成误诊。弹性成像可以客观地反映结节内部的应变力分布,从而为诊断提供客观信息。

甲状腺退化结节

一部分甲状腺囊性结节在经过甲状腺激素抑制治疗、介入或者射频消融治疗后,内部囊液吸收,结构发生变化,结节体积减小。另外有些囊性结节虽然未经治疗,但是也会自然吸收囊液,形成退化结节。这些退化结节表现为低回声,一些体积较大的结节由于原先

膨胀的囊壁皱缩挤压,因此与周边正常腺体组织分界清晰,但是边缘多数较为模糊 (图 12-11)。而一些体积较小的结节,如果原先实质部分较少,囊液吸收后包膜不甚清晰,与微小乳头状癌的边界极其相似(图 12-12)。形态多数规则,呈椭圆形,极少数呈站立状,上下/前后径比值小于 1。结节可以出现稍高回声结构,稍高回声呈烟雾状或者纱团样,弯曲分布,很难识别边界,但是通过局部放大功能还是能够观察到内部的不均质改变 (图 12-13)。多数结节内部见由胶质浓缩形成的点状强回声伴彗星尾征(图 12-14),另外少数结节内部或者结节周边见弧形粗大钙化 (图 12-15)。

彩色多普勒显像多数退化结节内部血流

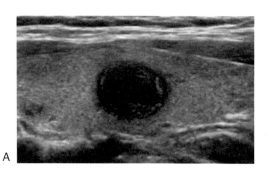
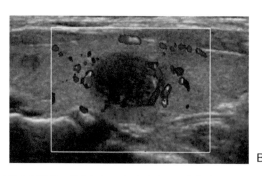

图 12-11　甲状腺退化结节。(A)二维灰阶纵断面显像,低回声结节,形态规则,边界清晰,边缘模糊,内部见絮状高回声。(B)彩色多普勒纵断面显像,结节血流分布呈周边型。

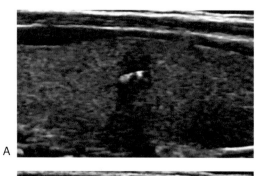
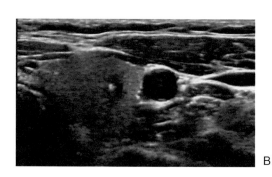
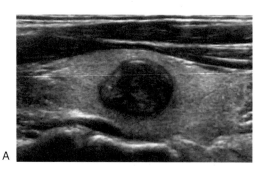

图 12-12　甲状腺退化结节。(A)二维灰阶纵断面显像,低回声结节,形态不规则,边界不清晰,无明显包膜,内部见微小强回声呈条状分布。(B)二维灰阶横断面显像。(C)彩色多普勒纵断面显像。

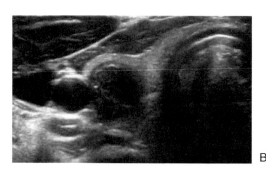

图 12-13　甲状腺退化结节。(A)二维灰阶纵断面显像,结节内部见不规则高回声呈絮状或者纱状分布。(B)二维灰阶横断面显像。

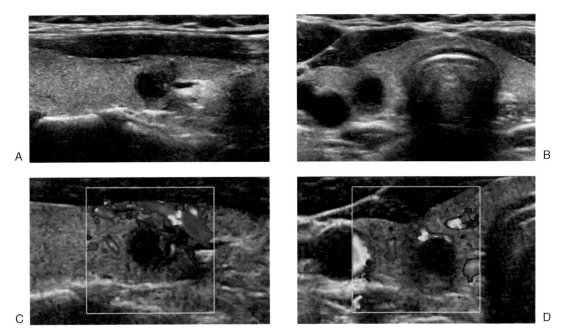

图 12-14　甲状腺退化结节。(A)二维灰阶纵断面显像,低回声结节内部见微小强回声。(B)二维灰阶横断面显像。(C)彩色多普勒纵断面显像,结节内部强回声后方伴彗星尾征。(D)彩色多普勒横断面显像,结节以周边血流为主。

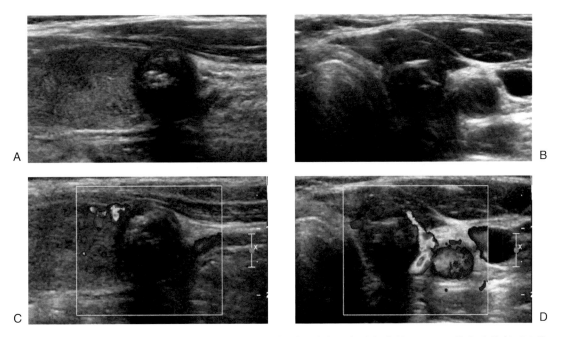

图 12-15　甲状腺退化结节。(A)二维灰阶纵断面显像,结节内部见粗大钙化灶。(B) 二维灰阶横断面显像。(C)彩色多普勒纵断面显像,结节血流分布呈周边型。(D)彩色多普勒横断面显像,结节周边见条状血流。

不丰富,以周边型血流为主,呈少量的点或者短条状血流。极少数内部机化后出现点状强回声,后方伴有彗星尾征,在多普勒模式下会产生闪烁伪像,但并非真正血流信号(图12-16)。

体积较小、没有明显包膜的甲状腺退化结节弹性成像多表现为Ⅰ型,完全为绿色覆盖(图12-17)。部分结节因为内部质地不均匀,因此为蓝绿两色覆盖(图12-18)。一些体积较大、实质部分较多的退化结节因为质地较硬,因此弹性成像显示为Ⅳ型(图12-19)(图12-20)。研究表明常规超声结合弹性成像能显著提高诊断的准确率,结合超声引导下细针穿刺,许多退化结节可以在术前明确诊断,避免手术。

孤立钙化灶合并周围炎症

少数桥本甲状腺炎伴发结节表现为孤立钙化灶周围包绕低回声,常规超声表现与乳头状癌低回声结节合并钙化极其相似,虽然临床此类病例不多,但是给诊断医师带来的困扰很大。一些研究认为大块钙化和液化会影响弹性成像的诊断价值,但是对于直径2mm左右的钙化,其后方并不会产生弹性伪像。如果增强斑块后方出现代表腺体的黄绿色,可以认为病灶是孤立的钙化灶,周围是质地较软的被炎症浸润的腺体组织(图12-21和图12-22),如果增强斑块周围显示蓝色,则应考虑可能为PTC合并钙化。

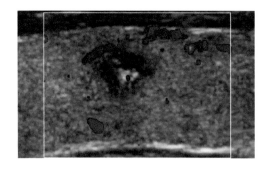

图12-16　甲状腺退化结节。结节内部见微小强回声,彩色多普勒显示后方伴闪烁伪像。

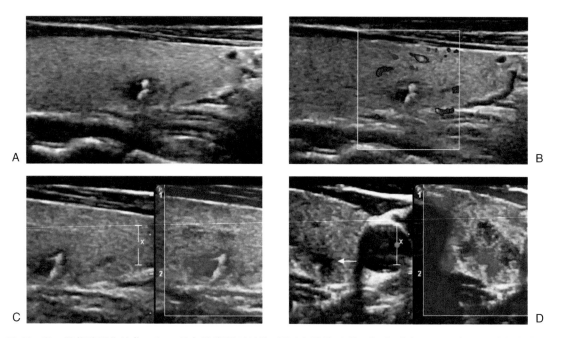

图12-17　甲状腺退化结节。(A)二维灰阶纵断面显像,低回声结节无明显包膜,内部见强回声。(B)彩色多普勒纵断面显像。(C)弹性成像纵断面显像,结节完全为绿色覆盖。(D)弹性成像横断面显像,箭头所示为结节。

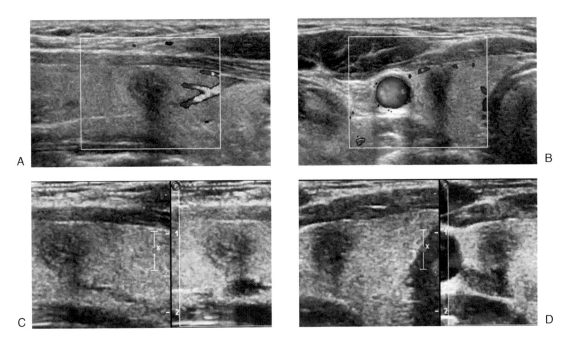

图 12-18　甲状腺退化结节。(A)彩色多普勒纵断面显像,低回声结节,包膜不明显。(B)彩色多普勒横断面显像。(C)弹性成像纵断面显像,结节为蓝绿两色覆盖,比例近半。(D)弹性成像横断面显像。

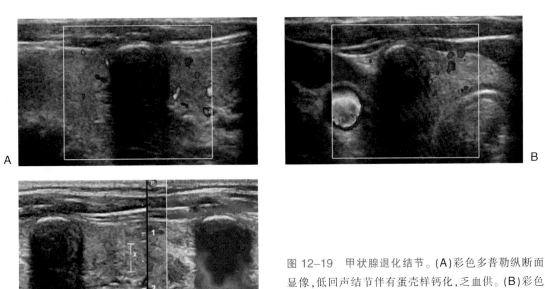

图 12-19　甲状腺退化结节。(A)彩色多普勒纵断面显像,低回声结节伴有蛋壳样钙化,乏血供。(B)彩色多普勒横断面显像。(C)弹性成像纵断面显像,结节完全为蓝色覆盖。

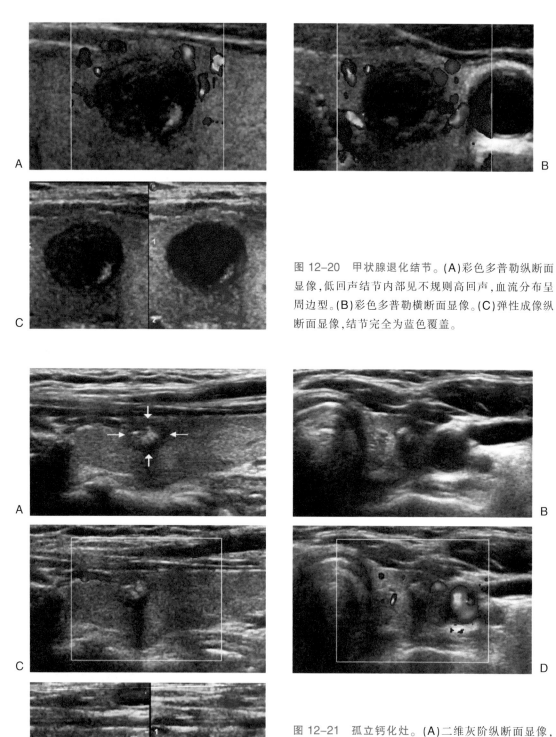

图 12-20 甲状腺退化结节。(A)彩色多普勒纵断面显像,低回声结节内部见不规则高回声,血流分布呈周边型。(B)彩色多普勒横断面显像。(C)弹性成像纵断面显像,结节完全为蓝色覆盖。

图 12-21 孤立钙化灶。(A)二维灰阶纵断面显像,低回声内部见微小强回声,箭头所示为病灶范围。(B)二维灰阶横断面显像。(C)彩色多普勒纵断面显像,病灶乏血供。(D)彩色多普勒横断面显像。(E)弹性成像纵断面显像,除强回声外,周边低回声区域完全为黄绿色覆盖,表明质地偏软。

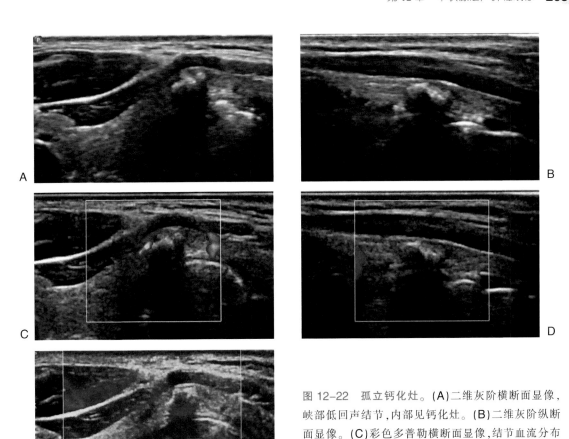

图 12-22 孤立钙化灶。(A)二维灰阶横断面显像，峡部低回声结节，内部见钙化灶。(B)二维灰阶纵断面显像。(C)彩色多普勒横断面显像，结节血流分布呈周边型。(D)彩色多普勒纵断面显像。(E)弹性成像纵断面显像，除强回声外，周边低回声区域完全为黄绿色覆盖，表明质地偏软。

局灶性甲状腺炎症

局灶性甲状腺炎症可以分为局灶性亚急性甲状腺炎 (focal subacute thyroiditis，FST) 和局灶性桥本甲状腺炎(focal Hashimoto thyroiditis，FHT)。一些 FST 患者临床症状不明显，实验室检查结果阴性。常规超声表现为局限性或者孤立性低回声病灶，加之边界不清晰，急性期炎症水肿明显，内部可能测及高阻力动脉频谱，容易误诊为乳头状癌。弹性成像 FST 常表现为 Ⅱ 型，表明病灶质地偏软（图 12-23）。

临床更常见的局限性炎症是 FHT，常规超声表现为低回声，边界模糊，少数结节上下/前后径比值<1，内部偶见增强钙化灶。部分结节内部可见类似桥本纤维条索的纤细条状高回声，彩色多普勒根据炎症因子表达不同，部分结节富血供，而多数结节乏血供。这种表现常导致诊断医师误认为恶性肿瘤。

弹性成像为临床诊断局灶性甲状腺炎症提供大量有用信息。乳头状癌结节的低回声与纤维化密切相关，间质缺少纤维化而以乳头结构为主的乳头状癌往往表现为等回声或者稍低回声，因此低回声的 PTC 通常纤维化程度高，相对硬度大，弹性成像以Ⅳ或Ⅴ型为主。而笔者研究发现，91.9%的低回声局限性炎症病灶弹性显像呈Ⅰ或Ⅱ型，说明相对硬度较小，该技术将有效提醒超声医师调整诊断思路，并通过 UG-FNA 明确诊断(图 12-24 至图 12-27)。

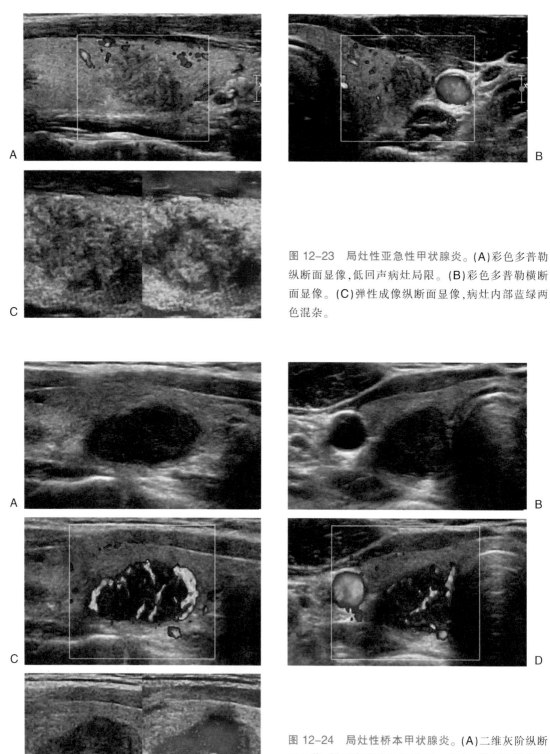

图 12-23　局灶性亚急性甲状腺炎。(A)彩色多普勒纵断面显像,低回声病灶局限。(B)彩色多普勒横断面显像。(C)弹性成像纵断面显像,病灶内部蓝绿两色混杂。

图 12-24　局灶性桥本甲状腺炎。(A)二维灰阶纵断面显像,低回声病灶边界清晰。(B)二维灰阶横断面显像。(C)彩色多普勒纵断面显像,病灶血流信号丰富。(D)彩色多普勒横断面显像。(E)弹性成像纵断面显像,病灶完全为绿色覆盖。

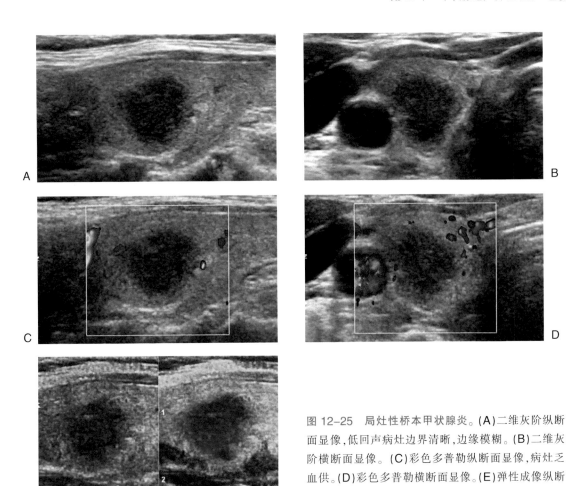

图 12-25　局灶性桥本甲状腺炎。(A)二维灰阶纵断面显像,低回声病灶边界清晰,边缘模糊。(B)二维灰阶横断面显像。(C)彩色多普勒纵断面显像,病灶乏血供。(D)彩色多普勒横断面显像。(E)弹性成像纵断面显像,病灶为蓝绿两色混杂。

弹性成像的局限性

　　弹性成像是一项发展中的成像技术,其应用价值还有待不断验证。以应用最为广泛的实时弹性成像为例,其成像结果受限于很多因素,例如操作者的技术。操作者手法不同,成像结果差异很大,尽管目前很多设备都配有压力弹性柱用来标准化操作手法,但是很多诊断结果可重复性差。此外结节本身的内在特性也影响了诊断结果,包括以下因素:

病灶大小

　　对于结节的大小是否会影响成像结果的

质疑,以往的研究给出了肯定答案。研究认为,弹性成像在小于 10mm 的结节中也表现出良好的特异性和敏感性。而体积较大的结节,弹性成像结果略受影响。由于弹性成像反映的是病灶区与周围组织的相对硬度,如果病灶占据多数甲状腺组织,周围可参照的正常组织较少,所显示的组织弹性可能有所偏差。而如果参照组织为弥漫性改变或者结节性甲状腺肿,则病灶区的组织弹性也不能体现其真实硬度。

病灶部位

　　纵断面扫查时,应叮嘱患者抬高下巴,使颈部平坦,有利于弹性成像。横断面扫查时,

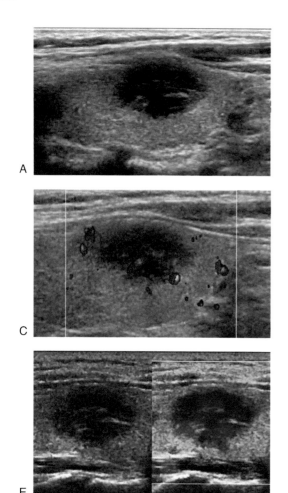

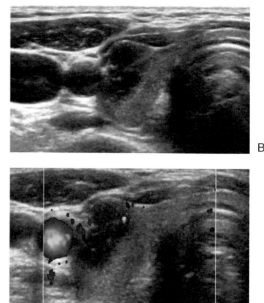

图 12-26　局灶性桥本甲状腺炎。(A)二维灰阶纵断面显像,低回声病灶边界清晰,边缘模糊,内部见细小纤维条索。(B)二维灰阶横断面显像。(C)彩色多普勒纵断面显像,可见短条状血流信号通入病灶。(D)彩色多普勒横断面显像。(E)弹性成像纵断面显像,病灶为蓝绿两色混杂。

由于气管形成的弧形平面不利于弹性成像,应叮嘱患者压低下巴。一些小结节位于甲状腺极端位置或者紧靠动脉以及气管,受包膜限制或者动脉搏动影响,弹性成像结果常常失真(图 12-28)。

液化及钙化对评分的影响

如前所述,声波在传导途中如果遇到液化或者钙化区域,其传导速度和路径都要发生改变,由此导致弹性成像结果失真(图 12-29)。此外,良性结节发生玻璃样变性或者产生钙化会使结节质地变硬,弹性成像评分相对偏高造成假阳性。而恶性结节却可能因为液化坏死使质地变软,评分相对偏低而造成

假阴性(图 12-30)。因此在诊断时应当结合二维声像图,排除干扰因素后综合评估结果。

此外,弹性成像评分标准还有待完善和统一。目前使用的评分法则很多,有 3 分法、4 分法和 5 分法几种,但是没有一种评分法则能够涵盖各种弹性成像表现,因此现有评分标准会降低诊断的特异性和敏感性。同时,笔者研究认为Ⅲ型表现并不能融入整个评分体系,其余四型表现反映的相对组织硬度是逐渐递增的,但是Ⅲ型所反映的相对组织硬度似乎并不适合嵌入整个序列。

由于各种使用限制以及评估方法有待完善,因此目前阶段弹性成像适合作为常规超声诊断的有效补充。

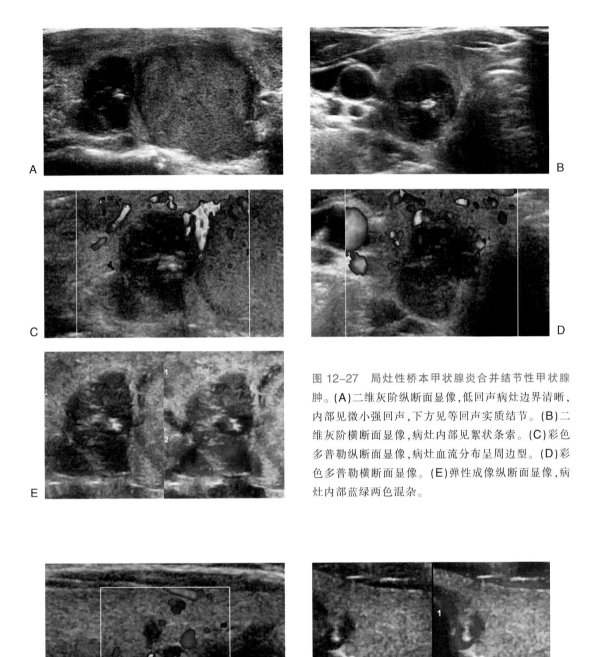

图 12-27　局灶性桥本甲状腺炎合并结节性甲状腺肿。(A)二维灰阶纵断面显像,低回声病灶边界清晰,内部见微小强回声,下方见等回声实质结节。(B)二维灰阶横断面显像,病灶内部见絮状条索。(C)彩色多普勒纵断面显像,病灶血流分布呈周边型。(D)彩色多普勒横断面显像。(E)弹性成像纵断面显像,病灶内部蓝绿两色混杂。

图 12-28　甲状腺微小乳头状癌。(A)彩色多普勒纵断面显像,低回声结节。(B)结节横断面弹性成像,因结节紧贴气管侧包膜,结节为绿色覆盖。

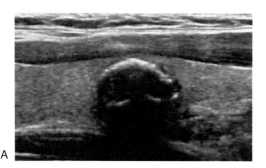

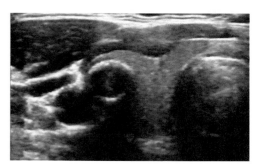

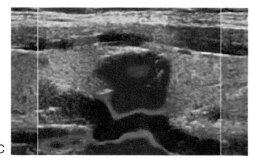

图 12-29　甲状腺退化结节。(A)　二维灰阶纵断面显像,低回声结节周边见环状钙化,后方伴有声影。(B)二维灰阶横断面显像,蛋壳样钙化环绕结节。(C)弹性成像因声波无法穿透钙化,因此结节以及后方声影区域均呈蓝色显像。

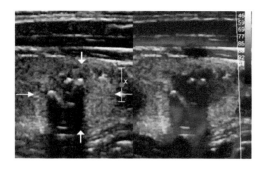

图 12-30　结节性甲状腺肿。等回声结节内部见多发钙化灶,弹性成像结节呈Ⅳ型。

参考文献

1. Ophir J, Cespedes I, Ponnekanti H, et al. Elastography : a quantitative method for imaging the elasticity of biologicial tissues. Ultrasonic Imaging, 1991, 13:111-134.

2. Rudenko OV, Sarvazyan AP, Emelianov SY. Acoustic radiation force and streaming induced by focused nonlinear ultrasound in a dissipative medium. Acoust. Soc. Amer., 1996, 99:2791-2798.

3. Sarvazyan AP, Rudenko OV, Swan SSD, et al. Shear wave elasticity imaging A new ultrasonic technology of medical diagnostics. Ultrasound Med Biol, 1998, 24:1419-1435.

4. Fatemi M. Ultrasound stimulated vibroacoustic spectrography. Science, 1998, 280:82-85.

5. Fatemi M. Vibroacoustography: An imaging modality based on ultrasound-stimulated acousticsion. Proc Natl Acad Sci, 1999, 96:6603-6608.

6. Catheline S, Thomas JL, Wu F, et al. Diffraction field of a low frequency vibrator in soft tissues using translent elastography. IEEE Trans Ultrason FerroelectrFreq Control, 1999, 46:1013-1019.

7. Sandrin L, Fourquet B, Hasquenoph JM, et al. Tran-

sient elastography：A new noninvasive method for assessment of hepatic fibrosis.Ultrasound Med Biol，2003，29：1705-1713.

8. Foucher J，Castéra L，Bernard PH，et al. Prevalence and factors associated with failure of liver stiffness measurement using FibroScan in a prospective study of 2114 examinations. Eur J Gastroenterol Hepatol，2006，18：411-412.

9. 富丽娜，王怡，王涌，等.超声弹性成像与常规超声联合应用在乳腺病灶良恶性鉴别上的价值.中国医学计算机成像杂志，2007，13：124-126.

10. Zhi H，Ou B，Luo BM，et al. Comparison of ultrasound elastography，mammography，and sonography in the diagnosis of solid breast lesions. J Ultrasound Med，2007，26：807-815.

11. Ziol M，Handra-Luca A，Kettaneh A，et al. Noninvasive assessment of liver fibrosis by measurement of stiffness in patients with chronic hepatitis C. Hepatology，2005，41：48-54.

12. Harada N，Soejima Y，Taketomi A，et al. Assessment of graft fibrosis by transient elastography in patients with recurrent hepatitis C after living donor liver transplantation Transplantation，2008，85：69-74.

13. Cochlin DL，Ganatra RH，Griffiths DF. Elastography in the detection of prostatic cancer. Clin Radiol，2002，57：1014-1020.

14. Sumura M，Shigeno K，Hyuga K，et al. Initial evaluation of prostate cancer with real-time elastography based on stepsection pathologic analysis after radical prostatectomy：A preliminary study. Int J Urol，2007，14：811-816.

15. Bekir C，Cevdet A，Birol K，et al. Diagnostic value of elastosonographically determined strain index in the differential diagnosis of benign and malignant thyroid nodules. doi 10.1007/s12020-010-9416-3.

16. Rago T，Vitti P. Potential value of elastosonography in the diagnosis of malignancy in thyroid nodules. Q J Nucl Med Mol Imaging，2009，53：455-464.

17. Manjiri D，Unmin B，Michael L，et al. Differential Diagnosis of Thyroid Nodules with US Elastography Using Carotid Artery Pulsation. Radiology，2008，248：662-669.

18. Lyshchik A，Higashi T，Asato R，et al. Cervical lymph node metastases: diagnosis at sonoelastography-initial experience. Radiology，2007，243：258-267.

第 13 章

甲状腺超声造影

甲状腺结节很常见，但是甲状腺恶性肿瘤的发病率并不高，临床通常经过综合评估，决定哪些结节必须手术，哪些结节定期随访。超声目前被认为是诊断甲状腺结节比较有效的影像手段，二维灰阶超声通过评估结节的各类征象，判断良恶性。不过由于一些结节和周围正常组织声阻抗差异较小，灰阶超声难以分辨。此外一些声学伪像也会干扰超声医师做出准确的判断。有学者认为，恶性肿瘤彩色多普勒表现为血流信号增多，并且血流分布形态紊乱。事实证明，这些征象在甲状腺结节鉴别诊断中价值并不高。甲状腺细针穿刺抽吸活检（FNA）被认为是现有诊断途径中最有效，也是最准确的一项。多数情况下，细胞学检查能够明确结节的性质，但是由于一些样本用以明确恶性诊断的形态学特征定义模糊，因此也无法帮助临床医师做出明确诊断。

超声造影（contrast enhanced ultrasonography，CEUS）作为一种非创伤性影像诊断方式近年来得到飞速发展，目前已经广泛运用于腹部疾病的鉴别诊断。例如对于肝脏局灶性结节状增生，通过分析定量参数曲线，能够很好地与原发性肝癌或转移性肝癌进行鉴别诊断。许多学者尝试将成功经验移植到甲状腺肿瘤的鉴别中，探讨超声造影在甲状腺恶性肿瘤诊断中的价值以及其在评价经皮微创结节消融技术中的作用。彩色多普勒成像原理是基于大血管内血液流动的速度大于周围组织的运动速度，但是对于实质小血管内部的低速血流就无能为力。而在实质微小血管显像方面，CEUS的空间和时间分辨率要高于彩色多普勒和能量多普勒。此外，通过时间－强度曲线，CEUS还能进行定性和定量分析，进一步提高了诊断的准确性。

声学造影基础

造影原理

造影剂微气泡在超声的作用下会发生振动，形成气泡共振。气泡在共振时，产生的是非线性频率。由于谐波成像能有效抑制不含造影剂的组织线性信号，而保留非线性信号，因此可以很大幅度地提高信噪比。当入射声波频率与气泡共振频率相同时，入射声波的能量全部被气泡共振吸收，形成共振散射。共振时散射截面高于几何截面3个数量级，从而增强了超声的背向散射信号。因此造影剂增强了回波信号，提高超声图像的清晰度和对比度。

最新的宽频探头能够发射引起微泡共振的基础频率（1.5~3.0MHz），也能接受微泡散射的初次谐波（3~6MHz）。谐波接收的方式有两种，一种是过滤基础频率的接收信号，其缺点是降低了敏感性，如果原始信号发生扭曲，谐波信号也会被过滤。第二种就是使用1~2组序列脉冲信号，相互反向。经过处理，正向和反向的基波信号叠加消失，而宽频谐波信号得以保留。该技术也有缺点,如降低图像的分辨率(降低帧频),产生运动伪像,微泡容易破裂等。现有一些后处理软件能够校正这些检查中产生的偏差。

由于正常组织和肿瘤对造影剂的吸收存在差异,造影剂注入后会呈现特定的生物分布,从而增强对肿瘤的检出率。此外,造影剂还可以通过增强血液的背向散射信号,显示人体内中、小血管的血流,依此判断血管的阻塞情况。

机械指数(mechanical index,MI)是反映声束聚焦处组织承受的压力,其定义为峰值负压除以超声频率的平方根。一般临床诊断,MI 为 0.1~2.0,虽然只显示单一数值,但是在每幅图像的不同区域 MI 都是动态变化的。低机械指数,即指低声压情况下组织产生的非线性信号很少,从而抑制了组织谐波的产生,因而微泡破坏少,造影剂显像良好。高声压下,微泡发生迅速而剧烈的运动,随之破坏,此时也能产生强烈而短暂的宽频非线性信号,但此种方法主要适用于第一代显影剂(Levovist),不利于实时显像。

造影剂

对超声造影剂的最早研究始于 1968 年,Gramiak 描述在心脏内注入盐水后可观察到主动脉云雾状回声效果。早期的造影剂包含有自由气泡的液体、含有悬浮颗粒的胶状体及乳化液体等。我国曾使用 H_2O_2 作为超声造影剂,其进入血液后生成游离氧,由于自由气泡太大,不能通过肺循环,并且不稳定,因此不适合用于心脏造影。含悬浮颗粒的胶状体可增强软组织背向散射,有较好的造影效果,但考虑到毒性的影响,只能小剂量使用,限制了其应用范围。其他一些脂类化合物作为超声造影剂增强效率太低。

目前根据微泡内包裹气体的种类对造影剂进行划分,第一代造影剂微泡内包裹的为空气,第二代造影剂微泡内包裹惰性气体。第一代造影剂的代表为 Levovist,其外壳一般为白蛋白或半乳糖等聚合体,比较厚,弹性差,容易破裂,不够稳定。而且包裹的空气易溶于水,这些特性决定了它持续时间短,容易破裂,从而限制了临床应用中观察和诊断的时间。第一代造影剂正常情况下微泡产生的谐波较弱,微泡破裂时谐波却很强。因此通常采用微泡爆破时瞬间产生强度较高的谐波成像。临床可以通过心电波触发进行爆破对比谐波成像,可以获取心肌灌注图像。而对于肝脏等腹部脏器,则使用手动触发,来获取造影剂对肿瘤灌注的时相图像。

Sonovue 是第二代造影剂的代表,微泡直径一般为 $2\sim5\mu m$,内包裹高密度的六氟化硫,稳定性好。造影剂外壳柔软,稳定时间长,振动及回波特性好。在低声压的作用下,微气泡具有较好谐振性,能产生较强的谐波信号,可以获取较低噪声的实时谐波图像。微泡不易被击破,有利于较长时间扫描各个切面。

新型声学造影剂应具有如下特点:①能产生丰富的谐波;②微泡大小均匀,直径小,可自由通过毛细血管;③稳定性好;④安全性高,副作用少。目前除了用于组织显像的声学造影剂发展迅速外,具有诊断和治疗双重作用的靶向声学造影剂也在研究中。

甲状腺声学造影技术

禁忌证及术前准备

超声造影剂与其他造影剂比较相对安全,无肾毒性,副作用发生率较低。严重过敏反应的发生率明显低于 CT 造影剂,有报道称,腹部应用的过程中发生致命过敏反应的概率为 0.0001%。动物实验显示,造影剂微泡破裂时可能引起微血管出血,因此在眼及颅内使用时应注意血管破坏的潜在可能。另外,进行体外冲击波治疗 24 小时内应避免使用超声造影剂。

术前应与患者谈话，介绍超声造影的过程以及潜在可能副作用及不良反应，获得同意后签署同意治疗书。

操作步骤

二维灰阶及彩色多普勒模式下，观察并确定病灶。探头固定在体表某一位置，进入低机械指数下的造影模式。此时可以调节机械指数(MI)至 0.05~0.08，并降低增益来减少组织回声。调高压缩值可以使图像平滑，降低压缩值可以使图像对比度增强。聚焦点必须调至最低点。若想获得良好的图像效果，还可以调低输出功率，减少微泡破裂。配置时以 5 mL 生理盐水溶解，并振荡摇匀，经肘静脉团注 1.2~1.5mL 造影剂，并以 5mL 生理盐水冲洗。推注造影剂时应使用 20 号针头，可以避免因机械挤压造成微泡破裂。

观察内容

增强模式

根据造影前后病灶回声的变化，将增强模式分为四种：

(1)均匀增强：在超声造影增强达峰时结节呈均匀性弥漫增强。

(2)不均匀增强：在超声造影增强达峰时结节部分增强或造影增强分布不均匀如斑点状。

(3)环状增强：造影过程中结节周边出现高亮度环状增强，厚薄均匀，边界整齐，回声强度高于周边的甲状腺实质或病灶内部。一旦周边出现环状增强，无论病灶内部微泡是否出现、分布是否均匀，增强模式定义为环状增强。

(4)无增强：无微泡进入病灶，即无造影增强。

时间-强度曲线

是将感兴趣区(region of interest，ROI)内各项参数动态的变化以数学曲线的形式表现出来，这些参数以数字的形式反映了组织血流分布特点。曲线的形态主要取决于造影剂注射是团注还是静脉滴注。时间-强度曲线可以反映增强模式，过去主要参考灌注和清除值，如今显影时间、峰值强度、充盈速率、局部血流量等都是重要参数。

(1)绝对增强时间：从团注造影剂开始到感兴趣区出现造影剂灌注的时间。

(2)相对增强时间：对比甲状腺实质，感兴趣区开始增强的相对早晚。

(3)达峰时间(time to peak，TTP)：从团注造影剂开始到感兴趣区造影剂灌注达到最大强度的时间。

(4)峰值强度(peak intensity，PI)：感兴趣区内造影增强曲线的最大强度值。

受团注造影剂时间差异以及造影剂在体内循环的差异，绝对增强时间的诊断价值有限。

感兴趣区选择

实性结节由于其灌注是均匀的，因此对于 ROI 的选择无特殊要求。而对于合并粗大钙化、囊变坏死以及存在粗大血供的结节，ROI 的选择会影响定量分析结果的准确性，进而影响诊断结果。囊变坏死以及粗大钙化区域常常血供稀少，如果 ROI 囊括这些区域会导致 dB 测量值低于真实值。相反，粗大血管会使 dB 测量值高于正常值。因此在选择 ROI 时应考虑到包含上述因素可能导致的误差。

甲状腺结节超声造影评估

超声造影在甲状腺结节诊断中的应用

2001 年有学者评估了第一代以半乳糖为载体的造影剂对甲状腺恶性肿瘤鉴别诊断的价值，研究认为恶性肿瘤的造影剂显影时间明显早于增生结节或者腺瘤，这可能是由于恶性肿瘤形成大量新生血管，动静脉瘘内血流速度快于正常血管，并且提出可以将显影时间 10s 作为鉴别良恶性肿瘤的界定值。但是恶性肿瘤的达峰时间和腺瘤一样都比较早，因此达峰时间无法作为鉴别诊断的有效指标。由于造影剂通过血管盲端时微泡流动限制，恶性肿瘤清除相下降支回到基础强度时间延长。恶性肿瘤、增生结节以及腺瘤三组结节都能够观察到均匀的周边增强，快速的向内填充过程，而造影剂基础强度、峰值强度以及最终强度差异均无统计学意义。

2002 年，有研究分析了 61 例实性"冷"结节的超声造影特点，通过对比注射 Levovist 之前和注射之后 60s 的血管显像模式，以及 5min 内时间-强度曲线，该学者发现 83% 的恶性肿瘤和 91% 的良性肿瘤是富血供的。所有结节均表现为快速充盈，达峰时间较早，峰值强度高，并且良恶性肿瘤的显影时间并无差异。但是研究发现 93% 的良性肿瘤清除相规律并且为单相，89% 的恶性结节清除相不规律且为多相，因此结果表明时间-强度曲线中清除相曲线有助于甲状腺良恶性肿瘤的鉴别诊断。

还有学者利用第二代造影剂 Sonovue 对甲状腺结节进行研究。5 例良性结节表现为均匀性或者非均匀性弥漫性增强，而 13 例恶性结节中的 8 例（61.5%）表现为无增强或者轻度增强。10 例彩色多普勒表现为 III 型内部血流的结节均为弥漫性增强，而 8 例 II 型周边血流的结节均为无增强或者轻度增强，因此其认为造影剂并未改善之前彩色多普勒提供的血流敏感度，也未提高造影前的诊断信心，恶性肿瘤并无一种特定的显像模式，基本呈无增强或者点状增强，良性为弥漫性增强。作者还认为显像模式受结节大小影响，10mm 以下的结节基本不增强，10~20mm 的结节为轻度点状增强，大于 20mm 的结节为弥漫性增强，而与病理类型无关，有学者认为是由于体积较小的恶性肿瘤新生血管床尚未完全形成导致的。

还有研究发现，良恶性肿瘤在灌注相和达峰时间上存在重叠现象。虽然恶性肿瘤造影剂的清除要早于正常组织，但是 25% 的良性肿瘤也存在此种现象，两组差异无统计学意义。基于上述发现，似乎时间-强度曲线并不能鉴别甲状腺结节的良恶性。但是作者认为分析结节的灌注和清除相特点以及结节内部灌注方向有助于区分不同类型的病变。所有肿瘤都是快速灌注的，并且是周边首先增强，呈向心性灌注，其中 4 例清除相延长，时间大于 2min。而炎症表现为离心灌注，清除相快速撤退。

甲状腺腺瘤

腺瘤是来源于滤泡上皮的良性肿瘤，呈膨胀性生长，有完整包膜。供应其生长的动静脉被增大的瘤体挤压至周边，形成周边丰富的包绕状血管，并从周边向内部逐级发出分支，因此造影剂到达内部时间晚于周边，并且内部造影强度小于周边强度。因此超声造影增强模式均为周边环状增强为主，内部轻度增强或等增强（图 13-1）。一部分实质性滤泡型腺瘤血供较丰富，其造影增强模式多数为"快进慢退高增强"，即造影后结节的开始增强早于相邻实质，而清除则晚于相邻甲状腺实质，达峰时为高增强。

囊实混合型甲状腺腺瘤因腔内压力增高，压迫周围实质成分，导致周围实质部分缺血，造影剂不易进入，表现为"同进慢退等增强"甚至"慢进慢退低增强"，即结节增强与清除均晚于相邻甲状腺组织，且增强强度低于相邻甲状腺组织。

结节性甲状腺肿

结节性甲状腺肿是由单纯性甲状腺肿逐渐演变而来的，既存在因上皮细胞反复增生、复旧形成的结节，也存在胶质潴留后纤维包裹形成的退化结节，因此不同病理变化导致结节血供情况并不相同，造成超声造影表现

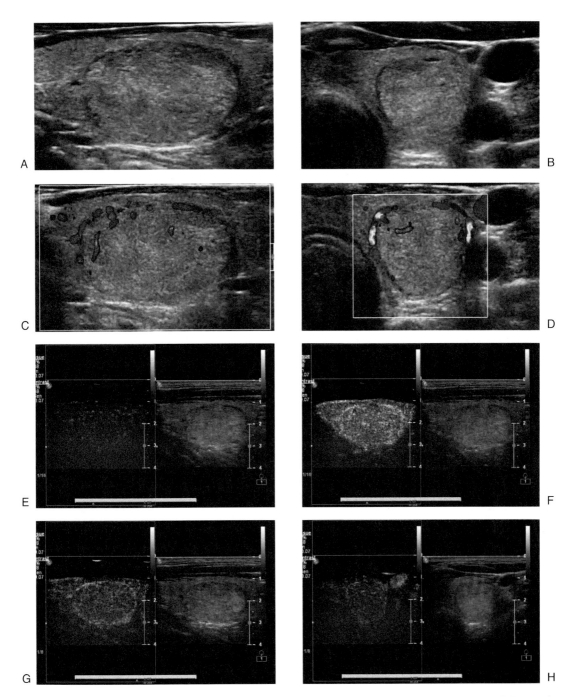

图 13-1　甲状腺滤泡性腺瘤。(A)二维灰阶纵断面显像,等回声实性结节,椭圆形。(B)二维灰阶横断面显像,周边存在包膜。(C)彩色多普勒纵断面显像,结节血流分布呈混合型,但以周边为主。(D)彩色多普勒横断面显像,结节周边见半环状血流信号。(E)超声造影,结节早于实质增强。(F)时间-强度曲线到达峰值时,结节呈周边增强,内部实质呈等增强。(G)清除时晚于周围甲状腺实质。(H)清除时晚于周围甲状腺实质,并且早于同侧大血管。

也不尽相同。Appetecchia 研究认为结节性甲状腺肿与毗邻正常甲状腺组织相比很少有造影剂进入，但是国内学者研究认为结节性甲状腺肿与正常组织相比呈高增强，这些都可能与结节血供特性相关。如果结节周围有纤维组织包绕，间质血管受压，就会造成结节缺血；同时中央实质部分如果发生液化退变，血供也会减少，此类结节就会表现为低增强的造影模式。

甲状腺癌

一般认为甲状腺癌内部血管增多且走行紊乱，管径粗细不等并可形成大量动静脉瘘，造影增强多表现为"快进"。但增强强度与清除情况表现不一，其与肿瘤大小和肿瘤内血管形成的复杂程度密切相关。Bartolotta 认为甲状腺结节造影后的增强形式与结节的大小密切相关，小于 1cm 的结节造影后表现为低增强（图 13-2），1~2cm 的结节有少量点状强化，超过 2cm 的结节则表现为弥漫性强化。也有学者报道 15mm 以下乳头状癌结节呈"等增强"的增强模式。有些研究中把甲状腺癌的增强模式分为 3 种：88.2% 不均匀性增强，5.9% 环状增强，5.9% 均匀性增强；并认为环状增强与良性诊断密切相关（敏感性 83%，特异性 94.1%，阳性预测值 93.6%，阴性预测值 84.2%，准确性 88.5%）；不均匀性增强与恶性诊断密切相关（敏感性 88.2%，特异性 92.5%，阳性预测值 91.8%，阴性预测值 89.1%，准确性 90.4%）。甲状腺结节造影模式的多样性足以说明其微血管解剖结构和空间分布的复杂性。

超声造影在甲状腺结节射频消融治疗中的应用

超声造影在甲状腺结节射频消融治疗中的主要作用是监控疗效和判定结束治疗时机。由于超声造影能准确反映甲状腺结节微循环灌注状态，因此其在甲状腺结节射频消融治疗中的运用价值高于彩色多普勒血流成像。

监控疗效

消融区微循环损毁程度、质地硬度以及大小变化是射频消融疗效评价的主要内容。常规超声显示消融区随消融时间延长而向周围组织扩大，并且在治疗结束时达最大。消融区表现为高回声且范围略大于原肿瘤结节，一般认为高回声区的产生是由于组织受热气化产生的气泡以及组织空化产生的细胞产物引起的，其大小与消融后凝固坏死灶的大小具有一定的相关性，因此可以大致判断肿瘤坏死范围，但不能作为有效评估手段。

超声造影术中可显示消融区微血管的充盈缺损情况，对消融术起着指导作用。超声造影还可以实时敏感地检测微血管内血流，更适合评价微循环灌注。

判定结束治疗时机

超声造影在决定终止射频消融术方面也起指导作用。术中消融范围的选择需覆盖全部结节，术中超声造影若显示消融后充盈缺损区范围大于消融前的结节增强区，则可结束消融。消融区充盈缺损是否完全和稳定可作为射频消融术的有效评价体系。

综上，超声造影可清晰显示甲状腺结节血管灌注的实时动态过程，在甲状腺结节定性诊断及甲状腺结节射频消融治疗中颇具重要性，正逐渐成为辅助甲状腺结节射频消融治疗不可或缺的影像学检查方法。治疗前，超声造影能更准确、更真实地显示病灶血管情况，用以鉴别甲状腺结节的良恶性；治疗时，超声造影可反映消融区血管充盈缺损情况，有效监控消融疗效并指导适时结束消融；治疗后，超声造影因其自身优点，能有效进行随访和疗效评估。

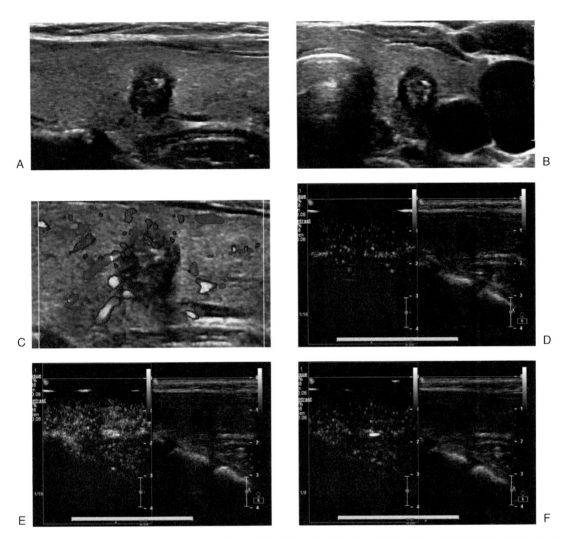

图 13-2　甲状腺乳头状癌。(**A**)二维灰阶纵断面显像,低回声实性结节,边界不清晰,内部见微钙化。(**B**)二维灰阶横断面显像,结节呈站立状。(**C**)彩色多普勒纵断面显像,结节血流分布呈周边型,内部乏血供。(**D**)超声造影,结节与实质同步增强。(**E**)时间-强度曲线到达峰值时,结节呈低增强。(**F**)清除时早于周围甲状腺实质。

参考文献

1. Frates MC, Benson CB, Charboneau JW, et al. Society of Radiologists in Ultrasound. Management of thyroid nodules detected at US: Society of Radiologists in Ultrasound consensus conference statement. Radiology, 2005, 237:794-800.

2. Hamberger B, Gharib H, Melton LJ III, et al. Fine-needle aspiration biopsy of thyroid nodules: impact on thyroid practice and cost of care. Am J Med, 1982, 73:381-384.

3. Schlinkert RT, van Heerden JA, Goellner JR, et al. Factors that predict malignant thyroid lesions when fine-needle aspiration is "suspicious for follicular neoplasm." Mayo Clin Proc, 1997, 72:913-916.

4. Rago T, Di Coscio G, Basolo F, et al. Combined clinical, thyroid ultrasound and cytological features help to predict thyroid malignancy in follicular and

Hurthle cell thyroid lesions: results from a series of 505 consecutive patients. Clin Endocrinol (Oxf), 2007,66:13–20.

5. Spiezia S, Farina R, Cerbone G, et al. Analysis of color Doppler signal intensity variation after levovist injection: a new approach to the diagnosis of thyroid nodules. J Ultrasound Med, 2001, 20:223–231.

6. Appetecchia M, Bacaro D, Brigida R, et al. Second generation ultrasonographic contrast agents in the diagnosis of neoplastic thyroid nodules. J Exp Clin Cancer Res, 2006, 25:325–330.

7. Argalia G, De Bernardis S, Mariani D, et al. Ultra-sonographic contrast agent: evaluation of time intensity curves in the characterisation of solitary thyroid nodules. Radiol Med, 2002, 103:407–413.

8. Bartolotta TV, Midiri M, Galia M, et al. Qualitative and quantitative evaluation of solitary thyroid nodules with contrastenhanced ultrasound: initial results. Eur Radiol, 2006, 16:2234–2241.

9. Dossing H, Bennedbaek FN, Hegedus L. Effect of ultrasound guided interstitial laser photocoagulation on benign solitary cold thyroid nodules—a randomised study. Eur J Endocrinol, 2005, 152:341–345.

10. Papini E, Guglielmi R, Bizzarri G, et al. Treatment of benign cold thyroid nodules: a randomized clinical trial of percutaneous laser ablation versus levothyroxine therapy or follow-up. Thyroid, 2007, 17:229–235.

11. Claudon M, Cosgrove D, Albrecht T, et al. Guidelines and good clinical practice recommendations for contrast enhanced ultrasound (CEUS)-update 2008. Ultraschall Med, 2008, 29:28–44.

图书在版编目(CIP)数据

甲状腺疾病超声诊断图谱/邬宏恂,包建东主编. —天津:
天津科技翻译出版有限公司,2014.3
ISBN 978 – 7 – 5433 – 3366 – 6

Ⅰ.①甲… Ⅱ.①邬… ②包… Ⅲ.①甲状腺疾病—超声波
诊断—图谱 Ⅳ.①R581.04 –64

中国版本图书馆 CIP 数据核字(2014)第 024116 号

出　　　版:天津科技翻译出版有限公司
出 版 人:刘　庆
地　　　址:天津市南开区白堤路 244 号
邮政编码:300192
电　　话:(022)87894896
传　　真:(022)87895650
网　　址:www.tsttpc.com
印　　刷:山东临沂新华印刷物流集团有限责任公司
发　　行:全国新华书店
版本记录:787×1092　16 开本　18 印张　230 千字
　　　　　2014 年 3 月第 1 版　2014 年 3 月第 1 次印刷
　　　　　定价:158.00 元

(如发现印装问题,可与出版社调换)

Sonographic Atlas of Thyroid Disease

甲状腺疾病超声诊断图谱

主　编　邬宏恂　包建东

副主编　戴　军　吉　米

天津出版传媒集团

 天津科技翻译出版有限公司